Klinik und Labor

Eisenstoffwechsel und Anämien

Neue Konzepte bei Renalen- und Tumoranämien und Rheumatoider Arthritis

Siebte, erweiterte Auflage

M. Wick
W. Pinggera
P. Lehmann

SpringerWienNewYork

Dr. Manfred Wick
Institut für Klinische Chemie, Klinikum Großhadern der Universität München,
Bundesrepublik Deutschland

Prim. Univ.-Prof. Dr. Wulf Pinggera
Interne Abteilung des allgemeinen öffentlichen Krankenhauses, Amstetten, NÖ,
Österreich

Dr. Paul Lehmann
Roche Diagnostics, Mannheim, Bundesrepublik Deutschland

Das Werk ist urheberrechtlich geschützt.
Die dadurch begründeten Rechte, insbesondere die der Übersetzung, des Nachdruckes, der Entnahme von Abbildungen, der Funksendung, der Wiedergabe auf photomechanischem oder ähnlichem Wege und der Speicherung in Datenverarbeitungsanlagen, bleiben, auch bei nur auszugsweiser Verwertung, vorbehalten.

© 1991, 1994, 1996, 1998, 1999, 2000 und 2002 Springer-Verlag/Wien
Printed in Austria

Die Wiedergabe von Gebrauchsnamen, Handelsnamen, Warenbezeichnungen usw. in diesem Buch berechtigt auch ohne besondere Kennzeichnung nicht zu der Annahme, dass solche Namen im Sinne der Warenzeichen- und Markenschutz-Gesetzgebung als frei zu betrachten wären und daher von jedermann benutzt werden dürfen.

Produkthaftung: Sämtliche Angaben in diesem Fachbuch/wissenschaftlichen Werk erfolgen trotz sorgfältiger Bearbeitung und Kontrolle ohne Gewähr. Insbesondere Angaben über Dosierungsanweisungen und Applikationsformen müssen vom jeweiligen Anwender im Einzelfall anhand anderer Literaturstellen auf ihre Richtigkeit überprüft werden. Eine Haftung des Autors oder des Verlages aus dem Inhalt dieses Werkes ist ausgeschlossen.

Satz und Grafik: GRAPHIK-ART Bauer & Partner
Druck: Adolf Holzhausens Nachfolger, A-1070 Wien
Gedruckt auf säurefreiem, chlorfrei gebleichtem Papier-TCF

Mit 74 Abbildungen

ISBN 3-211-83802-3 Springer-Verlag Wien New York
ISBN 3-211-83519-9 6. Aufl. Springer-Verlag Wien New York

Vorwort

Anämien sind ein weltweites Problem. Davon betroffen sind vor allem ältere Menschen. Nach den WHO-Kriterien (World Health Organization. Nutritional anemias. Technical Reports Series 1992: 503) spricht eine Hämoglobinkonzentration < 12,5 g/dL bei der Frau, < 13,5 g/dL beim Mann und < 11,5 g/dL beim Kind für eine Anämie. Ca. 30 % der Weltbevölkerung leiden an einer Anämie. Im vorliegenden Buch haben wir Schwerpunkte auf die Therapien von renalen und entzündlichen, vor allem von Tumor- und rheumatoiden Anämien gesetzt. Der Eisenmangel ist jedoch die verbreiteste Form der Anämie.

Die Diagnostik – und insbesondere die Therapie der Anämien – haben in den letzten Jahren große Fortschritte gebracht, die es erforderlich machen, die Therapien und das diagnostische Spektrum zu erweitern. Neben den Fortschritten in der Behandlung von renalen und entzündlichen Anämien, haben vor allem neue Erkenntnisse über die Rolle des Transferrin-Rezeptors, die physiologische Wirkung der Bildung von Erythropoetin und Ergebnisse über den genetischen Defekt als auch der Pathogenese der Hämochromatose eine Überarbeitung des Buches notwendig gemacht.

Die Autoren danken vor allem Annett Fahle und Dr. Walter-Matsui von Roche Diagnostics, Heribert Bauer von Graphik-Art sowie Michael Katzenberger vom Springer-Verlag für die engagierte Mitarbeit, die fachkundige Unterstützung und für die geschmackvolle Ausstattung.

M. Wick
W. Pinggera
P. Lehmann

Mai 2002

Inhaltsverzeichnis

Einführung 1

1 Eisenstoffwechsel 2
    Eisenresorption 2
    Eisentransport 4
        Transferrin und Eisenbindungskapazität 4
        Transferrinsättigung (TfS) 5
    Eisenspeicherung 7
        Ferritin und Isoferritine 8
    Eisenverteilung 10
    Eisenbedarf und Eisenbalance 12
        Transferrinrezeptor (TfR) 13
        Löslicher Transferrinrezeptor (sTfR) 15
    Eisenverluste 16

2 Erythropoese 17
    Physiologische Zellreifung 17
    Hämoglobinsynthese 18
        Erythropoetin 19
    Phagozytose überalterter Erythrozyten 21
    Hämoglobinabbau 22

3 Eisenstoffwechselstörungen /
    Erythropoesestörungen und Hämolyse 23
    Störungen der Eisenbalance des Körpers 23
    Eisenmangel 25
    Eisenverteilungsstörungen 27
        Tumoranämien und Chronische Entzündungsanämien 28
    Eisenverwertungsstörungen 32
        Renale Anämien 32

Inhaltsverzeichnis

Pathophysiologie der Erythropoetinsynthese 34
Eisenüberladung 36
Primäre Hämochromatose 38
Andere genetisch bedingte Eisenüberladungen 40
Nichteisenbedingte Störungen der Erythropoese 40
Störungen der Stammzellenproliferation 40
Vitamin B_{12} - und Folsäuremangel - Hyperhomocysteinämie 41
Hämoglobinopathien 43
Porphyrinsynthesestörungen 45
Pathologisch gesteigerte Hämolyse 46
Haptoglobin 47
Kennzeichen einer schweren Hämolyse 48
Hämolyseursachen (korpuskulär-, extrakorpuskulär) 48

4 Diagnostik bei Eisenstoffwechsel-Erythropoesestörungen 50
Anamnese und klinischer Befund 53
Bewertung 55
Ferritin – Klinische Wertigkeit 55
Transferrin und Transferrinsättigung 59
Löslicher Transferrinrezeptor (sTfR) 62
Labordiagnostik bei Verdacht auf Eisenstoffwechselstörungen 65
Häufigste Störungen des Eisenstoffwechsels und der Erythropoese 68
Hypochrome, mikrozytäre Anämien 69

5 Eisenmangel – Diagnose und Therapie 71
Labordiagnostik bei Verdacht auf Eisenmangel 71
Klinische Bilder des Eisenmangels 74
Therapie des Eisenmangels 77
Orale Eisengabe 77
Parenterale Eisengabe 80
Nebenwirkungen und Gefahren der Eisentherapie 82

6 Eisenverteilungsstörungen – Diagnose und Therapie 85
Eisenverteilungsstörungen und Hypochrome Anämien 85
Eisen und zelluläre Immunabwehr 87
Aktivierung der immunologischen und inflammatorischen Systeme 90
Therapie mit EPO und i.v. Eisengabe
– Downregulierung der Entzündung 94

Inhaltsverzeichnis IX

6.1 Infekt- und Tumoranämien **96**
    Biologische Aktivität der Tumor Nekrose Faktoren (TNF).............. 97
    Therapieansätze bei Tumorerkrankungen........................... 98
    Hämoglobinwerte bei Zytostatikatherapien......................... 99
    Erythropoetin- und Eisensubstitution bei Tumoranämien............. 102
6.2 Anämien chronischer Entzündungen............................ **107**
    Anämien bei Rheumatoider Arthritis (RA)......................... 107
    Zytokininduktion... 108
    Therapieansätze bei Rheumatoider Arthritis (RA).................. 109
    Erythropoetin und Eisentherapie bei Rheumatoider Arthritis (RA)...... 111

7 Eisenverwertungsstörungen – Diagnose und Therapie............ **114**
    Urämische Anämien... 114
    Indikation der Eisensubstitution.................................. 116
    Therapie der urämischen Anämien............................... 117

8 Eisenüberladung.. **123**
    Repräsentative Ferritinerhöhung................................. 123
    Primäre Hämochromatose...................................... 124
    Sekundäre Hämochromatosen.................................. 126

9 Nichteisenbedingte Störungen der Erythropoese................ **127**
9.1 Makrozytäre, hyperchrome Anämien.......................... **128**
    Folsäure.. 130
    Vitamin B_{12} 133
9.2 Normochrome, normozytäre Anämien......................... **137**
    Extrakorpuskuläre hämolytische Anämien......................... 139
    Korpuskuläre Anämien anderer Genese........................... 140
    Beeinflussung der Erythropoese bei anderen Erkrankungen........... 141

10 Bestimmungsmethoden im Serum/Plasma und im Blut........... **143**
10.1 Bestimmungen im Serum/Plasma............................ **143**
    Eisen... 145
    Eisen-Sättigung = totale Eisenbindungskapazität (TEBK) und
    Ermittlung der latenten Eisenbindungskapazität (LEBK)............. 149
    Eisenbindungsproteine im Serum/Plasma......................... 149
    Ferritin... 152
    Transferrin (Tf) 156

Transferrinsättigung (TfS) *158*
Löslicher Transferrin-Rezeptor (sTfR) 159
Haptoglobin (Hp) 161
Coeruloplasmin (Cp) 163
Bestimmung von Vitamin B_{12} und Folsäure 164
Vitamin B_{12}. *164*
Folsäure. *167*
Erythropoetin 169

10.2 Blutbild **172**
Kleines Blutbild.. 173
Automatisierte Zellzählung 174
Durchflußzytometrie (Flowzytometrie).............................. 174
Das Widerstandsmessprinzip 176
Hämoglobin (Hb) 178
Hämatokrit (Hct).. 180
Erythrozyten 181
Erythrozytenzahl (RBC, Red Blood Count) *183*
Erythrozytenindices: MCV, MCH, MCHC. *183*
Retikulozyten 186
Retikulozytenzahl. *188*
Hämoglobin (Hb)-Gehalt von Retikulozyten (CHr). *191*
Erythrozytenferritin. *192*
Zink-Protoporphyrin. *192*

10.3 Laborparameter zum Nachweis von chronischen Entzündungen ... **193**
Blutkörperchensenkungs-Reaktion (BSR) / -Geschwindigkeit (BSG) ... 193
C-reaktives Protein (CRP).. 194
Diagnostische Bedeutung von Zytokinbestimmungen.............. 196
Zytokine regulieren die Aktivierung der unspezifischen
und spezifischen Immunantwort. *196*
Tumor Nekrose Faktoren (TNF) *197*
Interleukin-1 (IL-1). *198*
Interleukin-6 (IL-6). *199*

11 Literatur **200**
Weiterführende Literatur 216

12 Sachverzeichnis **217**

Einführung

Eisenstoffwechselstörungen, insbesondere der Eisenmangel, aber auch Eisenverteilungs- und Eisenverwertungsstörungen bei chronischen Allgemeinerkrankungen zählen zu den am häufigsten übersehenen oder fehlgedeuteten Erkrankungen. Dies liegt insbesondere daran, dass die in der konventionellen Diagnostik angewandte Bestimmung des Transporteisens im Serum bzw. Plasma wegen der kurzfristigen Schwankungen keine repräsentative Abschätzung der Gesamtkörpereisenreserven erlaubt. War dies früher nur durch die aufwendige und invasive Speichereisenbestimmung im Knochenmark möglich, so gestatten heute empfindliche, gut standardisierte immunchemische Verfahren eine präzise Bestimmung des Eisenspeicherproteins Ferritin im Plasma. Da dessen Sekretion in der Mehrzahl der Fälle die Depoteisenreserven korrekt widerspiegelt, ermöglicht dies eine schnelle und sichere Diagnose, insbesondere von Eisenmangelzuständen.

Auch nichteisenbedingte Ursachen der Anämie und andere Eisenstoffwechselstörungen können heute durch sehr empfindliche, gut standardisierte immunchemische Verfahren rasch erkannt werden.

Die wesentlichen physiologischen Grundlagen sind in Abb. 1 dargestellt. Die Diagnostik von Knochenmarkserkrankungen bleibt hämatologischen Spezialisten vorbehalten. Hier sollen vor allem die Möglichkeiten einer nicht-invasiven Anämiediagnostik aufgezeigt werden.

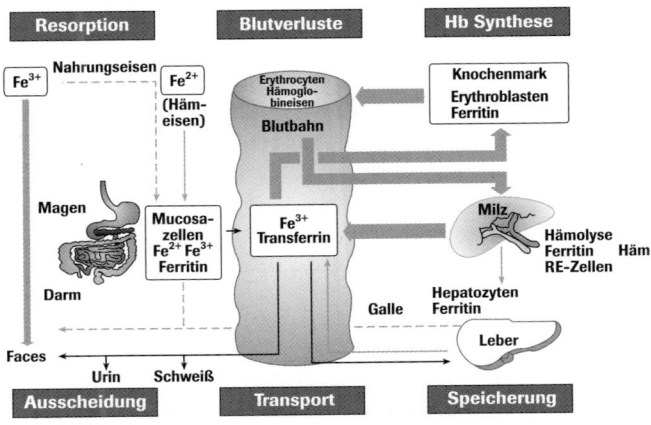

Abb. 1: Physiologische Grundlagen des Eisenstoffwechsels

Eisenstoffwechsel

Eisen ist als Bestandteil des Hämoglobins und der Zellhämine einer der wichtigsten Biokatalysatoren im menschlichen Organismus.

Eisenresorption

Die Eisenresorption des Organismus ist wegen der physiko-chemischen und physiologischen Eigenschaften der Eisen-Ionen limitiert und ausschließlich über eine Protein-Bindung des Fe^{2+}-Ions möglich (Abb. 2).

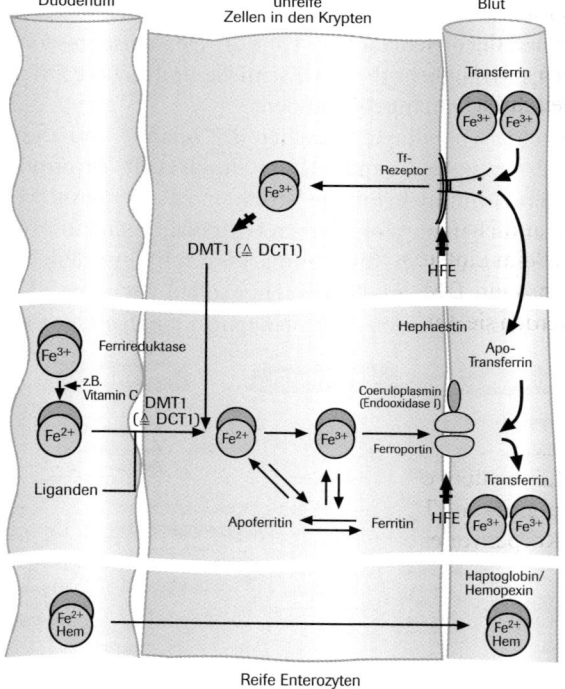

Abb. 2: Schema der intestinalen Eisenresorption
DMT1: Divalent Metal Transporter; DCT1: Divalent Cation Transporter; Tf: Transferrin, HFE: Hämo-Eisen; sTfR: löslicher Transferrinrezeptor

Eisen wird im Duodenum und oberen Jejunum hauptsächlich als Fe^{2+} resorbiert. Da Nahrungseisen jedoch überwiegend in der dreiwertigen Form vorliegt, muss es, abgesehen von dem hämgebundenen Fe^{2+}Anteil, zunächst, z. B. durch eine Ferri-Reduktase oder Ascorbinsäure (Vitamin C) reduziert werden. Das erklärt, warum in der Regel nur etwa 10 % des Nahrungseisens - das entspricht etwa 1 mg pro Tag - aufgenommen wird. Diese tägliche Eisenaufnahme repräsentiert ca. 0,25 Promille des durchschnittlichen Gesamtkörpereisenbestandes von ca. 4 g; das heißt ausreichende Eisenreserven können nur langfristig aufgebaut werden. In Abhängigkeit von resorptionshemmenden oder resorptionsfördernden Einflüssen im oberen Dünndarm unterliegt die tatsächliche Eisenaufnahme erheblichen Schwankungen. Resorptionshemmend wirkt bei klinisch Gesunden eine verminderte Magensaftproduktion, niedriger Anteil zweiwertigen Nahrungseisens bei einseitiger Ernährung (z. B. bei Vegetariern), starker Kaffee- oder Teekonsum. Umgekehrt ist die Kombination fleischreicher Ernährung mit hohem Hämeisenangebot und saurem, reduzierendem Milieu durch Obst- und Gemüse resorptionsfördernd.

Der Mechanismus der Eisen-Resorption ist durch die Arbeiten von Gunshine und Hediger weitgehend geklärt. Danach verläuft er in zwei Schritten. Beim Eintritt in die Mukosazelle werden die Fe^{2+}-Ionen an das Transportprotein DMT1*, Nramp2 gebunden. Vor dem Übertritt ins Plasma werden sie durch Coeruloplasmin (Cp $\triangleq$ Hephaestin $\triangleq$ Endoxidase I $\triangleq$ Ferrooxidase) zu Fe^{3+} oxidiert, über Ferroportin ausgeschleust und an Transferrin gebunden [70] (Abb. 2 u. Abb. 24).

In gewissen Grenzen kann die Eisenresorption dem tatsächlichen aktuellen Eisenbedarf angepasst werden [144]. Eisenmangel, Anämie und Hypoxie führen über eine gesteigerte Transferrinsynthese zu einer erhöhten Resorptions- und Transportkapazität. Umgekehrt schützt die Mukosazelle den Körper vor einer ernährungsbedingten Eisenüberladung, indem sie nicht benötigtes Eisen als Ferritin speichert. Über das HFE-Protein[+], das den Transferrin-Rezeptor blockiert, kann der Transferringebundene Eisentransport und damit die Eisenresorption reguliert werden. Unreife Epithelzellen in den Krypten dienen dabei als Eisensensoren, die Transferrinsättigung im Blut steuert die Synthese von DMT1 (DCT1). Im Rahmen des physiologischen Zellumsatzes wird überschüssiges Eisen nach wenigen Tagen ausgeschieden. Ein zusätzlicher Regulator der Erythropoese-Aktivität ist der Transferrinrezeptor (TfR).

---

*Divalent Ion Metal Transporter (DMT1, früher Divalent Cation Transporter, DCT1) bzw. Nramp2, Natural Associated Macrophage Protein 2
[+] Hämo-Eisen-(HFE)-Protein

Eisentransport

Der Eisentransport erfolgt normalerweise über die spezifische Bindung von Fe^{3+} an Transferrin im Blutplasma [42]. Der Fe^{3+}-Transferrinkomplex wird an spezifische Transferrinrezeptoren gebunden, um eine gezielte, dem individuellen Bedarf der jeweiligen Zellen entsprechende Eisenaufnahme zu ermöglichen. Bei Eisenüberladungszuständen mit hoher Transferrinsättigung kommt es zu einer unspezifischen Bindung an andere Transportproteine, wie z. B. Albumin.

Bei zu hohem Angebot an Hämeisen wird ein Teil der Fe^2-Häm-Komplexe der Oxidation in der Mukosazelle entzogen und direkt durch die Bindung an Haptoglobin und Hämopexin zur Leber transportiert.

Transferrin und Eisenbindungskapazität

Transferrin wird in der Leber synthetisiert und hat im Blut eine Halbwertszeit von 8-12 Tagen. Es ist ein Glykoprotein mit einem Molekulargewicht von 80 kDa und hat eine elektrophoretische Beta-1-Mobilität. Die Synthese in der Leber kann je nach Eisenbedarf und Eisenreserven kompensatorisch reguliert werden. Außer im Blutplasma ist Transferrin in zahlreichen interstitiellen Flüssigkeiten sowie in einer neuraminsäurearmen, lokal synthetisierten Variante (Beta-2- bzw. t-Transferrin) auch im Liquor cerebrospinalis nachweisbar. Die zahlreichen Isoformen unterscheiden sich im wesentlichen im isoelektrischen Punkt, nicht jedoch in ihren funktionellen und immunologischen Eigenschaften [42]. Sie sind daher zur Beurteilung des Eisenstoffwechsels nicht von praktischem Interesse. Ausnahmen sind: CDT = Carbohydrate Deficient Transferrin (Alkoholismus-Diagnostik); Beta-2-Transferrin (Liquor-Diagnostik). Jedes Transferrinmolekül kann maximal zwei Fe^{3+}-Atome binden, das enspricht etwa 1,5 µg Eisen pro mg Transferrin.

Transferrin ist das wichtigste und spezifischste Eisentransportprotein. Mit Hilfe der Eisen- und immunologischen Transferrinbestimmung erfolgt die Bestimmung der gesamten spezifischen Eisenbindungskapazität. Diese Methode hat wegen ihrer Praktikabilität, geringen Störanfälligkeit und hohen Spezifität zur Bestimmung des transferringebundenen Eisentransports die Bestimmung der Eisensättigung = Totale Eisen-Bindungs-Kapazität (TEBK) und die Latente Eisen-Bindungs-Kapazität (LEBK) ersetzt.

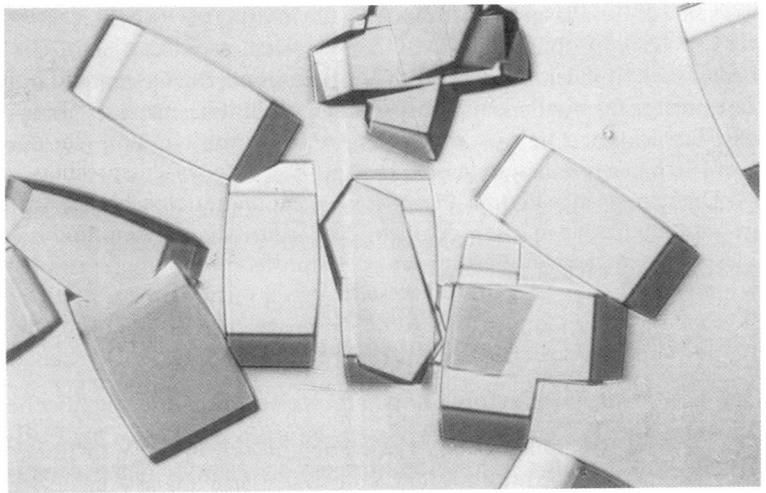

Abb. 3: Kristalle des Transferrin [nach Haupt H (1990) [72]

Transferrinsättigung (TfS)

Die physiologische Transferrinkonzentration weist eine wesentlich höhere totale Eisenbindungs- und Transportkapazität auf als normalerweise benötigt wird. Deshalb ist der größere Teil der Bindungsstellen nicht abgesättigt. Der Anteil an Transferrin-Bindungsstellen, der nicht mit Eisen beladen ist, wird als latente Eisenbindungskapazität bezeichnet und aus der Differenz zwischen der totalen Eisenbindungskapazität und der Serumeisenkonzentration ermittelt.

Die Bestimmung der Transferrinsättigung (TfS) hat dieses Vorgehen ersetzt. Vorteile sind, daß die unspezifische Eisenbindung anderer Proteine nicht miterfaßt und nur die physiologisch wirksame Eisenbindung gemessen wird. Außerdem lassen sich auf diese Weise Schwankungen der Transferrinkonzentration, die nicht von Regelmechanismen des Eisenstoffwechsels herrühren, für die Beurteilung eliminieren.

Die gesamte Eisenbindungskapazität des Transferrins ist normalerweise nur zu etwa einem Drittel mit Eisen gesättigt. Während die Transferrinkonzentration im Bereich von 2,0-4,0 g/l ohne nennenswerte kurzfristige Schwankungen konstant gehalten wird, ändert sich mit dem

Eisengehalt des Plasmas auch die Transferrinsättigung zwischen ca. 15 – 45 % rasch in Abhängigkeit von der Tageszeit, dem aktuellen Eisenbedarf sowie mit der Aufnahme von Nahrungseisen. Der Gesamtbestand an transferringebundenem Transporteisen im Blutplasma eines gesunden Erwachsenen beträgt etwa 4 mg, das ist nur ein Promille des Gesamtkörpereisenbestandes von ca. 4 g.

Die sehr geringe Plasma-Eisen-Konzentration und deren kurzfristige Schwankungen machen deutlich, dass weder die Bestimmung des Plasma-Eisens noch die Bestimmung der Transferrinsättigung ein repräsentatives Bild der Gesamtkörpereisenreserven vermitteln können. Die Beurteilung des Füllungszustands der Eisenspeicher ist nur durch die Bestimmung des Speicherproteins Ferritin möglich. Erst in der zweiten Stufe der Diagnostik haben beide vorgenannten Kenngrößen bei der Differenzierung von Zuständen mit hoher Plasmaferritinkonzentration eine gewisse Bedeutung (siehe Eisenverteilungsstörungen und Eisenüberladung). Der Ermittlung der Transferrinsättigung ist dabei der Vorzug vor der alleinigen Eisenbestimmung zu geben, da die Einflüsse unterschiedlicher Blutabnahmetechnik, der unterschiedliche Hydratationszustand des Patienten sowie unterschiedliche Transferrinkonzentrationen dadurch eliminiert werden können. In den letzten Jahren ist zudem die Bestimmung des löslichen Transferrin-Rezeptors (sTfR) in den Vordergrund getreten.

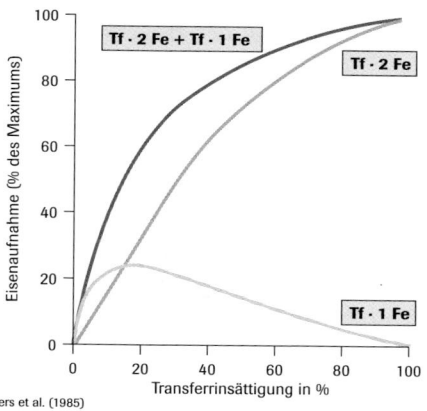

Nach H.Huebers et al. (1985)

Abb. 4: Eisen-Einbau in die erythropoetischen Vorläuferzellen in Abhängigkeit von der Transferrinsättigung nach Huebers et al. (1990) [87]

Eisenspeicherung

Wegen der sehr beschränkten Eisenresorptionskapazität kann der durchschnittliche Eisenbedarf nur durch äußerst ökonomische Wiederverwertung von Funktionseisen gedeckt werden. Die Speicherung geschieht in Form von Ferritin bzw. dessen halbkristallinem Kondensationsprodukt Hämosiderin in Leber, Milz und Knochenmark. Prinzipiell ist jede Zelle befähigt, ein Überangebot an Eisen durch Synthese von Ferritin aufzunehmen [145]. Die grundlegenden Mechanismen sind bei allen Zelltypen identisch (Abb. 5).

Der Transferrin-Fe^{3+}-Komplex wird am Transferrinrezeptor der Zellmembran gebunden. Durch die Transferrinrezeptorexpression wird die Eisenaufnahme reguliert. Eisen induziert an den zytoplasmatischen Ribosomen unmittelbar die Synthese von Apoferritin, dem eisenfreien Proteinanteil des Ferritins. In der Mehrzahl der Stoffwechselsituationen wird ein repräsentativer Anteil des synthetisierten Ferritins an das Blutplasma abgegeben [6]. Die Serumferritinkonzentration spiegelt den Füllungszustand der Gesamtkörpereisenspeicher korrekt wider mit Ausnahme bei Eisenverteilungsstörungen. Dies ist durch Vergleichs-untersuchungen mit Eisenbestimmungen aus Knochenmarksaspiraten experimentell belegt [97]. In der klinischen Diagnostik sollte deshalb zur Beurteilung der Eisenreserven - z. B. im Rahmen einer Anämieabklärung - Ferritin als Kenngröße der ersten Wahl bestimmt werden.

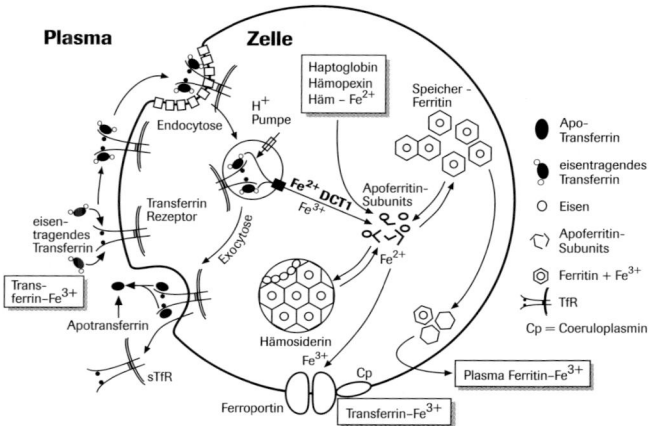

Abb. 5: Schema der zellulären Eisenaufnahme, Eisenspeicherung und Ferritinsynthese

Die Beziehung zwischen Eisenreserven und Serumferritin gilt für alle Stadien des Eisenmangels, den Normalzustand und fast alle Formen einer Eisenüberladung. Dabei gilt als Faustregel

> **1 ng/mL Serumferritin entspricht ca. 10 mg Eisenreserven**

Dies kann sowohl zur Abschätzung des Substitutionsbedarfs bei Eisenmangel als auch des Eisenüberschusses bei Eisenüberladung sowie bei der Verlaufskontrolle dieser Erkrankungen verwendet werden.

Neben den allgemeinen Mechanismen der zellulären Eisenspeicherung und -aufnahme besitzen Leber und Milz zusätzlich noch spezialisierte Stoffwechselwege. Zum Beispiel sind Hepatozyten in der Lage, Haptoglobin- bzw. Hämopexin-gebundenes Hämoglobin- bzw. Häm-Fe^{2+} aus intravasaler Hämolyse oder aus gesteigerter Hämresorption zu Ferritin-Fe^{3+}-Speichereisen umzuwandeln. Dagegen findet der reguläre Abbau überalterter Erythrozyten und der damit verknüpfte Umbau von Fe^{2+}-Hämoglobin zu Fe^{3+}-Ferritin-Speichereisen vorwiegend in den retikuloendothelialen Zellen der Milz statt. Für die Oxydation von Fe^{2+} zu Fe^{3+} ist auch hier das Coeruloplasmin entscheidend.

Ferritin und Isoferritine

Ferritin ist ein Makromolekül mit einem Molekulargewicht von mindestens 440 kDa (abhängig vom Eisengehalt) und besteht aus einer Proteinhülle (Apoferritin) von 24 Untereinheiten und einem Eisenkern mit durchschnittlich ca. 2500 Fe^{3+}-Ionen (bei Leber- und Milzferritin) (Abb. 6). Ferritin neigt zur Bildung von Oligomeren (ca. 10 - 15 %) und bei Überangebot in den Zellen der Speicherorgane zur Kondensation zu halbkristallinem Hämosiderin in den Lysosomen.

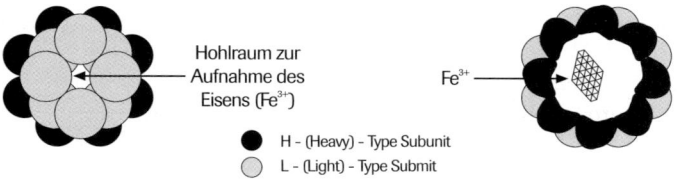

Abb. 6: Aufbau des Ferritinmoleküls

Trennverhalten durch Isoelektrofokusierung (pH 3,5 – 9,5)

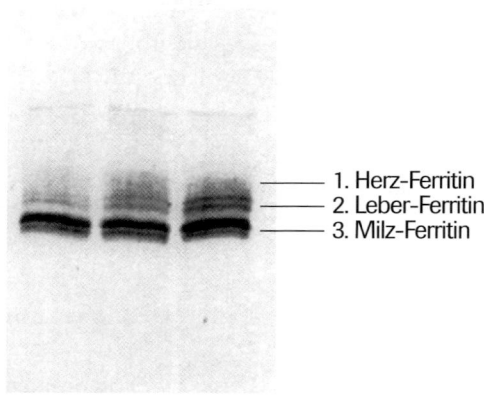

1. Herz-Ferritin
2. Leber-Ferritin
3. Milz-Ferritin

Abb. 7: Isoelektrische Fokussierung von sauren (oben) und basischen (unten) Isoferritinen

Mit der isoelektrischen Fokussierung können mindestens 20 Isoferritine unterschieden werden [6] (Abb. 7). Die Mikroheterogenität ist auf den unterschiedlichen Gehalt an sauren H- und schwach basischen L-Untereinheiten zurückzuführen. Die basischen L-Isoferritine sind vorwiegend in Leber, Milz und Knochenmark nachweisbar. Diese Gruppe der Speicherferritine wird mit den handelsüblichen, auf Leber- und/oder Milzferritinpräparationen standardisierten Immunoassays erfasst, so dass deren Bestimmung im Plasma verlässliche Rückschlüsse auf die Eisenreserven erlaubt [40]. Seit 1997 steht der 3rd International Standard for recombinant L-Ferritin zur Verfügung [185].

Saure Isoferritine finden sich vorwiegend in Herzmuskel, Plazenta, Tumorgewebe sowie in kleineren Mengen auch in den Speicherorganen. Sie sind eisenärmer und fungieren vermutlich als Eisenüberträger bei Syntheseprozessen [89]. Im Gegensatz zu den basischen Isoferritinen werden sie von kommerziell erhältlichen Immunoassays kaum erfasst. Zur selektiven Bestimmung müssten entsprechende, hochspezifische Antiseren verwendet werden (Abb. 8).

Tabelle 1: Klinisch bedeutsame Charakterisitika des Speicherproteins Ferritin

Ferritin
Eisenspeicherprotein
Molekulargewicht > 440 kDa

Isoferritine	
basische L-Isoferritine	saure H-Isoferritine
eisenreich	eisenarm
Vorkommen in: Leber Milz Knochenmark	Vorkommen in: Plazenta Herz Tumore

Plasmaferritin ist basisch, korreliert mit Gesamtkörpereisenspeichern (Ausnahme: Eisenverteilungsstörungen)

Eisenverteilung

Der größte Teil von etwa 2500 mg des Gesamteisenbestandes liegt hämoglobingebunden als Funktionseisen in den Erythrozyten vor (Abb. 8). Weitere 400 mg werden als Funktionseisen in Myoglobin und verschiedenen Enzymen benötigt. Bei ausreichender Eisenversorgung (Männer und Frauen in der Menopause) werden darüber hinaus beträchtliche Mengen als basisches Ferritin (ca. 800 - 1200 mg) in den Depotorganen Leber, Milz und Knochenmark gespeichert [6]. Demgegenüber ist nur ein Bruchteil von ca. 4 mg des Gesamtkörpereisenbestandes transferringebundenes Transporteisen im Blutplasma. Dies macht nochmals deutlich, dass die Eisenbestimmung im Plasma kein repräsentatives Bild des Füllungszustandes der Eisenspeicher vermittelt (Abb. 8).

Eisenstoffwechsel

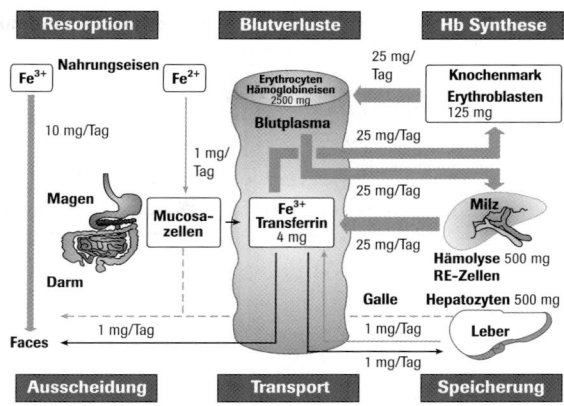

Abb. 8: Bilanz des Eisenstoffwechsels

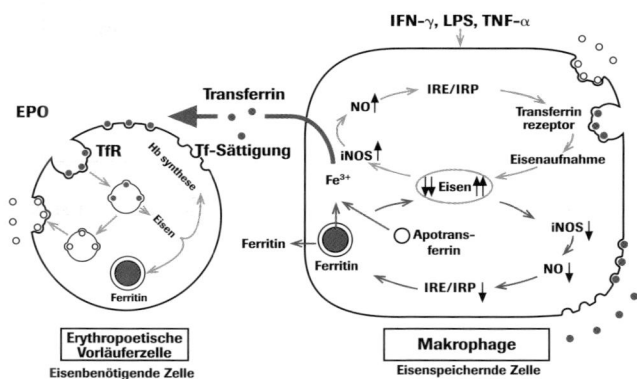

Abb. 9: Normalzustand. Modell der Autoregulation von Eisenstoffwechsel und NO/NOS-Zyklus in aktivierten Monozyten/Makrophagen und der Versorgung einer Eisenbenötigenden Zelle. Weiss, G, et al. (1997) [195].

IFN-γ: Interferon γ, iNOS: induzierte Stickoxydsynthetase, IRE: auf Eisen reagierendes Element, IRE/IRP: hochaffine Bindung von Eisen-regulierendem Protein (IRP) an IREs, LPS: Lipopolysaccharid, TNF-α: Tumor-Nekrose-Faktor α, ↑ und ↓ : zeigen Anstieg oder Abnahme zellulärer Reaktionen
Versorgung einer Eisen-benötigenden Zelle.
Als Ferritin gespeichertes Eisen einer Eisen-speichernden Zelle wird an Transferrin abgegeben und zu der Zelle transportiert, die Eisen benötigt.
Die Zytoplasmamembran der Gewebezellen enthält Transferrinrezeptoren, an die das Eisen tragende Transferrin bindet.
Das Endosom wandert in das Zytoplasma und setzt dort Eisen frei.
Es kehrt zur Zytoplasmamembran zurück und Apotransferrin wird nach extrazellulär abgegeben.
Zeichenerklärung: ᴗ Transferrinrezeptor, ● Eisen tragendes Transferrin,
○ Apotransferrin, ⊙ Ferritin

In Abb. 9 ist die Autoregulation des Eisenstoffwechsels und seine Einwirkung auf den NO/NOS-Zyklus in aktivierten Monozyten und Makrophagen dargestellt [195]. Abb. 10 zeigt die enge Verknüpfung der Zell-Zell-Interaktionen in der Differenzierung von T-Zellen zu TH1- und TH2-Zellen und die Makrophagen-Aktivierung der CD4+TH0-Zellen und der TH1-Zellen [132]. Eine Aktivierung der TH1-Zellen und Auslösung von Entzündungsreaktionen erfolgt bei normalem Eisenstatus in den aktivierten Makrophagen nicht, da die zur T-Zellen-Aktivierung benötigten Zytokine IL-1, IL-12 nur in solchen Konzentrationen sezerniert werden, die keine Entzündung auslösen (Abb. 10). S. auch S. 87 ff.

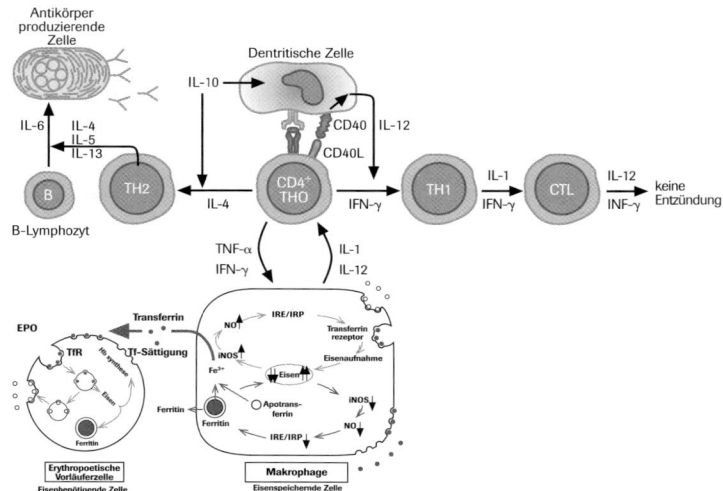

Abb. 10: Normalzustand. Zell-Zell-Interaktionen von Zytokinen bei der Differenzierung von T-Zellen zu TH1 und TH2-Zellen und Beeinflussung durch die Autoregulation des Eisenstoffwechsels und des NO/NOS-Zyklus in aktivierten Makrophagen.
Moldawer et al (1997) [132] und Weiss et al. (1997) [195]

Eisenbedarf und Eisenbalance

Die beschriebene Eisenverteilung gilt nur für gesunde, erwachsene Männer sowie Frauen in der Menopause mit einem Ersatzeisenbedarf von maximal 1 mg pro Tag. Dagegen besteht bei Jugendlichen, menstruierenden Frauen, Schwangeren, Blutspendern bei extremer körperlicher Belastung durch anabole Stoffwechselprozesse oder durch Eisenverluste ein erhöhter Eisenbedarf von bis zu 5 mg pro Tag. In der Schwangerschaft resultiert ein zusätzlicher Bedarf von bis zu 7 mg/Tag. Ein derartiger Mehrbedarf kann auch bei ausreichendem Eisenangebot in der Nahrung nicht immer durch vermehrte Resorption gedeckt werden. Dies führt zu einer zunehmenden Entleerung der Eisenspeicher und kann bei längerfristiger unzureichender Eisenzufuhr einen manifesten Eisenmangel verursachen.

Bei erhöhtem Eisenbedarf durch die o.g. Ursachen wird die Transferrinrezeptorexpression hochreguliert, parallel dazu steigt entsprechend auch die Konzentration des löslichen Transferrinrezeptors im Plasma. In der Mehrzahl der Fälle ist auch hier eine gesteigerte Erythropoese die Hauptursache für den erhöhten Eisenbedarf.

Im Gegensatz zur Eisenresorption wird die Eisenausscheidung nicht aktiv reguliert. Normalerweise erfolgt ein maximaler Verlust von ca. 1 mg/Tag. Somit läßt sich die Eisenbalance nur beschränkt über die Eisenaufnahme regulieren. Der interne Eisenumsatz aus dem Abbau überalterter Erythrozyten ist mit ca. 20 – 25 mg/Tag wesentlich höher als die tägliche Aufnahme und Ausscheidung. Der tatsächliche Eigenbedarf für die Neusynthese von Hämoglobin und Enzymen kann daher nur durch äußerste ökonomische Wiederverwertung vorhandener Reserven gedeckt werden.

Transferrinrezeptor (TfR)

Alle Gewebe bzw. Zellen mit Eisenbedarf regeln ihre Eisenaufnahme durch Expression des Transferrinrezeptors auf der Zelloberfläche. Der größte Anteil des Eisens zur Hämoglobinsynthese wird in den Vorläuferzellen der Erythropoese des Knochenmarkes benötigt. Deshalb sind etwa 80 % der Transferrinrezeptoren des Körpers auf diesen Zellen zu finden. Grundsätzlich sind alle Zellen in der Lage, die individuelle Transferrinrezeptor-Expression entsprechend dem aktuellen Eisenbedarf bzw. der Eisenversorgung auf zellulärer Ebene zu regulieren. Beim Transferrinrezeptor handelt es sich um ein dimeres Protein von etwa 190 kDa Molekulargewicht, jede der beiden Untereinheiten ist in der

Lage, ein Molekül Transferrin zu binden [186]. Im Eisensstoffwechsel fällt dem Transferrinrezeptor eine zentrale Rolle in der Eisenversorgung der Zelle zu. Der Transport der Eisen-Ionen im Blutplasma erfolgt über die spezifische Bindung von Fe^{3+}-Ionen an Transferrin. Es werden maximal zwei Fe^{3+}-Ionen transportiert. Die Affinität des membrangebundenen Transferrinrezeptors zum Transferrin-Fe-Komplex im schwach alkalischen pH-Wert des Blutes hängt von der Fe-Beladung des Transferrins ab, bei geringer Beladung (Tfs < 15%) ist sie gering, einen Extremwert erreicht sie bei der Transferrin-Beladung mit 2 Fe-Ionen (Abb. 11).

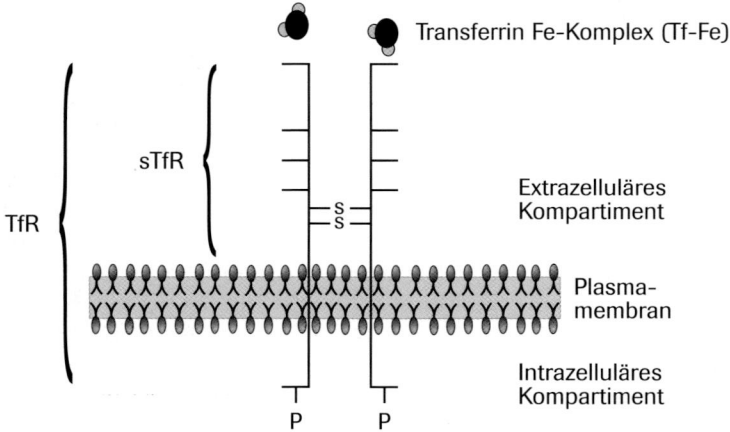

Abb. 11: Schematische Darstellung des TfR- und des sTfR-Moleküls (nach Punnonen et al., 1997 [147]

Ein repräsentativer Anteil der membranständigen Transferrinrezeptoren wird als sogenannter löslicher Transferrinrezeptor (sTfR) in das Plasma abgegeben.

Der TfR-Tf-Fe-Komplex wird mittels Endozytose über einen pH-Gradienten in die Zelle geschleust. Beim Wechsel des pH-Wertes vom alkalischen Blut-pH zum sauren pH-Wert des Endosoms ändern sich die Bindungsverhältnisse, Fe-Ionen dissoziieren spontan vom Transferrin, während die Bindung zwischen Tf und TfR bestehen bleibt (Abb. 12). Erst in dem Schritt in umgekehrter Richtung zerfällt der TfR-Tf-Komplex nach pH-Wechsel im alkalischen Blut-pH und Transferrin steht im Blut für den Fe-Transport wieder zur Verfügung [4, 55].

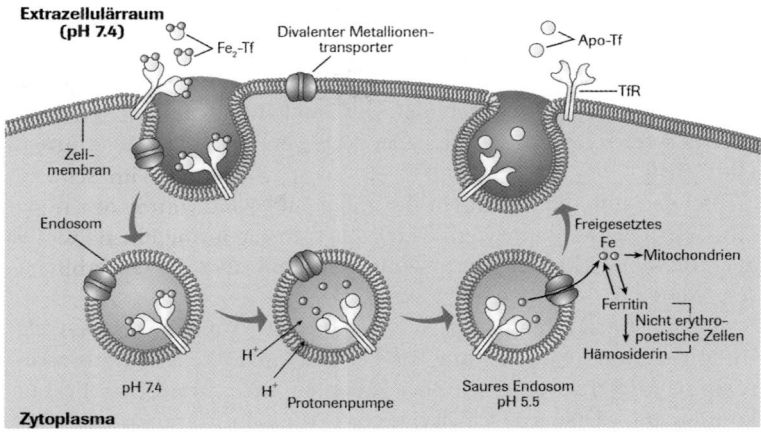

Abb. 12: Aufnahme von Eisen in die Zelle mit Hilfe des Transferrin-Transferrin-Rezeptor-Komplexes mittels Endozytose nach N. C. Andrews, 1999 [4]

Löslicher Transferrinrezeptor (sTfR)

Die Expression des Transferrin-Rezeptors (TfR) wird über die Konzentration der Eisen-Ionen reguliert. Ist der Eisenbedarf der Zelle groß, die Eisenkonzentration dagegen gering, steigt die TfR-Expression und dazu parallel die Konzentration von löslichem Serum-Transferrin-Rezeptor [sTfR]. Umgekehrt sind bei Eisenüberladung die TfR-Konzentration als auch die Konzentration von löslichem sTfR gering. Der sTfR ist ein Maß für die Gesamtzahl der zellständigen Transferrinrezeptoren und da diese im Normalfall hauptsächlich auf erythropoetischen Zellen im Knochenmark lokalisiert sind, ist die Transferrinrezeptorkonzentration bei Gesunden mit ausreichender Eisenversorgung ein Maß der Erythropoeseaktivität [11, 35]. Die Konzentration des sTfR hängt sowohl von dem Eisenbedarf als auch der Erythropoeseaktivität ab; ein Anstieg findet sich also sowohl bei eisendefizitärer als auch bei vermehrter Erythropoese. Der zellständige Transferrinrezeptor auf den Vorläuferzellen der Erythropoese ist auch als CD71-Antigen bekannt. Kurz nach dem Ausstoß des Kerns aus dem Normoblasten verbleibt dort eine hohe Konzentration an zellulärer RNA, nachdem der Transferrin-Rezeptor stark exprimiert wurde. Beides ist notwendig, um ausreichend Transferringebundenes Eisen in die rote Blutzelle einzuschleußen und mittels der RNA-Reste das notwendige Hb zu synthetisieren. Es werden auf diese Weise ca. 20 – 30 % des gesamten zellulären Erythrozyten-Hb in den letzten Tagen der Reifung gebildet. Der Nukleinsäureanteil (NA) ist im reifen Erythrozyten vernachlässigbar gering bei gleichzeitig maximalem Hb-Gehalt.

Bei den unreifen Vorstufen der roten Blutzellen geben sowohl der Hb-Gehalt der Retikulozyten (CHr), der Transferrinrezeptor (sTfR), als auch der NA-Gehalt gleichermaßen Aufschluß über die erythropoetische Aktivität.

Die Diagnose Eisenmangel ist bei ansonsten gesunden Personen relativ einfach durch Bestimmung von Ferritin und löslichem Transferrinrezeptor (sTfR) zu ermitteln. Bei Patienten mit „chronischer Erkrankung" ist diese Diagnose schwieriger, da chronische Erkrankungen einen direkten Einfluss auf diese Eisenstatusmarker haben. Insbesondere kann eine chronische Erkrankung dazu führen, dass Patienten mit Eisenmangel normale Serumferritinwerte aufweisen während bei Patienten mit ausreichenden Eisenreserven die Serumeisenwerte erniedrigt sind. Bei dieser Gruppe von Patienten konnte gezeigt werden, dass der lösliche Transferrinrezeptor im Serum (sTfR) bei der Identifizierung von Eisenmangelpatienten mit einem Knochenmarksaspirat vergleichbar ist [147, 148]. Die Expression des Transferrinrezeptors steht in umgekehrt proportionalem Verhältnis zum zellulären Eisenbedarf, d. h. TfR ist bei Eisenmangel erhöht. Der sTfR-Serumspiegel ist ebenfalls erhöht, da er in proportionalem Verhältnis zur Gesamtmenge des zellulären Transferrinrezeptors steht [35, 36].

Eisenverluste

Eisen wird über den Darm - zum Teil auch über Urin und Schweiß - in einer Gesamtmenge von ca. 1 mg pro Tag ausgeschieden. Menstruierende Frauen verlieren monatlich 30-60 ml Blut mit etwa 15-30 mg Eisen. Bei ausreichendem Eisenangebot in der Nahrung können diese Verluste durch vermehrte Resorption ausgeglichen werden.

Hypermenorrhoe führt - insbesondere in Kombination mit einseitigen Ernährungsgewohnheiten - zum Eisenmangel. Zu häufiges Blutspenden ist ebenfalls in vielen Fällen Ursache von Eisenmangel.

Erythropoese

Physiologische Zellreifung

Bei einer durchschnittlichen Blutmenge von 5 Liter und einer Erythrozytenzahl von 5 x $10^6/\mu L$ verfügt ein Erwachsener über insgesamt 2,5 x 10^{13} Erythrozyten. Da die mittlere Lebensdauer normalerweise 120 Tage beträgt, erfordert die Aufrechterhaltung dieses Erythrozytenpools eine tägliche Neubildung von ca. 2 x 10^{11} Erythrozyten. Um diese Leistung erbringen zu können, müssen ca. 20-30 % der Knochenmarksstammzellen zu Zellen der Erythropoese differenzieren. Nach Zellmorphologie und biochemischer Synthesekapazität lassen sich unterschiedliche Reifungsstufen unterscheiden. Die unreifen kernhaltigen Zellen wie Proerythroblasten und Erythroblasten (Makroblasten) sorgen mit ihrer hohen DNA-, RNA-, und Proteinsynthesekapazität für eine ausreichende Proliferation der Erythrozytenvorstufen.

Voraussetzung dafür ist jedoch eine ausreichende Verfügbarkeit von Cobalamin (Vitamin B_{12}) und Folsäure, die als Überträger von C1 Einheiten bei der Nucleinsäuresynthese fungieren. Die Versorgung mit Vitamin B_{12} (Tagesbedarf ca. 3 µg) erfolgt überwiegend über tierische Nahrungsmittel. Die Resorption im terminalen Ileum setzt eine ausreichende Produktion von „Intrinsic-Faktor" durch die Belegzellen im Fundus-Korpus-Bereich des Magens voraus. Dagegen wird Folsäure (Tagesbedarf > 200 µg) überwiegend durch pflanzliche Nahrung sowie, vermutlich der größte Anteil, über die Synthese durch Darmbakterien bereitgestellt und im Jejunum resorbiert. Eine Speicherung beider Vitamine geschieht zu einem erheblichen Anteil in der Leber.

Auf der Reifungsstufe des Normoblasten findet dann die Hämoglobinsynthese statt, was sich morphologisch in der Umwandlung vom sog. basophilen zum oxyphilen Normoblasten (mit rotem Zytoplasma) zeigt. Ist der Normoblast mit Hämoglobin aufgefüllt, können der Zellkern und die Mitochondrien ausgestoßen werden, und die Zelle verlässt als sog. Retikulozyt das Knochenmark. Sie ist unfähig für die meisten Syntheseleistungen und zur Zellteilung und zirkuliert als hochspezialisierter, nahezu ausschließlich dem Sauerstofftransport dienender reifer Erythrozyt im peripheren Blut. Alle nicht primär hämolytisch bedingten Anämien haben dementsprechend ihre Wurzel in Zellproliferations-

oder Hämoglobinsynthesestörungen sowie Mangelerscheinungen bereits auf Knochenmarksebene. Die Retikulozytenzahl dient dabei als einfachstes Maß der Blutneubildung.

Hämoglobinsynthese

Hämoglobin besteht zu über 90 % aus Protein, und zwar beim Feten aus 2 α- und 2 γ-Polypeptidketten (sog. HbF), beim Erwachsenen dagegen überwiegend aus 2 α- und 2 γ-Ketten (HbA0) sowie zu einem kleinen Teil aus 2 α- und 2 β-Ketten (HbA2).

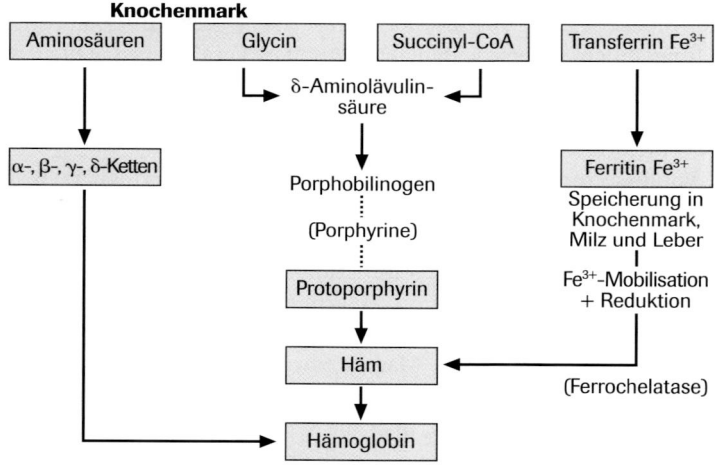

Abb. 13: Hämoglobinsynthese

Jede dieser Ketten trägt als prosthetische Gruppe ein Häm, das wiederum ein Molekül Sauerstoff zu binden vermag. Das gesamte Molekulargewicht dieses Tetramers beträgt etwa 68 kDa.

Die Ausbildung der normalen Quartärstruktur hängt nicht nur von einer störungsfreien Synthese der Proteinketten und des Porphyrinanteils sondern insbesondere von einer ausreichenden Verknüpfung des Häm- und Proteinanteils durch Eisen ab. Dies zusammen gewährleistet erst eine optimale Sauerstoffbindung [162]. Eine Übersicht über die Hämoglobinbiosynthese gibt Abb. 13.

Erythropoetin

Erythropoetin (EPO) ist ein Glycoprotein mit dem Molekulargewicht von 34 kDa (Abb. 14). Als hämatopoetischer Wachstumsfaktor reguliert das Hormon die Bildung der Erythrozyten mit dem Ziel, die Erythrozytenmasse des Körpers konstant zu halten. Die Synthese des Erythropoetins wird durch eine Gewebshypoxie ausgelöst, wenn die Sauerstoff-Sättigung des Hämoglobins einen Schwellenwert unterschreitet [166].

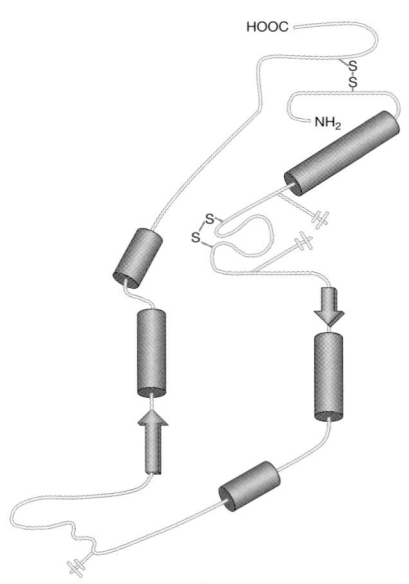

Abb. 14: Molekülmodell von Erythropoetin [aus: Wieczorek K, Hirth P, Schöpe KB, Scigalla P, Krüger D (1989) In: Gurland S (Hrsg), Innovative Aspekte der klinischen Medizin. Springer, Berlin Heidelberg New York Tokyo, S 55-70]

Das hauptsächlich in den Nieren gebildete EPO stimuliert die Proliferation und die Differenzierung der Stammzellen im Knochenmark in Richtung Erythropoese, beschleunigt die Hämoglobinsynthese, und die TfR-Expression [195] verkürzt den Reifeprozess der Erythroblasten und stimuliert die Freisetzung der Retikulozyten aus dem Knochenmark (Abb. 15).

In der Niere wird EPO in der Nierenrinde in peritubulären interstitiellen Zellen gebildet. Sie sind ein Sensor des intrakapillären Sauerstoffgehaltes. Fällt der pO_2 geringfügig ab infolge Hypoxie oder Verminderung des renalen Blutflusses, proliferieren diese Zellen. Die EPO-Synthese pro Zelle steigt an. Der Synthesesteigerung geht eine Erhöhung der EPO-m RNA voraus.

EPO wird vorwiegend über Rezeptoren an erythroiden Progenitorzellen bis zum Erythroblasten gebunden. Bereits BFU-E (Burst Forming Unit) haben EPO-Rezeptoren, diese steigen an bis zu den CFU-E (Colony Forming Unit). Zellreifungsstufen zwischen CFU-E und Proerythroblasten haben die höchste EPO-Rezeptordichte. Der orthochromatische Normablast hat kaum noch Rezeptoren.

EPO wird nach Aufnahme in die Zelle abgebaut. Ob die EPO-Rezeptoren intakt bleiben ist unklar. EPO wirkt auf die erythroiden Vorläuferzellen unabhängig von ihrer Teilung und Differenzierung. Es verzögert den Nukleinsäure-Abbau (NA) in CFU-E.

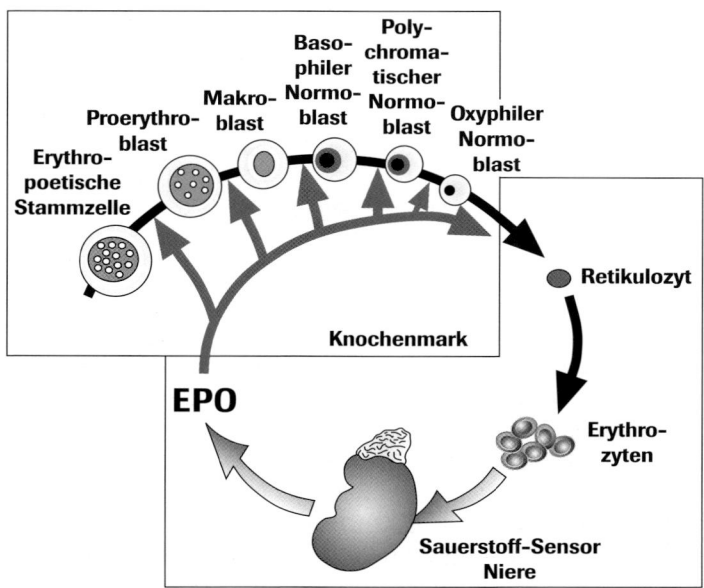

Abb. 15: Stimulation und Regulation der Erythrozyten-Bildung durch Erythropoetin

In der klinischen Diagnostik lag der Schwerpunkt der Erythropoetinbestimmung bisher in der Differentialdiagnose von Polyglobulien (z. B. Lungenerkrankungen mit Hypoxie oder paraneoplastischer Erythropoetinproduktion, bzw. myeloproliferative Syndromen wie z. B. Polyzythämia vera). Bei der renalen Anämie kann eine verminderte Erythropoetinsynthese als Hauptursache angenommen werden. In allen Fällen, in denen nicht ein echter Erythropoetinmangel, sondern eine unzureichende Erythropoetinantwort (normale Erythropoetinspiegel bei gleichzeitiger Anämie) vorliegt, ist die Erythropoetinbestimmung geeignet, diese inadäquate Erythropoetinantwort nachzuweisen.

> **Der Referenzbereich für EPO im Serum ist 5 – 25 U/L, wobei 1 mg EPO 50 000 IU entspricht.**

Ein Anstieg von EPO im Serum wird z. B. bei Herz- und Lungeninsuffizienz und bei Erythrozytosen mit hoher Sauerstoffaffinität (z. B. HbF) gefunden. In der Regel steigt EPO im Serum an, wenn der Hb-Wert unter 12 g/dL fällt.

Ein Abfall von EPO wird bei verminderter Nierenfunktion gefunden. Bei chronischer Niereninsuffizienz entsteht eine Anämie, die Erythropoese ist unzureichend, wobei extrakorporale Faktoren (z. B. Hämolyse) bei der Entwicklung der Anämie eine Rolle spielen können.

Phagozytose überalterter Erythrozyten

Im Rahmen des physiologischen Alterungsprozesses verlieren die zirkulierenden Erythrozyten mehr und mehr die terminalen Neuraminsäurereste ihrer Membran-Glykoproteine, was zu einer zunehmenden Anlagerung von IgG führt. Diese veränderte Membranoberflächenstruktur stellt nun für die Makrophagen vor allem der Milz sowie auch der Leber das Signal zur Phagozytose der überalterten Erythrozyten dar. Physiologischerweise geschieht dies nach etwa 120 Tag, so dass täglich 0,8 % des Erythrozytenpools oder 2×10^{11} Erythrozyten abgebaut werden. Der Abbau steht mit der täglichen Neubildungsrate im Gleichgewicht.

Hämoglobinabbau

Der Globinanteil des Hämoglobins wird durch Proteasen zu Aminosäuren hydrolisiert, die damit entweder für die Neusynthese von Proteinen zur Verfügung stehen oder durch Desaminierung weiter abgebaut werden. Das freiwerdende Fe^{2+} wird äußerst ökonomisch wiederverwertet und muß, um toxische Effekte zu vermeiden, zur Zwischenspeicherung nach Oxydation zu Fe^{3+} in basische Isoferritine eingebaut werden. Dabei dienen insbesondere die Makrophagen des RES (Retikuloendotheliales System) der Milz als Kurzzeitspeicher, aus denen ferritingebundenes Eisen wieder mobilisiert und über Transferrin zur Hb-Neusynthese zum Knochenmark transportiert werden kann. Bei physiologischer Hämolyserate werden täglich etwa 6,5 g Hämoglobin abgebaut und dementsprechend auch neu synthetisiert, was einem Eisenumsatz von ca. 25 mg/24 h entspricht [156, 162]. Dies macht angesichts einer täglichen Eisenresorption von 1 mg nochmals deutlich, dass der Eisenbedarf nur durch sorgfältige Wiederverwertung gedeckt werden kann.

Der Porphyrinring des Häms wird über Biliverdin zu Bilirubin abgebaut. Da das nicht glucuronierte Bilirubin nicht wasserlöslich ist, muss es zur Ausscheidung zunächst albumingebunden zur Leber transportiert werden. Dort wird es durch Konjugation an Glucuronsäure in eine ausscheidungsfähige Form überführt (Abb. 16).

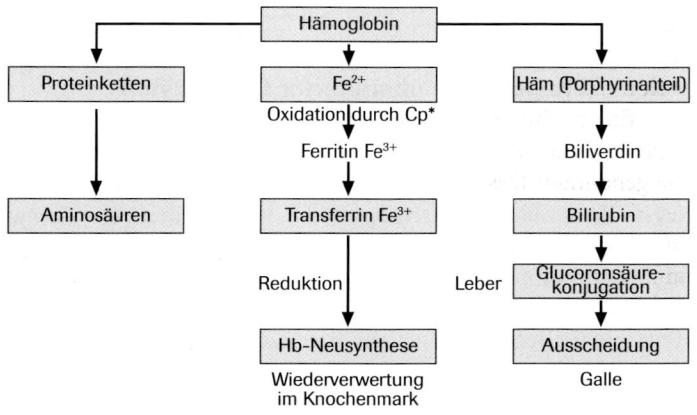

Abb. 16: Hämoglobinabbau (*Cp = Ceruloplasmin)

Eisenstoffwechselstörungen / Erythropoesestörungen und Hämolyse

Störungen der Eisenbalance des Körpers

Störungen der Eisenbalance des Körpers lassen sich häufig durch die meist gegenläufige Regulation der Synthese von Ferritin - dem Eisenspeicherprotein - und dem Transferrinrezeptor - dem Indikator des Eisenbedarfs und der Erythropoeseaktivität - beschreiben. Dies gilt insbesondere dann, wenn einfache Eisenstoffwechselstörungen wie Eisenmangel oder die Eisenüberladung nicht durch zusätzliche Erkrankungen, wie Entzündungen, Tumore oder Niereninsuffizienz kompliziert werden.

So führt z. B. der Mangel an intrazellulären Eisenionen beim echten Speichereisenmangel zu einer Drosselung der Apo-Ferritin-Synthese und folglich auch zu einer verminderten Ferritinfreisetzung in das periphere Blut. Kompensatorisch reguliert die Zelle die Transferrinrezeptorexpression hoch, um den eigenen Eisenbedarf bei erschöpften Eisenreserven und niedriger Transferrinsättigung noch decken zu können. Dies führt dann auch zu einer erhöhten Konzentration an löslichem Transferrinrezeptor (sTfR) im Blut. Diese gegensinnige Regulation findet sich bereits beim latenten Eisenmangel, d. h. bereits vor Entwicklung einer hypochromen Anämie. Sind die genannten Veränderungen noch nicht sehr ausgeprägt, so kann in Zweifelsfällen der Quotient aus Transferrinrezeptor und Ferritinkonzentration diesen Zustand deutlicher erkennen lassen. Das Transporteisen, definiert durch die Transferrinsättigung, trägt zusätzlich zur Stadieneinteilung bei.

Die genannten Dysregulationen finden sich in umgekehrter Weise bei der einfachen Eisenüberladung (z. B. primäre Hämochromatose), falls diese nicht mit einer chronischen Entzündung, einer malignen Erkrankung, einer Erythropoesestörung oder Hämolyse assoziiert ist.

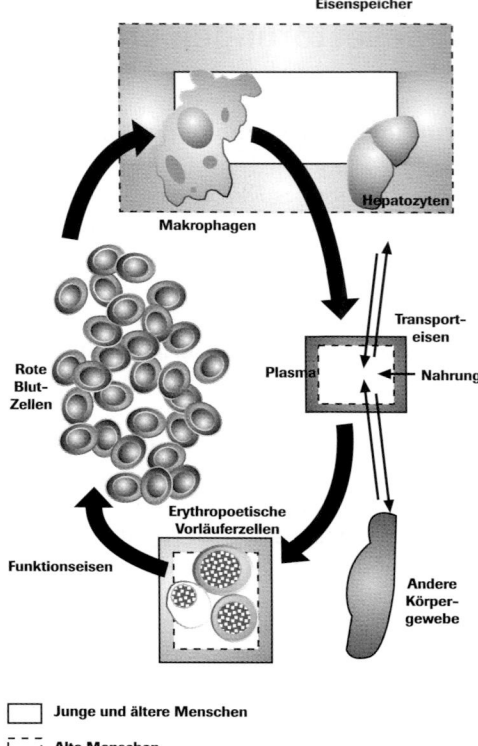

Abb. 17: Funktionseisen, Transporteisen, Eisenspeicher im Eisenmetabolismus.

Die gegenläufige Regulation der Ferritin- und Transferrinrezeptorsynthese ist gestört, wenn als Folge chronischer Entzündungen oder bei Tumoren eine Eisenumverteilung in die Speicher stattfindet. Sie ist ebenfalls gestört, wenn als Folge einer hämolytischen Anämie oder einer Erythropoetin–Therapie eine vermehrte Erythropoeseaktivität vorliegt, oder wenn als Folge von Knochenmarkserkrankungen (z. B. MDS = Myelodysplastisches Syndrom) eine gesteigerte Erythropoese sekundär zu einer Eisenüberladung führt. Dieses Reaktionsmuster kann diagnostisch bedeutsam sein, einen erhöhten Eisenbedarf trotz ausreichender oder sogar vermehrter Eisenreserven, insbesondere unter Erythropoetintherapie, zu erkennen.

Tabelle 2: Kenngrößen bei Eisenstoffwechselstörungen – Ferritin im Vergleich mit löslichem Transferrinrezeptor (sTfR)

	Ferritin	Transferrin-sättigung	sTfR	Retikulo-zyten	MCV	Hämo-globin
Eisenmangel latent	↓	↓	↑	n - ↓	n - ↓	n
Eisenmangel manifest	↓↓	↓↓	↑↑	↓	↓	↓
Eisenverteilungs-störungen (ACD)	n - ↑↑	↓	n - ↑	↓	n - ↓	↓
Renale Anämie (ohne EPO-Gabe)	n - ↑	↓	n - ↑	↓	n	↓
Eisenverwertungs-störungen (u. a. MDS)	n - ↑	n - ↑	n - ↑	↓	↓ - ↑	↓
Hämolyse	n - ↑	n - ↑	↑	↑	n - ↑	n - ↓
Eisenüberladung (primär, z. B. Hämochromatose)	↑ - ↑↑	↑ - ↑↑	↓	n	n	n

MDS = Myelodysplastisches Syndrom
ACD = Anämie bei chronischen Erkrankungen

Eisenmangel

Bereits unter physiologischen Bedingungen kann es bei erhöhtem Eisenbedarf und/oder vermehrten Eisenverlusten (in der Pubertät, bei menstruierenden Frauen, Schwangeren, Blutspendern oder Leistungssportlern) zu einem Eisenmangel kommen. Die Eisenbilanz wird oft bei einseitiger Ernährung durch Mangel an resorbierbarem Eisen verschlechtert.

Zunächst entsteht ein Mangel an Depoteisen (prälatenter Eisenmangel). Er spiegelt sich in einer erniedrigten Plasma-Ferritinkonzentration wider. Bei völliger Entleerung der Eisenspeicher entsteht ein Transporteisenmangel bei gerade noch ausreichender Hämoglobinsynthese (latenter Eisenmangel). Dieser Zustand kann jedoch bei zusätzlichen Belastungen oder Eisenverlusten dekompensieren und in einen manifesten Eisenmangel mit hypochromer, mikrozytärer Anämie übergehen. Letzteres tritt häufiger bei pathologischen, chronischen Blutverlusten, insbesondere im Rahmen von Ulcera oder Tumoren im Magen-Darm-Trakt und im Urogenitaltrakt sowie bei Eisenresorptionsstörungen (z. B. nach Resektion im oberen Gastrointestinaltrakt oder bei chronisch-entzündlichen Dünndarmerkrankungen) auf.

Alle Formen des Eisenmangels lassen sich durch folgendes Befundmuster klinisch-chemisch nachweisen: erniedrigte Ferritinkonzentration mit kompensatorisch erhöhtem Transferrin, niedriger Transferrinsättigung und erhöhtem löslichem Transferrinrezeptor (sTfR) in unterschiedlichen Ausprägungen. Die erniedrigte Ferritinkonzentration ist die einzige Kenngröße, die Eisenmangelzustände sicher erkennen läßt. Sie gestattet eine Unterscheidung von anderen Ursachen einer hypochromen Anämie, wie z. B. chronische Entzündungen und Tumoren [77] (Tab. 2).

Eisenmangel, gleich welcher Ursache, führt ebenfalls zu einer gesteigerten Expression des Transferrinrezeptors und entsprechend einer erhöhten Konzentration des löslichen Transferrinrezeptors (sTfR) im Plasma. In diesen Fällen besteht keine Korrelation mehr zwischen Transferrinrezeptor und Erythropoeseaktivität. Alle Formen des einfachen Speichereisenmangels können mit ausreichender Sicherheit über eine erniedrigte Plasmaferritinkonzentration nachgewiesen werden. Die Messung des löslichen Transferrinrezeptors (sTfR) bietet hier keinen fassbaren Vorteil. Dagegen zeichnet sich ab, dass in Fällen mit zusätzlichem funktionellem Eisenmangel, d. h. Eisenverwertungsstörungen, eine erhöhte Konzentration an löslichem Transferrinrezeptor möglicherweise empfindlich die relative Eisenunterversorgung der Erythropoese bzw. die mangelnde Eisenmobilisierung anzeigt.

Die korrekte Diagnose des Eisenmangels ist von essentieller Bedeutung für die erfolgreiche Behandlung von Anämien. Erfahrungen zeigen, dass es oft nur möglich ist, eine Klassifizierung in die Kategorien sicherer Eisenmangel, kein Eisenmangel oder möglicherweise Eisenmangel durchzuführen. Im letzteren Falle handelt es sich vorwiegend um Patienten mit Anämien, die im Zusammenhang mit Infektionen, akuten chronischen Entzündungen oder malignen Tumoren auftreten. Ein erheblicher Teil dieser Patienten hat eine Akute-Phase Reaktion mit einem Anstieg des C-reaktiven Proteins (CRP) auf > 5 mg/L.

Zielsetzung der Laboratoriumsdiagnostik ist es:
- den subklinischen Eisenmangel zu erkennen und einer frühen Therapie zuzuführen, damit die systemischen Komplikationen dieser Erkrankung verhindert werden;

- Anämien, die auf einem unkomplizierten Eisenmangel beruhen (verstärkte Regelblutung, chronische intestinale Blutung, nutritiver Eisenmangel) abzugrenzen, da sie sehr schnell auf eine Eisentherapie ansprechen;
- eine mangelnde Eisenversorgung der Erythropoese bei denjenigen Anämien zu erkennen, bei denen eine Eisenverteilungsstörung im Vordergrund steht (Infektions-, Entzündungs- und Tumoranämie).

Eisenverteilungsstörungen

Bei malignen Neoplasien und chronischen Entzündungen kommt es zu einem Mangel an Transport und Funktionseisen bei gleichzeitiger relativer Überladung der Eisenspeicher [31]. Bei Tumoren wird die Eisenverteilungsstörung durch den erhöhten Eisenbedarf des Tumorgewebes zusätzlich verstärkt. Diese Zustände sind häufig wie der manifeste Eisenmangel durch mikrozytäre Anämie, erhöhtes Serumferritin und niedrige Transferrinsättigung gekennzeichnet. Der echte Eisenmangel unterscheidet sich davon durch das erniedrigte Serumferritin, erhöhten Transferrinrezeptor und erniedrigte Transferrinsättigung (Tab. 2).

Die erhöhte Serumferritinkonzentration ist in diesen Fällen nicht repräsentativ für die Gesamteisenvorräte des Körpers, sondern zeigt die Umverteilung in das eisenspeichernde Gewebe an. Von echten Eisenüberladungszuständen unterscheidet sich eine Eisenverteilungsstörung durch die niedrige Transferrinsättigung.

Bei Tumoren wird neben der Eisenverteilungsstörung mit vermehrter Freisetzung basischer eisenreicher Isoferritine in das Blutplasma eine Synthese saurer, eisenarmer Isoferritine beobachtet. Die sauren Isoferritine werden mit handelsüblichen Immunoassays nur zu einem geringen Teil erfaßt, können aber bei sehr hohen Konzentrationen Ursache eines zu hohen Ferritinwertes sein. Deshalb wird bei Tumoren die Gesamtferritinkonzentration oftmals unterschätzt.

Eine nicht-repräsentativ erhöhte Ferritinkonzentration im Plasma findet sich auch bei Zellnekrosen eisenspeichernder Organe und wird daher z.B. bei Lebererkrankungen beobachtet. In diesem Fall ist allerdings auch die Transferrinsättigung erhöht.

Bei der Mehrzahl der genannten Eisenverteilungsstörungen liegt eine relative Eisenunterversorgung der erythropoetischen Zellen, gepaart mit einer verminderten erythropoetischen Aktivität, vor. Dementsprechend ist die Transferrinrezeptorexpression meistens unauffällig. Sie kann jedoch bei schnell wachsenden Tumoren als Folge des erhöhten Eisenbedarfs der Tumorzellen auch erhöht sein.

Eine sehr seltene, genetisch bedingte Form einer Eisenverteilungsstörung wird durch die Atransferrinämie verursacht. Das Fehlen des transferringebundenen Eisentransports bedingt niedrige Eisenkonzentrationen im Plasma und eine reduzierte Versorgung aller eisenverbrauchenden Organe. Die Transportfunktion wird dabei unspezifisch von anderen Proteinen , wie z. B. Albumin übernommen, was zu einer unkontrollierten, nicht Transferrinrezeptorgesteuerten Abgabe von Eisen in die Zellen führt.

Tumoranämien und Chronische Entzündungsanämien

Wie oben dargestellt, kommt es bei Tumoranämien und chronischen Entzündungen (Infektionen und vor allem auch rheumatische Erkrankungen) zu einer Eisenumverteilung mit relativer Überladung der Eisenspeicher bei gleichzeitiger, relativer Eisenunterversorgung der erythropoetischen Zellen (u. a. als Folge der verminderten Transferrinsynthese). Transferrin ist bekanntermaßen ein Anti-Akute-Phase-Protein, dessen Synthese bei den genannten Erkrankungen als Folge eines entwicklungsgeschichtlichen Selektionsvorteils herunterreguliert wird. Die Anfälligkeit gegenüber bakteriellen Infektionen nimmt nämlich bei verminderter Verfügbarkeit von Transporteisen ab, da Bakterien und andere Infektionserreger zu ihrer Vermehrung ebenfalls in großem Umfang Eisen benötigen. Somit stellt die verminderte Verfügbarkeit von Eisen einerseits einen Schutzmechanismus, andererseits auch einen wesentlichen Pathomechanismus bei der Entwicklung einer Entzündungsanämie dar. Ist die Eisenverteilungsstörung ausgeprägt, kann mit einer hypochromen Anämie gerechnet werden, die durch die Bestimmung von Ferritin und löslichem Transferrinrezeptor (sTfR) von der Eisenmangelanämie unterschieden werden kann.

Abgesehen von der gedrosselten Transferrinsynthese wurde kürzlich eine zweite Ursache einer Eisenumverteilung bei den genannten Erkrankungen identifiziert [32, 91, 92, 196]. Eine vermehrte Freisetzung von Zytokinen wie IFN-γ und TNF-α führt, vermittelt durch Stickoxyd (NO), zu einer vermehrten Eisenaufnahme in Makrophagen über eine

Eisenstoffwechselstörungen

gesteigerte Transferrinrezeptor-Expression. Die gesteigerte Eisenaufnahme induziert eine vermehrte intrazelluläre Ferritinsynthese, die wiederum die Ferritinfreisetzung in das Blutplasma fördert. Somit entzieht diese vermehrte Eisenspeicherung in Makrophagen bei chronischen Entzündungen und Tumoren dem ohnehin bereits verminderten Transferrin das Eisen. Im Gegensatz zu einer echten Eisenüberladung ist diese Art von Eisenumverteilung durch eine niedrige Transferrinsättigung gekennzeichnet. Dieser zweite Mechanismus verstärkt die Eisenverarmung aller eisenverbrauchenden Zellen im Körper (Abb. 18).

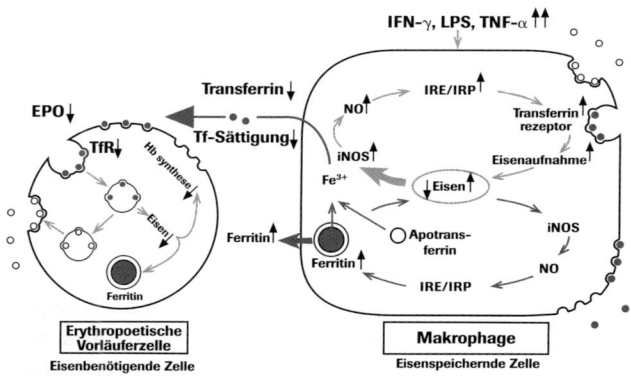

Abb. 18: Eisenumverteilung.
Modell der Autoregulation von Eisenstoffwechsel und NO/NOS-Zyklus in aktivierten Monozyten/Makrophagen und der Versorgung einer Eisenbenötigenden Zelle.
Weiss, G, et al. (1997) [195].

IFN-γ: Interferon γ, iNOS: induzierte Stickoxydsynthetase, IRE: auf Eisen reagierendes Element, IRE/IRP: hochaffine Bindung von Eisen-regulierendem Protein (IRP) an IREs, LPS: Lipopolysaccharid, TNF-α: Tumor-Nekrose-Faktor α, ↑ und ↓: zeigen Anstieg oder Abnahme zellulärer Reaktionen

Versorgung einer Eisen-benötigenden Zelle.

Als Ferritin gespeichertes Eisen einer Eisen-speichernden Zelle wird an Transferrin abgegeben und zu der Zelle transportiert, die Eisen benötigt.

Die Zytoplasmamembran der Gewebezellen enthält Transferrinrezeptoren, an die das Eisen tragende Transferrin bindet.

Das Endosom wandert in das Zytoplasma und setzt dort Eisen frei.

Es kehrt zur Zytoplasmamembran zurück und Apotransferrin wird nach extrazellulär abgegeben.

Zeichenerklärung: ⌒ Transferrinrezeptor, ● Eisen tragendes Transferrin,
○ Apotransferrin, ⊙ Ferritin

Vor allem ist die Eisenverfügbarkeit für die Hämoglobinsynthese vermindert. Durch Substitution von Eisen unter Erythropoetintherapie kann die Erythropoese und die Eisenaufnahme durch Knochenmarkszellen stimmuliert werden. Zusätzlich wird den Makrophagen Eisen entzogen. Dies führt zu Verminderung zytotoxischer Effekte[197].

Eine dritte Ursache für die Anämieentstehung ergibt sich aus der verminderten Erythropoeseaktivität, die wiederum teilweise durch eine inadäquate Erythropoetinantwort auf die Anämie und Gewebehypoxie bedingt ist [68, 128, 184]. Im Gegensatz zur renalen Anämie liegt bei chronischen Entzündungen kein Erythropoetinmangel vor, sondern eine möglicherweise zytokinbedingte Dysregulation, die eine Kompensation der Anämie durch eine vermehrte Erythropoetinsynthese nicht erlaubt. Es besteht ein funktioneller relativer Erythropoetinmangel, der substituiert werden kann.

Zusätzlich kann auch noch eine hämolytische Komponente zur Anämieentstehung beitragen, bedingt z. B. durch Autoantikörper im Rahmen von malignen Systemerkrankungen oder Autoimmunerkrankungen.

Ist bei der Genese der Entzündungsanämie eine Hämolyse oder eine verminderte Erythropoetinantwort vorherrschend, ist die Anämie eher normozytär als mikrozytär ausgeprägt. Deshalb ist bei einer ausgeprägten Hämolyse die Retikulozytenzahl eher normal bis erhöht. Steht dagegen die Eisenumverteilung bzw. verminderte Erythropoeseaktivität im Vordergrund, ist mit einer niedrigen Retikulozytenzahl zu rechnen.

Die beschriebenen Pathomechanismen bei der Entstehung einer Tumoranämie bzw. einer chronischen Entzündungsanämie, wie Drosselung der Transferrinsynthese, Eisenumverteilung in Makrophagen sowie unzureichende Erythropoetinantwort haben bei der Entstehung von Tumoranämien einen biologischen Sinn, da schnellwachsenden Tumorzellen auf diese Weise Eisen entzogen werden kann, was allerdings mit einer Anämie erkauft wird. Die Eisenunterversorgung der Erythropoese zeigt sich an der erhöhten löslichen Transferrinrezeptor-Konzentration, insbesondere bei zusätzlichem Eisenmangel oder nach EPO-Gabe.

Darüber hinaus können hämatologische Systemerkrankungen durch Splenomegalie sowie die Induktion von Autoantikörpern (z. B. Kälteagglutine) zu einer vermehrten Hämolyse beitragen, was letztlich nicht nur in einer Eisenumverteilung, sondern langfristig auch zu einer Eisenüberladung führt.

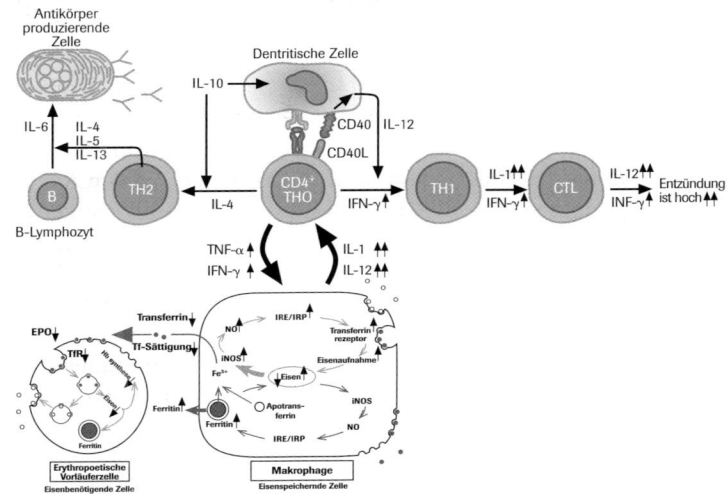

Abb. 19: Zell-Zell-Interaktion von Zytokinen bei der Differenzierung von T-Zellen, TH1 und TH2-Zellen und Beeinflussung durch die Autoregulation des Eisenstoffwechsels und des NO/NOS-Zyklus in aktivierten Makrophagen.
Die Eisenüberladung erfolgt in den Makrophagen durch Eisenumverteilung (Tumoranämien, ACD, Infektionen).
Nach Moldawer et al. (1997) [132] und Weiss et al. (1997) [195].

Bei fortgeschrittenen Karzinomen und bei hämatologischen Systemerkrankungen wie Leukämien oder Lymphomen ist eine Knochenmarksinfiltration durch maligne Zellen mit Verdrängung der Erythropoese und der Blutneubildung von wesentlicher Bedeutung. Dies stellt die prognostisch ungünstigste Form einer Tumoranämie dar, die auf Erythropoetin- und Eisensubstitution am schlechtesten anspricht. Ähnliches gilt auch für myelodysplastische Syndrome, die durch eine vermehrte, jedoch reifungsgestörte Erythropoese, Eisenüberladung und maximale Stimulation der Erythropoetinsekretion gekennzeichnet sind. Diese letztgenannten, malignen Knochenmarkserkrankungen können selbstverständlich nur durch eine Knochenmarksuntersuchung adäquat diagnostiziert werden und sind dementsprechend hämatologisch erfahrenen Zentren vorbehalten.

Eisenverwertungsstörungen

Auch bei normalen Eisenreserven und normaler Eisenverteilung, kenntlich an einer normalen Serumferritinkonzentration, sind Eisenverwertungs- bzw. -einbaustörungen möglich, die das Bild einer Eisenmangelanämie vortäuschen, da sie ebenfalls zu einer mikrozytären Anämie führen können.

Seit Erythropoetin anstelle der früher üblichen Transfusionen zur Behandlung der renalen Anämien eingesetzt wird, stellen Dialysepatienten die zahlenmäßig größte Gruppe dar. Trotz ausreichender Eisenreserven gelingt unter Erythropoetintherapie nicht immer eine ausreichende Eisenmobilisation aus den Eisenspeichern, was sich z. B. in einer Verminderung des Transporteisens und einer niedrigen Transferrinsättigung zeigt. Wie beim echten Eisenmangel sowie bei Eisenverteilungsstörungen führt die verminderte Eisenverfügbarkeit bei der Hämsynthese zu einem erhöhten Einbau von Zink in das Porphyringerüst. Dies ist als vermehrtes Zn-Protoporphyrin in den Erythrozyten messbar und kann ergänzend zur Diagnostik von Eisenverwertungsstörungen bei normaler oder erhöhter Ferritinkonzentration herangezogen werden. Zur Unterscheidung zwischen echtem Eisenmangel und Eisenverteilungs- bzw. -verwertungsstörungen eignen sich Ferritin und sTfR.

Renale Anämien

Besondere Aufmerksamkeit verdient mittlerweile der Eisenstoffwechsel bei Patienten mit renaler Anämie seit die Substitution von Erythropoetin mit unterstützender Gabe von i.v. Eisen die früher üblichen Transfusionen ersetzt und damit die Therapie revolutioniert hat.

Musste früher als Folge der regelmäßigen Transfusionen bei gleichzeitiger Eisenverwertungsstörung infolge des Erythropoetinmangels mit einer zunehmenden Eisenüberladung bei den betroffenen Patienten gerechnet werden, so stellt sich nach Einführung der EPO-Therapie die Behandlung der Eisenstoffwechselstörung bei Dialysepatienten grundlegend anders dar.

Üblicherweise sind die Eisenreserven ausreichend, d.h. die Plasmaferritinkonzentration ist normal oder gegebenenfalls erhöht. Trotz normaler Eisenreserven ist jedoch die Mobilisation des Eisens gestört, kenntlich an einer niedrigen Transferrinsättigung bzw. erhöhtem sTfR. Dies führt zu einer relativen Eisenunterversorgung der Erythropoese, zu einem sog. funktionellen Eisenmangel. In der Regel ist funktioneller Eisenmangel nicht durch eine orale Eisensubstitution zu verbessern, da meist die Eisenresorption gestört ist. Solange der für die renale Anämie typische Erythropoetinmangel nicht ausgeglichen wird, ist die erythropoetische Aktivität im gleichen Verhältnis wie die Eisenmobilisation reduziert. Eisenturnover und Erythropoese befinden sich auf niedrigem Niveau in einem steady state. Die Transferrinrezeptorexpression ist erniedrigt oder normal.

Die renale Anämie kann z. B. durch mechanische Schädigung der Erythrozyten bei der Hämodialyse durch eine hämolytische Komponente kompliziert sein. In diesem Fall ist dann eine normale Retikulozytenzahl zu erwarten und nicht eine verminderte Blutneubildung, wie beim einfachen Erythropoetinmangel. Die Eisenunterversorgung der Erythropoese ist in diesem Fall am erhöhten Anteil hypochromer Erythrozyten und hypochromer Retikulozyten sichtbar.

Versucht man, den Erythropoetinmangel durch Substitution zu korrigieren und damit die Erythropoeseaktivität zu steigern, wird die schlechte Mobilisation der Eisenreserven als funktioneller Eisenmangel manifest. Die Zellen der Erythropoese reagieren mit einer vermehrten Expression des Transferrinrezeptors, um die Eisenversorgung zu verbessern. Da die Ferritinkonzentration in der Regel die Eisenreserven korrekt wiedergibt (Ausnahme unmittelbar vorausgegangene Eisensubstitution oder Zweiterkrankung mit Eisenverteilungsstörung) kann sie deshalb als Richtschnur verwendet werden, um einen eventuellen Speichereisenmangel zu erkennen, bzw. um bei Eisensubstitutionstherapie eine Eisenüberladung zu vermeiden.

Die Transferrinsättigung gilt gegenwärtig als bester Indikator des mobilisierbaren Transporteisens und ist dem Eisenbedarf umgekehrt proportional. Eine erniedrigte Transferrinsättigung gilt bei Dialysepatienten als Zeichen einer unzureichenden Eisenmobilisation und damit eines substitutionsbedürftigen funktionellen Eisenmangels (Tab. 3). In Zukunft wird sicher die Konzentration des löslichen Transferrinrezeptors als unmittelbarer Indikator des Eisenbedarfs verwendet werden. In keinem Fall kann der Transferrinrezeptor die Ferritinbestimmung zur Beurteilung der Eisenreserven ersetzen, da er die aktuelle Erythropoeseaktivität bzw. deren Eisenbedarf wiederspiegelt, die nicht zwingend mit den Eisenreserven korrelieren [85]. Die Bestimmung des Zinkprotoporphyrins in den Erythrozyten bietet gegenüber den genannten Kenngrößen keinen Vorteil, da sie wegen der Lebensdauer der Erythrozyten von 120 Tagen die Eisenstoffwechselsituation nur sehr verzögert wiedergibt.

Tabelle 3: Eisenstoffwechseldiagnostik bei Dialysepatienten

Eisenreserven	Transporteisen
Ferritin	Transferrinsättigung
In der Regel ausreichend (zu hoch bei: Transfusionen, Fe-Substitution, Fe-Mobilisationsstörung)	gegenwärtig bester Indikator für mobilisierbares Eisen
Eisenresorption	**Eisenbedarf**
Fe-Resorptionstest	
(In der Regel gestört, daher bei Bedarf i.v. Fe-Gabe.)	löslicher Transferrinrezeptor (sTfR)

Pathophysiologie der Erythropoetinsynthese

Bei fortgeschrittenen Nierenerkrankungen kommt es wegen des Ausfalls der erythropoetinproduzierenden Zellen in den peritubulären Kapillaren zu einem starken Abfall der Erythropoetinsekretion und damit zum Zusammenbruch des Regelkreises der für die Konstanterhaltung der Hämoglobinkonzentration verantwortlich ist [55]. Diese Ursache steht bei Patienten mit entsprechenden Nierenerkrankungen neben der Eisenmobilisationsstörung im Vordergrund. Deshalb ist nur in wenigen Zweifelsfällen zur Bestätigung eine Erythropoetinbestimmung notwendig (Tab. 4).

Tabelle 4: Erythropoetin (EPO) und Ferritin-Konzentrationen bei Anämien und Polyglobulien

Erkrankung	EPO-Konzentration	Ferritin-Konzentration
Anämien		
Fe-Mangel	↑	↓
Renale Anämie	↓ - ↓↓	n - ↑
Tumor- und Infektanämien	n - ↓	n - ↑↑
Hämolyse	↑	n - ↑
Knochenmark-Erkrankungen mit ineffektiver Erythropoese	↑	↑ - ↑↑
Polyglobulien		
Reaktiv bei Hypoxie	↑	variabel
Paraneoplastisch (z. B. Nieren-/Leber-Carcinom)	↑↑	n - ↑
Polycythämia vera	n - ↓	n - ↑

Eine funktionelle Insuffizienz im Sinne einer verminderten Erythropoetinantwort findet sich - vermutlich ausgelöst durch Zytokinwirkungen - bei Tumor- und Infektanämien. Die absoluten Erythropoetinkonzentrationen liegen dabei häufig innerhalb des Referenzbereichs für Gesunde, jedoch liegt eine niedrige Erythropoetinsekretion vor. Eine derartige inadäquate Erythropoetinsekretion kann ähnlich wie bei der renalen Anämie von einer Erythropoetin- und Eisensubstitution positiv beeinflusst werden. Gleichzeitig wird die korrespondierende Eisenumverteilung korrigiert.

Im Gegensatz zu den oben genannten Erkrankungen (Tab. 4), die durch Erythropoetinmangel bzw. unzureichende Erythropoetinantwort mit verursacht werden, weisen andere Anämieformen eine kompensatorisch gesteigerte Erythropoetinproduktion auf. Dies wird z. B. beim Eisenmangel, bei hämolytischen Anämien und bei zahlreichen Knochenmarkserkrankungen mit ineffektiver Erythropoese gefunden. Bei schweren Knochenmarksschäden (z. B. aplastische Anämie, Myelodysplasie) ist der Kompensationsmechanismus nicht mehr wirksam, da die Zielzellen fehlen oder reifungsgestört sind.

Eine vermehrte Erythropoetinsynthese kann bei gesundem Knochenmark und ausreichender Eisenversorgung zu einer sekundären Polyglobulie führen. Bei Zuständen mit Hypoxie (kardiopulmonale Erkrankungen, starke Raucher, Aufenthalt in großen Höhen) ist dies lediglich ein Anpassungsmechanismus an die Sauerstoffuntersättigung des Blutes, in seltenen Fällen können dagegen auch Nieren- und Leberzellkarzinome eine paraneoplastische Erythropoetinsynthese aufweisen, die ebenfalls zu einer Polyglobulie führt [92]. Im Gegensatz zu den genannten sekundären Polyglobulieformen stellt die Polyzythämia vera eine autonome Proliferation der erythropoetischen Zellreihe dar, die zu einer Herunterregulation der Erythropoeetinsynthese führt. In Zweifelsfällen kann die Bestimmung der Erythropoetinkonzentration also auch zur Abklärung von Polyglobulien beitragen.

Eisenüberladung

Echte Eisenüberladungszustände entstehen durch eine inadäquat gesteigerte Eisenresorption trotz ausreichender Eisenvorräte. Sie können auch iatrogen durch häufige Bluttransfusionen oder eine nicht indizierte Eisentherapie verursacht sein [82].

Ersteres ist im wesentlichen durch eine Störung negativer Rückkopplungsmechanismen bedingt und zeigt sich z. B. bei der idiopathischen Hämochromatose in einem Versagen des Schutzmechanismus in der Mukosazelle (s. Eisenresorption).

Zustände ineffektiver Erythropoese, wie z. B. Thalassämie, Porphyrien und sideroachrestische sowie auch hämolytische Anämien führen durch die Hypoxie trotz ausreichender Eisenreserven - deren Verwendung zur Hämoglobinsynthese jedoch gestört ist - zu einer gesteigerten Erythropoetin-Synthese, Transferrinrezeptorexpression und Eisenresorption. Die Eisenüberladung wird in diesen Fällen durch die notwendigen Transfusionen sowie durch Unfähigkeit des Körpers zu aktiven Eisenausscheidung verschlimmert. Alle genannten Mechanismen führen zu einer Überladung der Eisenspeicher und sekundär zu einer Eisenumverteilung in den Parenchymzellen zahlreicher Organe, wie z. B. Leber, Herz, Pankreas und Gonaden. Ist die Speicherkapazität von Ferritin bzw. die der Lysosomen überschritten, kann die Freisetzung freier Eisenionen und lysosomaler Enzyme ihre toxische Wirkung entfalten. Die toxischen Effekte einer Eisenüberladung sind auf freie Eisenionen zurückzuführen, die Sauerstoffradikale bilden. Spätfolgen sind toxische Leberschädigungen ggf. mit Leberzirrhose und primärem Leberzellkarzinom, Kardiomyopathie, Diabetes mellitus und Impotenz. Auch die Fähigkeit von Granulozyten und Monozyten zur Phagozytose von Bakterien und deren intrazelluläre Abtötung kann beeinträchtigt werden.

Epidemiologische Untersuchungen deuten darauf hin, dass Eisenüberladung durch die vermehrte Oxidation von Lipoproteinen einen Risikofaktor für die Atherosklerose und damit sowohl für die koronare Herzerkrankung als auch für die Zerebralsklerose darstellt [60].

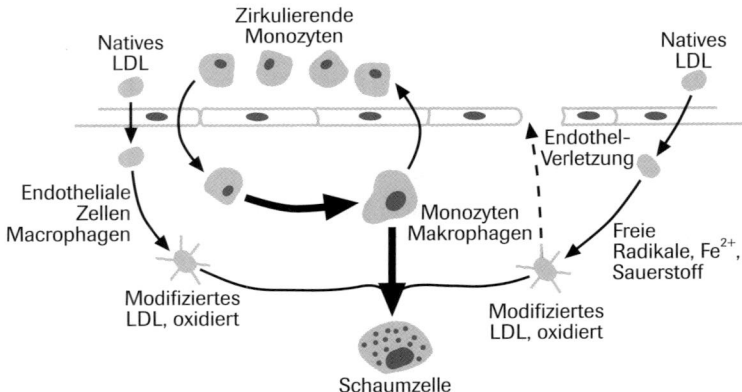

Abb. 20: Die Oxydation von Low-Density Lipoprotein (LDL) und die Schaumzell-Bildung werden durch Eisenüberladungszustände gefördert und können zur Artherosklerose und koronaren Herzerkrankungen beitragen [nach Steinberg et al. (1989), 173]

Diese Erkenntnisse machen es erforderlich, Eisenüberladungszuständen im latenten Stadium bereits größere Aufmerksamkeit zu schenken und durch regelmäßige Ferritin-Bestimmungen (Warngrenze > 400 µg/mL Ferritin) und sTfR-Bestimmungen rechtzeitig zu entdecken. Dies gilt nicht nur für die primäre Hämochromatose oder sekundäre Hämosiderosen bei hämatologischen Systemerkrankungen, sondern auch für

Patienten mit renaler Anämie, Tumor- oder Infektanämie unter Erythropoetin- und Eisensubstitution.

Fast alle echten Eisenüberladungszustände sind klinisch-chemisch an der erhöhten Plasmaferritinkonzentration, am gleichzeitig erhöhten Eisenspiegel und der höheren Transferrinsättigung bei meist kompensatorisch verminderter Transferrinsynthese erkennbar. Die erhöhte Transferrinsättigung als Zeichen gesteigerten Eisenumsatzes und Eisentransports unterscheidet die Eisenüberladung von Zuständen mit Eisenumverteilung und nicht-repräsentativ erhöhter Plasma-Ferritinkonzentration.

Je nach Ursache der Eisenüberladung kann die Transferrinrezeptorexpression sehr unterschiedlich sein, abhängig insbesondere davon, ob die Erythropoese gesteigert oder vermindert ist. Dementsprechend findet sich bei allen hämolytischen Zuständen mit einer kompensatorisch erhöhten erythropoetischen Aktivität auch eine erhöhte Transferrinrezeptorkonzentration im Plasma. Im Gegensatz dazu zeichnen sich Knochenmarkerkrankungen mit verminderter Erythropoese wie z. B. aplastische Anämie und auch die Niereninsuffizienz (ohne Erythropoetintherapie) durch eine verminderte Transferrinrezeptorexpression, entsprechend dem verminderten Eisenbedarf bei gleichzeitig stark verminderter Erythropoese, aus. Bei der Hämochromatose ist die Erythropoese nicht unmittelbar betroffen. Die Transferrinrezeptorexpression kann normal oder vermindert sein.

Primäre Hämochromatose

Die primäre Hämochromatose stellt die wichtigste Form der genetisch bedingten Eisenüberladungszustände dar. Ihre Bedeutung wurde bisher unterschätzt, obwohl die enge Assoziation zu bestimmten HLA-Mustern lange bekannt war. Kürzlich wurden zwei Mutationen im HLA-H-Gen bzw. HFE-Gen entdeckt, die bei einer großen Mehrzahl der Hämochromatosepatienten in homozygoter bzw. komplementär heterozygoter Form gefunden werden. Die weitaus häufigste ist dabei die Cys-282-Tyr-Mutation, die in homozygoter Form in nahezu 100 % der skandinavischen Hämochromatosepatienten und immerhin in 69 % der italienischen Hämochromatosepatienten gefunden wird. Die seltenere Variante ist His 63-Asp-Mutation. Hämochromatosen sind möglicherweise die häufigsten Gendefekte überhaupt. Die Frequenz des heterozygoten

Defekts beträgt 1:15 in der kaukasischen Bevölkerung, die des homozygoten etwa 1:200 bis 1:300.

Die Mutationen führen offensichtlich zu einem abnormalen HFE-Protein in den Epithelzellen der Dünndarmmukosa in der Region, die für die Eisenresorption relevant ist. Bereits lange war bekannt, dass eine inadäquate gesteigerte Eisenresorption ein wesentlicher Pathomechanismus bei der Entstehung der primären Hämochromatose darstellt. Offensichtlich ist die physiologische Blockade des Transferrinrezeptors bei Eisenüberladung verursacht durch ein abnormales HFE-Protein in der Mukosazelle nicht mehr möglich (s. Eisenresorption).

Keineswegs alle Patienten mit einem homozygoten Gendefekt entwickeln tatsächlich eine manifeste Hämochromatose. Die Häufigkeit der manifesten Hämochromatose in der kaukasischen Bevölkerung liegt nur etwa bei 1:1000 bis zu 1: 2000. Dies liegt vermutlich daran, dass eine klinisch manifeste Hämochromatose eine Eisenüberladung mit Eisenreserven von ca. 10-20 g, entsprechend einem Serumferritin von ca. 1000 bis 2000 ng/mL, voraussetzt. Bei einer angenommenen positiven Eisenbilanz von etwa 1 mg pro Tag (bei 2 mg Resorption und 1 mg Ausscheidung) bedeutet dies, dass die Akkumulation entsprechender überflüssiger Eisenreserven ca. 30 bis 60 Jahre benötigt. Dies ist gut mit dem Hauptmanifestationsalter bei Männern (35.-55. Lebensjahr) vereinbar. Obwohl der homozygote Gendefekt als Folge eines entwicklungsgeschichtlichen Selektionsvorteiles bei Frauen eher häufiger auftritt als bei Männern, sind diese zumindest bis zur Menopause weitgehend vor der Entwicklung einer Hämochromatose geschützt. Dies liegt daran, dass die überschießende Eisenresorption durch etwa gleich große Eisenverluste (15-30 mg/Monat) im Rahmen der Menstruationsblutungen kompensiert wird. Daher kann bei Frauen mit homozygoten Hämochromatose–Gen der Prozeß der Eisenakkumulation und Eisenüberladung erst mit der Menopause beginnen und verschiebt sich dadurch im Vergleich zu den Männern um Jahrzehnte in das höhere Lebensalter. Entsprechend sind nur etwa 10 % der Patienten mit manifester Hämochromatose Frauen. Entwicklungsgeschichtlich bedeuteten vermutlich diese Hämochromatosegene einen Selektionsvorteil, da sie Frauen bis zur Menopause vor Eisenmängeln schützen. Erst bei wesentlich längerer Lebenserwartung wirkt sich die Eisenakkumulation nachteilig aus. Auch Patienten mit heterozygoten Defekten lagern vermehrt Eisen ein, jedoch meistens ohne manifest zu erkranken.

Der Gendefekt kann inzwischen auch in der Routinediagnostik analysiert werden. Der PCR-Nachweis der entsprechenden Mutationen stellt nach dem Transferrinsättigungs- bzw. sTfR- und Ferritin– Screening die 2. Stufe in der Hämatochromatosediagnostik dar. Für die Verlaufskontrolle der Eisenreserven ist dennoch weiterhin die Ferritinbestimmung entscheidend.

Andere genetisch bedingte Eisenüberladungen

Die Rolle von Coeruloplasmin im Eisenstoffwechsel ist erst teilweise bekannt, jedoch scheint die „Endooxidaseaktivität" dieses Kupfertransportproteins für die Oxidation von Fe^{2+} zu Fe^{3+} und damit für die Ausschleusung von Eisenionen aus der Zelle und die Bindung an das Transferrin wesentlich zu sein. Bei der Acoeruloplasminämie kommt es zur Eisenüberladung in zahlreichen Geweben, die dem klinischen Bild einer Hämochromatose ähnelt, jedoch abweichend davon auch das zentrale Nervensystem betrifft. Wegen der gestörten Transferrinbindung sind Eisen und Transferrinsättigung im Plasma nicht erhöht, sehr wohl dagegen das Eisenspeicherprotein Ferritin, das hier die gestörte Ausschleusung und Wiederverwertung Ferritingebundenen Eisens aus den Speichern widerspiegelt. Somit tritt hier zu der Eisenüberladung auch eine Eisenverteilungsstörung.

Eine im südlichen Afrika endemische Eisenspeicherkrankheit stellt die „Bantu-Siderose" dar, die zu einem erheblichen Teil ernährungsbedingt ist (Konsum stark eisenhaltiger Biere). Voraussetzung für das Auftreten einer nutritiven/toxischen Eisenüberladung ist jedoch zusätzlich eine nicht näher geklärte genetische Prädisposition, die ähnlich wie bei der hereditären Hämochromatose den Schutzmechanismus der Mukosazellen aufhebt.

Nichteisenbedingte Störungen der Erythropoese

Störungen der Stammzellenproliferation

Bereits auf Stammzellenebene kann die physiologische Zellreifung durch zahlreiche Noxen und Mangelerscheinungen geschädigt werden, was nicht nur zu Anämie, sondern auch zu Störungen der Myelo- und Thrombopoese führt. Zu nennen sind die Knochenmarksaplasie bedingt durch autoimmunologische (z. B. Thymom), infektiöse (z. B. Hepatitis) und toxische (z. B. Zytostatika) Prozesse oder ionisierende Strahlen. Chemische Noxen oder Strahlenbelastung können auch zu einer hyperregeneratorischen Knochenmarksinsuffizienz (Myelodysplasie, MDS = Myelodysplastisches Syndrom) mit Übergang in eine akute Leukose führen. Während die vorgenannten Erkrankungen nur durch invasive und aufwendige Knochenmarksuntersuchungen ausreichend abgeklärt werden können, lassen sich die Ursachen vitaminmangelbedingter Teilungs- und Reifungsstörungen der Knochenmarkszellen mit makrozytärer Anämie einfacher durch Bestimmung von Vitamin B_{12} und Folsäure im Serum nachweisen.

Vitamin B_{12} - und Folsäuremangel verursachen Hyperhomocysteinämie

Da der sehr niedrige Tagesbedarf von Cobalamin mit ca. 2 µg bei üblicher, abwechslungsreicher Ernährung leicht gedeckt werden kann, ist ein alimentär bedingter Vitamin B_{12}-Mangel, außer bei extremen Vegetariern, selten. Die große Mehrzahl der Mangelsyndrome kommt daher entweder durch einen Intrinsic-Faktor-Mangel (chronische atrophische Gastritis, Magenresektion, Antikörper gegen Intrinsicfaktor) oder durch Resorptionsstörungen (Fischbandwurm, Darmerkrankungen) zustande.

Folsäuremangel entsteht überwiegend durch einseitige Ernährung und verminderte Speicherung bei Leberschäden, insbesondere im Zusammenhang mit Alkoholismus. Weitere wichtige Ursachen sind Malabsorption bei Darmerkrankungen sowie die Hemmung der Folsäuresynthese der Darmbakterien durch antibakterielle oder zytostatische Chemotherapie mit Folsäureantagonisten. Die intrazelluläre Bioverfügbarkeit der biochemisch wirksamen Tetrahydrofolsäure hängt auch von einer ausreichenden Versorgung mit Vitamin C (Reduktion) sowie insbesondere mit Vitamin B_{12} (intrazelluläre Aufnahme) ab. Wegen der Übertragung von C1-Einheiten sind Folsäure und Vitamin B_{12} Synergisten bei der DNA-Synthese und Zellreifung. Mangelerscheinungen führen gleichermaßen zu einer makrozytären Anämie. In Anbetracht der verminderten Teilungsfähigkeit - insbesondere der Zellen der Erythropoese - ist die Gesamtzahl der Erythrozyten deutlich vermindert. Wegen der gleichzeitig normalen Hämoglobinsynthesekapazität sind jedoch die Einzelerythrozyten nicht nur abnorm groß („Makrozyten" Abb. 22), sondern weisen auch einen erhöhten Hämoglobingehalt auf („hyperchrome Anämie"). Die gleichartigen Anämieformen sowie die Tatsache, dass Folsäure nur bei ausreichender Vitamin B_{12}-Versorgung wirksam ist, erfordern bei der Erstdiagnose einer makrozytären Anämie die gleichzeitige Bestimmung von Vitamin B_{12} und Folsäure, sowie in Zweifelsfällen den Ausschluß eines MDS (Myelodysplastischen Syndroms).

Wird ein Folsäuremangel vermutet und liegt die Folsäurekonzentration im Serum im unteren Referenzbereich, so kann dies auf einen latenten Folsäuremangel hindeuten, der gegebenenfalls noch durch die Bestimmung der Folsäure in den Erythrozyten abgesichert werden sollte. Findet sich dagegen bei normaler Serumkonzentration der Folsäure eine verminderte Versorgung der Erythrozyten mit Folsäure, so dürfte eine Aufnahmestörung vorliegen, die durch einen Vitamin B_{12}-Mangel bedingt ist.

Neuere Erkenntnisse haben dazu geführt, dass auch dem latenten Vitamin B_{12}- bzw. Folsäuremangel inzwischen mehr Aufmerksamkeit geschenkt wird. So können latente Mangelerscheinungen vor allem von Folsäure bereits vor dem Auftreten einer Anämie zu verschiedenen anderen metabolischen Anomalien führen, wie z. B. Hyperhomozysteinämie, erhöhtes Risiko in Bezug auf Neuralrohrdefekte, Immundefekte und Atherosklerose. Neue Untersuchungen an Probanden mit Hyperhomocysteinämie legen eine Korrektur der Referenzintervalle für Vitamin B_{12} und Folsäure nach oben nahe.

In diesem Zusammenhang wird neuerdings auch der Begriff „metabolischer Vitamin B_{12}- oder Folsäuremangel" verwendet. Er charakterisiert das Auftreten der entsprechenden Mangelerscheinungen (vor allem makrozytäre Anämie) bereits bei Vitamin B_{12} oder Folsäurekonzentration im unteren Referenzbereich, möglicherweise bedingt durch einen vermehrten Bedarf dieser Vitamine. Dieser Zustand läßt sich durch zusätzliche Laboranalysen verifizieren. So führt der latente oder funktionelle Folsäuremangel zu einer Hyperhomozysteinämie, der latente und funktionelle Vitamin B_{12}-Mangel vor allem zu einer Konzentrationssteigerung von Methylmalonsäure sowie ebenfalls von Homocystein. Ein Vitamin B_{12}-Mangel kann jedoch als sehr unwahrscheinlich angesehen werden, wenn die Serumkonzentration über 300 ng/L liegt. Ähnliches gilt auch für Folsäurekonzentrationen innerhalb des nach oben korrigierten, funktionell definierten Referenzbereiches oberhalb von 4,4 ng/mL.

Eisenstoffwechselstörungen 43

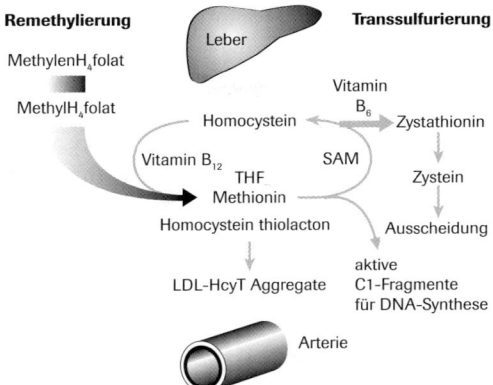

Abb. 21: Stoffwechsel von Homocystein, Folat, Vitamin B_{12}, Vitamin B_6 nach Herrmann W, et al., 1997 [81]
SAM: S-Adenosyl-Methionin, THF: Tetrahydrofolat, LDL-Hyc T Aggregate: Low-Density-Lipoprotein-Homocystein-Transferase-Aggregate

Hämoglobinopathien

Unter Hämoglobinopathien versteht man Synthesestörungen der Proteinanteile des Hämoglobins. Dabei werden Punktmutationen mit Austausch einzelner Aminosäuren und Defekte ganzer Proteinketten unterschieden. Von ersteren ist wegen ihrer weiten Verbreitung in der farbigen Bevölkerung Afrikas und Amerikas insbesondere die Sichelzellanämie von Bedeutung. Der Austausch der 6. Aminosäure der β-Kette, Glutaminsäure durch Valin, führt zur Synthese des sog. Sichelzellhämoglobins (HbS), das, nicht O_2-gesättigt, eine sehr geringe Löslichkeit aufweist. Dies führt unter Sauerstoffmangel zur Konformationsänderung und Ausfällung des HbS und Ausbildung der charakteristischen Sichelform der Erythrozyten (Drepanozyten, Abb. 22). Dies ist mikroskopisch erkennbar und kann diagnostisch verwertet werden. Darüber hinaus lässt sich das atypische Sichelzellhämoglobin mit der Hämoglobinelektrophorese nachweisen, neuerdings wird der Gendefekt mit PCR bestimmt.

Zu den Hämoglobinopathien im weiteren Sinne zählen die sog. Thalassämien, die wegen der verbreiteten Zuwanderung aus dem Mittelmeerraum auch in Mittel- und Nordeuropa insbesondere in der Pädiatrie stark an Bedeutung gewonnen haben. Darunter versteht man die verminderte Synthese oder den kompletten Ausfall ganzer Ketten des Hämoglobinmoleküls. Da α-Ketten im fetalen HbF und im HbA0 und HbA2 enthalten sind, wirkt sich die α-Ketten-Thalassämie beim Feten und in allen Lebensaltern aus. Das Fehlen der α-Ketten wird beim Feten durch Ausbildung von Tetrameren aus γ-Ketten (Hbγ4 = HbBarts), nach der Geburt von Tetrameren aus β-Ketten (Hbβ4 = HbH) kompensiert. Erythrozyten mit diesen pathologischen Hämoglobinen neigen zu Aggregation und werden vorzeitig abgebaut. Da die Synthese von α-Ketten von 4 Genen kodiert wird, lassen sich je nach Anzahl der defekten Gene, 4 unterschiedlich schwere Krankheitsbilder unterscheiden: Ein Defekt eines Gens zeigt sich lediglich in einem erhöhten Anteil der erwähnten pathologischen Hämoglobinvarianten, ein 2-Gen-Defekt bewirkt eine milde, ein 3-Gen-Defekt eine ausgeprägte meist mikro- oder normozytäre Anämie mit vorzeitiger Hämolyse. Der komplette Ausfall der α-Ketten-Gene ist mit dem Leben nicht vereinbar.

Im Gegensatz zur α-Thalassämie wirkt sich die β-Thalassämie erst im Säuglings- bzw. Kleinkindesalter aus, wenn die γ-Ketten durch β-Ketten ersetzt werden. Ist dies nicht möglich, wird kompensatorisch HbF (mit γ-Ketten) und HbA2 (mit δ-Ketten) gebildet. Entsprechend dem Vererbungsmodus läßt sich eine heterozygote Form (Thalassämia minor) mit verminderter β-Ketten-Synthese und dementsprechend milder Anämie von einer homozygoten (Thalassämia major) mit nahezu völligem Fehlen von β-Ketten und schwerer Anämie unterscheiden.

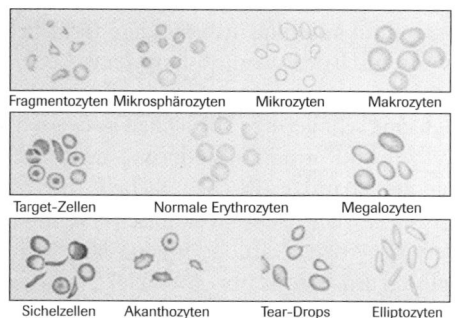

Abb. 22: Normale und pathologische Erythrozyten
(modifiziert von Diem H, nach Begemann, Raststetter 1993) [13]

Die pathologischen Hämoglobinvarianten der Thalassämien führen zu charakteristischen Formanomalien der Erythrozyten (normo- bis mikrozytäre Anämie mit Target-Zellen (Abb. 22), die mikroskopisch nachgewiesen werden können, während eine genauere Differenzierung nur durch die Hämoglobinelektrophorese und gegebenenfalls PCR möglich ist. Pathophysiologisch wirken sich diese Struktur- und Formanomalien der Erythrozyten in einer mehr oder minder ausgeprägten Insuffizienz als Sauerstoffüberträger sowie einer vermehrten Aggregationsneigung aus. Darüber hinaus führt die Deformierung auch zu einem beschleunigten Abbau der Erythrozyten, vorwiegend in der Milz, mit allen Zeichen einer korpuskulär bedingten hämolytischen Anämie. Bezüglich Hämolysekennzeichen und hämolytisch bedingter Eisenüberladung siehe unter „Pathologisch gesteigerte Hämolyse".

Porphyrinsynthesestörungen

Porphyrinsynthesestörungen [48] sollten hier nur insoweit Beachtung finden, als sie die Erythropoese betreffen und zu einer Anämie führen können (Abb. 23). Diese Anämieformen werden als sideroachrestisch im engeren Sinn bezeichnet, da das im Knochenmark zur Hb-Synthese bereitgestellte Eisen trotz ausreichender Reserven nicht verwertet werden kann und folglich in den Erythroblasten abgelagert wird.

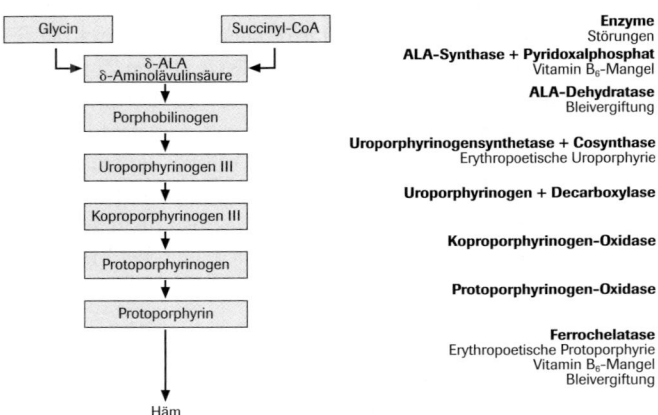

Abb. 23: Porphyrinsynthesestörungen mit möglicher Anämie

Die eisenüberladenen Erythroblasten werden als Sideroblasten bezeichnet, was mit Eisenspezialfärbungen im Knochenmark nachgewiesen werden kann. Bei sideroachrestischen Anämien entwickelt sich infolge der inadäquat gesteigerten Eisenresorption nach längerer Dauer, insbesondere jedoch nach wiederholten Transfusionen, eine generalisierte, echte Eisenüberladung, kenntlich an einer erhöhten Serumferritinkonzentration. Die meisten sideroachrestischen Anämien sind vergleichsweise selten und müssen daher nur ausnahmsweise in der klinischen Analytik in Betracht gezogen werden. Besonders selten sind die hereditären erythropoetischen Porphyrien wie die kongenitale erythropoetische Uroporphyrie (Morbus Günther) mit Defekt der Uroporphyrinogen-III-Synthese sowie die erythropoetische Protoporphyrie mit Defekt der Ferrochelatase. Etwas häufiger kommen erworbene Formen wie der Pyridoxalphosphat-(Vitamin B_6)-Mangel vor, der nutritiv z. B. bei Alkoholikern oder durch Isoniazid-Therapie bei Tuberkulosepatienten entstehen kann und über eine Hemmung der δ-Aminolävulinsäure-Synthase und der Ferrochelatase zu einer Eiseneinbaustörung führt. Ähnliche Pathomechanismen liegen auch der Blei induzierten Anämie und Porphyrinsynthesestörung zugrunde. Die chronische Bleiintoxikation führt zu einer Hemmung der δ-Aminolävulinsäure Dehydratase und ebenfalls der Ferrochelatase. Alle genannten Ursachen bewirken letzlich über die Synthese eines unvollständigen Porphyringerüsts oder über eine direkte Hemmung der Ferrochelatase eine Eisenverwertungsstörung mit den oben genannten allgemeinen Kennzeichen einer sideroachrestischen (sideroblastischen) Anämie. Ist der Defekt überwiegend im terminalen Reaktionsschritt (Eiseneinbau durch Ferrochelatase), so wird anstelle von Eisen Zink in das fertige Protoporphyringerüst eingebaut, erkennbar an der erhöhten Konzentration von Zn-Protoporphyrin in den Erythrozyten. Defekte auf früheren Stufen der Porphyrinsynthese können durch Analyse der entsprechenden Zwischenprodukte erkannt werden. Blei und Vitamin B_6 lassen sich auch direkt zur Diagnosesicherung bestimmen. Eine noch nicht geklärte mitochondriale Eisenverwertungsstörung findet sich auch bei MDS.

Pathologisch gesteigerte Hämolyse

Unter „Hämolyse" versteht man im klinischen Alltagssprachgebrauch den pathologisch gesteigerten bzw. vorzeitigen Abbau der Erythrozyten. Dieser kann seine Ursache in Struktur oder biochemischen Defekten der Erythrozyten selbst haben („korpuskuläre Hämolyse") und findet dann überwiegend in den Makrophagen des RES der Milz oder auch der Leber statt. Demgegenüber entstehen extrakorpuskuläre Hämolysen überwiegend intravasal durch die Einwirkung von Autoantikörpern, Toxinen, Infektionserregern oder physikalischen Noxen wie z. B künstliche Herzklappen. Die intravasale Hämolyse kann sehr empfindlich durch klinisch-chemische Untersuchungen nachgewiesen werden, da Hämoglobin und Erythrozytenenzyme bereits bei geringer Hämolyserate in das Blutplasma gelangen.

Haptoglobin

Da freies Hämoglobin rasch an α2-Haptoglobin gebunden wird und dieser Hämoglobin-Haptoglobin-Komplex ebenso rasch vom RES phagozytiert wird, gilt die Verminderung des freien Haptoglobins als empfindlichstes Kennzeichen einer intravasalen Hämolyse, bei gleichzeitig hoher diagnostischer Spezifität [135]. Lediglich schwere Proteinverlustsyndrome oder Synthesestörungen kommen als mögliche andere Ursachen in Betracht. Dies gilt insbesondere für fortgeschrittene Lebererkrankungen (z. B. Leberzirrhose) mit schwerem, auch das Haptoglobin einschließenden Synthesedefekt. Seltener können auch gastrointestinale Proteinverlustsyndrome, die unselektiv auch makromolekulare Proteine umfassen, wie z. B. Zöliakie, Morbus Whipple, zu einer Haptoglobinverminderung führen. Da Haptoglobin auch als Proteinaseinhibitor dient, wird seine Synthese in der Leber im Rahmen von Akut-Phase-Reaktionen gesteigert. Der dadurch bedingte Konzentrationsanstieg kann eine evtl. gleichzeitig vorhandene Hämolyse „maskieren" (Tab. 5).

Tabelle 5: Differenzierung: Hämolyse, Akut-Phase-Reaktion und Proteinverlust bzw. -Synthesestörung

Erkrankung	Haptoglobin	Hämopexin	CRP
Leichte Hämolyse	↓ - ↓↓	n	n
Schwere Hämolyse	↓↓	↓	n
Hämolyse und Akut-Phase-Reaktion	n - ↑	n - ↓	↑↑
Akut-Phase-Reaktion	↑ - ↑↑	n	↑↑
Nephrot. Syndrom	↑ - ↑↑	↓	n - ↓
Gastrointestinaler Proteinverlust bzw. Synthesestörung	↓	↓	n - ↓

Kennzeichen einer schweren Hämolyse

Freies Hämoglobin tritt nur dann im Plasma auf, wenn die Bindungskapazität des Haptoglobins für Hämoglobin überschritten ist. Bei Überschreiten der Nierenschwelle ist auch eine Ausscheidung im Urin möglich. Überschüssiges Häm kann im Blut auch von Hämopexin gebunden und mit diesem als Komplex abgebaut werden. Hämoglobinurie und Hämopexinverminderung im Serum sind somit Zeichen einer schweren Hämolyse.

Über die genannten Veränderungen hinaus kommt es zur vermehrten Freisetzung der LDH-Isoenzyme 1 und 2 aus den Erythrozyten in das Plasma. Der Abbau des Häms führt, unabhängig vom Ort des hämolytischen Prozesses, zu einem vermehrten Auftreten von nicht konjugiertem Bilirubin sowie auch von Eisen. Alle chronischen Hämolysen sind aufgrund der gleichzeitigen inadäquat gesteigerten Eisenresorption und eventuell notwendiger Transfusionen mit einer Eisenüberladung, kenntlich an einer erhöhten Serumferritinkonzentration, vergesellschaftet. Bei ausreichender Knochenmarksfunktion kann die gesteigerte, vor allem extrakorpuskulär bedingte, Hämolyse durch bis zu 10-fach vermehrter Neubildung kompensiert werden. Dies zeigt sich in einer vermehrten Ausschwemmung unreifer Erythrozyten (Retikulozyten) in das periphere Blut. Lediglich bei Überschreiten der Knochenmarkskapazität durch die Hämolyserate entsteht auch eine Anämie, die wegen des größeren Volumens der Retikulozyten makrozytär sein kann.

Wird bei einer schweren intravasalen Hämolyse längerfristig die Bindungskapazität von Haptoglobin und Hämopexin überschritten und werden als Folge davon größere Mengen an freiem Hämoglobin glomerulär filtriert und mit dem Urin ausgeschieden, so ist durch diesen chronischen Eisenverlust in einzelnen Fällen sogar ein Eisenmangel als Hämolysefolge denkbar. Wenn auf diese Weise jedoch keine Eisenverluste entstehen, so ist eher die Eisenüberladung als Folge einer chronischen Hämolyse die Regel. Dies läßt sich durch regelmäßige Urinuntersuchungen auf Hämoglobin sowie Ferritinbestimmungen im Serum unterscheiden.

Hämolyseursachen (korpuskulär-, extrakorpuskulär)

Außer durch die bereits erwähnten Hämoglobinopathien wie Sichelzellanämie oder Thalassämie können korpuskuläre Hämolysen auch durch

Defekte der Erythrozytenmembran bedingt sein. Als praktisch wichtiges Beispiel sei die Kugelzellanämie (hereditäre Sphärozytose) genannt, die anhand der charakteristischen morphologischen Veränderungen („Mikrosphärozyten") (Abb. 23) sowie der verminderten osmotischen Resistenz der Erythrozyten diagnostiziert werden kann. Weitere Ursachen sind Defekte von Erythrozytenenzymen, die zur Stabilisierung funktionell wichtiger Proteine durch Bereitstellung reduzierender Substanzen benötigt werden, wie z. B. Glucose-6-phosphat-Dehydrogenase. Während diese Erkrankung durch die Zuwanderung aus dem Mittelmeerraum auch in Mittel- und Nordeuropa an Bedeutung gewonnen hat, stellen alle anderen Defekte der Erythrozytenenzyme ausgesprochene Raritäten dar. Die wichtigste erworbene korpuskuläre Hämolyseform ist PNH (Paroxsymale Nächtliche Hämoglobinurie) (Tab. 6).

Zahlreiche Noxen, die anamnestisch meist leicht eruierbar sind oder mit einfachen Laboruntersuchungen nachgewiesen werden können, verursachen über eine direkte Schädigung der Erythrozyten selbst eine intravasale Hämolyse. Dazu zählen die mechanische Hämolyse nach Herzklappenersatz oder bei Mikroangiopathien (Fragmentozyten), Toxine wie Schlangengifte oder Detergentien sowie Infektionserreger wie z. B. Malariaplasmodien oder der Zustand der gramnegativen Sepsis. Die intravasale Hämolyse ist unabhängig von den Ursachen anhand der allgemeinen Hämolysekennzeichen feststellbar. Häufiger jedoch können im Rahmen von Autoimmunerkrankungen, Immundefekten, Virusinfektionen, malignen Neoplasien des lymphatischen Systems sowie auch medikamenteninduzierte autoimmunhämolytische Anämien auftreten, deren Ursache im Einzelfall nicht offenkundig ist. Man unterscheidet sog. Wärme-, Kälte- und bithermische (Donath-Landsteiner)-Antikörper. Die Beladung der Patientenerythrozyten mit diesen Antikörpern kann im direkten Antihumanglobulintest (Coombs-Test) nachgewiesen werden und muss bei positivem Ergebnis mit anderen Methoden weiter differenziert werden.

Tabelle 6: Diagnostik von korpuskulären hämolytischen Anämien

Erkrankung	Erythrozytenmorphologie	Bestätigungstests
Hereditäre Sphärozytose	Mikrosphärozyten	Osmot. Resistenz
Thalassämie	Target-Zellen	Hb-Elektrophorese, evtl. PCR
Sichelzellanämie	Sichel-Zellen	Hb-Elektrophorese, evtl. PCR
Erythrozytenenzym-Defekte (z. B. Gluc-6-PD-Mangel)	Heinz-Körper	Erythrozytenenzyme
PNH (Paroxsymale Nächtliche Hämoglobinurie bzw. "Marchiafava-Anämie")		Defekt von Glykolipidanker-Antigenen wie CD59 und CD55 (Flow Zytometrie)

GLU-6-PD = Glucose-6-Phosphat-Dehydrogenase-Mangel, PCR = Polymerase Chain Reaction, CD = Chister of Differentiation

Diagnostik bei Eisenstoffwechsel-Erythropoesestörungen

Bei den meisten diagnostizierten Anämien handelt es sich äußerst selten um lebensbedrohliche Zustandsbilder. Ein wichtiger Bestandteil der Therapie ist daher, die Ursache der Anämie festzustellen, entsprechend einzuordnen und in einem Folgeschritt zu beheben.

Eisenstoffwechselstörungen werden in den meisten Fällen durch Störungen der Eisenbalance ausgelöst, diese wiederum werden überwiegend über die Resorption gesteuert. Deshalb kommt der Eisenaufnahme eine entscheidende Bedeutung zu (Abb. 24). Der tägliche Eisenbedarf des Menschen ist vom Lebensalter und vom Geschlecht abhängig. In der Pubertät und in der Schwangerschaft besteht ein erhöhter Bedarf. Der Gesamtbestand an Eisen beim Erwachsenen bleibt weitgehend konstant. Die Resorptionsmenge beträgt etwa 10 % $\triangleq$ 1 mg des mit normaler Kost täglich aufgenommenen Nahrungseisens. Diese Resorptionsmenge kann bei Eisenmangelzuständen bis auf 2 bis 4 mg ansteigen.

Der physiologische Eisenverlust ist gering und vergleichbar mit der Menge des resorbierten Eisens. Er kommt durch Abschilferung von Darmepithelien und durch Ausscheidung über Galle, Urin und Schweiß zustande.

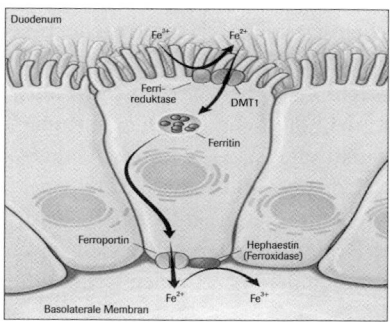

Abb. 24: Eisentransport durch die Darmepithel-Zelle. Eisen muss durch zwei Membranen transportiert werden, um aus dem Darmlumen in den basolateralen Raum zu gelangen. Das Transportprotein, das Fe^{2+} durch die Zellmembran schleust, ist DMT1 (Divalent Metal Transporter 1). Die Reduktion von Fe^{3+} erfolgt durch eine Ferrireduktase. Durch die basolaterale Membran wird Fe^{2+} durch Ferroportin transportiert. Fe^{2+} wird zu Fe^{3+} durch ein Coeruloplasminverwandtes Protein (Ferroxidase; Hephaestin) oxidiert. Nach N. C. Andrews (1999) [4]

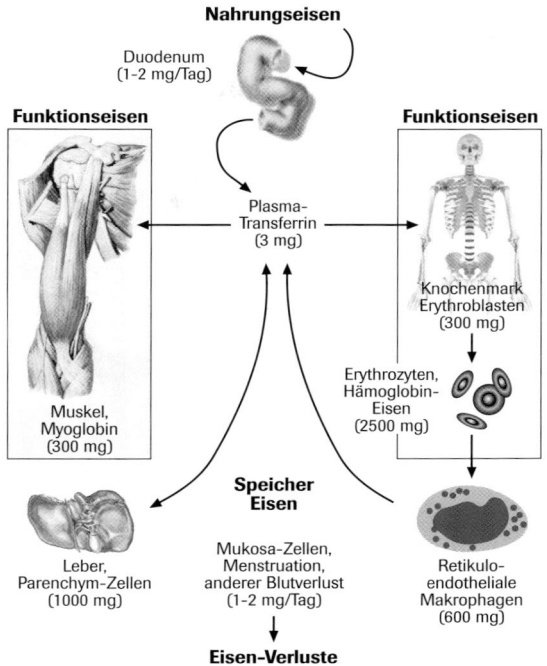

Abb. 25: Funktionseisen, Transporteisen, Eisenspeicher im Eisenmetabolismus. Nach N. C. Andrews (1999) [4]

Da Resorption und Eisenverlust unter physiologischen Bedingungen limitiert sind, kann zusätzliches Speichereisen nur durch drastische Zufuhr von außen erhöht werden. Jede Transfusion von einem Liter Blut erhöht das Vorratseisen des Körpers um etwa 250 mg.

Störungen der Eisenresorption werden durch den Eisenresorptionstest nachgewiesen. Nach Nüchternblutabnahme zur Bestimmung des Ausgangswertes der Serumeisenkonzentration wird ca. 200 mg eines 2-wertigen Eisenpräparates gegeben. Eine zweite Blutabnahme erfolgt nach 3 Stunden. Bei ungestörter Eisenresorption muss der Anstieg der Serumeisenkonzentration auf das 2- bis 3-fache des Ausgangswertes betragen.

Ein verminderter oder verzögerter Anstieg deutet auf eine Eisenresorptionsstörung hin. Ein verstärkter Anstieg wird bei seltenen Eisenmangelformen sowie bei der primären Hämochromatose beobachtet [200].

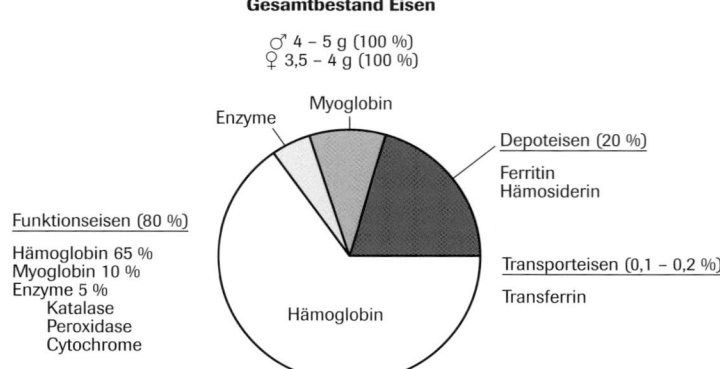

Abb. 26: Gesamtbestand Körpereisen

Der Eisenüberschuß, der nicht zur Synthese von Hämoglobin, Myoglobin oder Eisenenzymen gebraucht wird, wird in den Depotproteinen Ferritin und Hämosiderin gespeichert.

Der Gesamtbestand an Eisen des gesunden menschlichen Organismus beträgt bei der Frau etwa 3,5 bis 4 g und beim Mann 4 bis 5 g [151]. Etwa 70 % davon sind in Hämoglobin gespeichert. 10 % sind eisenhaltige Enzyme und Myoglobin, 20 % finden sich in den Eisendepots des menschlichen Organismus und nur 0,1 bis 0,2 % sind als Transporteisen an Transferrin gebunden (Abb. 26). Diese prozentuale Eisenverteilung gilt jedoch nur bei optimaler Ernährung.

Ca. 80 % des sogenannten Funktionseisens entfallen auf Hämoglobin.

1 Gramm Hämoglobin entspricht 3,4 mg Eisen.

Da die Lebensdauer der roten Blutzelle 120 Tage beträgt, benötigt ein Erwachsener etwa 16 bis 20 mg Eisen täglich, um diese für das Leben wichtigen Zellen zu ersetzen [22]. Der Großteil des dafür benötigten Eisens kommt aus absterbenden Blutzellen. Während der Schwangerschaft und Stillzeit überschreitet der zusätzliche Bedarf bei weitem das Angebot an resorbierbarem Eisen aus der Nahrung. Der Eisenverlust bei normaler Menstruation beträgt ca. 15 bis 30 mg (100 ml Blut enthalten ca. 50 mg Eisen). Der zusätzliche Eisenbedarf während einer Schwangerschaft beträgt zwischen 700 und 1000 mg.

Bedingt durch Zyklus und Schwangerschaft, wird bei Frauen durch Blutverlust eine Abnahme des Depoteisens bis auf 250 mg - das sind nur 5 bis 10 % des Normaleisenbestandes - gefunden. Nach einer Schätzung der WHO leiden 50 % aller fertilen Frauen der westlichen Länder an einer Hyposiderinämie.

Der zweitgrößte Anteil des Funktionseisens macht das Myoglobin mit etwa 10 % aus. Myoglobin ist ebenso wie das Hämoglobin ein sauerstoffbindendes Hämoprotein mit einem Molekulargewicht von etwa 17 100 Dalton. Es wird in der quergestreiften Muskulatur (Skelett- und Herzmuskel) gebildet. Aufgrund seiner höheren Affinität gegenüber Sauerstoff verglichen mit Hämoglobin, ist Myoglobin für Transport und Speicherung von Sauerstoff in der quergestreiften Muskulatur verantwortlich. Die diagnostische Spezifität der Serum–Myoglobin–Bestimmung ist eingeschränkt, da eine Unterscheidung von Myoglobin aus Skelett- bzw. Herzmuskel nicht möglich ist. Ein Anstieg im Serum wird sowohl bei allen Formen von Muskelerkrankungen und Traumata als auch beim Myokardinfarkt beobachtet. Auch der diagnostische Wert zur Beurteilung einer Einschränkung der Nierenfunktion ist begrenzt, da Myoglobin zu Monomeren abgebaut und vollständig im Harn ausgeschieden wird. Zu erwähnen ist die Myoglobinbestimmung zur Leistungsbeurteilung in der Sportmedizin.

Anamnese und klinischer Befund

Nach WHO-Kriterien (World Health Organization. Nutritional anemias. Series 1992: 503) liegt eine Anämie vor, wenn die Hämoglobinkonzentration folgende Werte unterschreitet:

Tabelle 7: Kriterien einer Anämie

			Hämoglobin [g/dL]
Erwachsene	Männer		13,5
	Frauen	(< 50 J)	12,5
	Frauen	(> 50 J)	13,5
Kinder		(< 16 J)	11,5

Ursachen einer Anämie z. B.:

- Mangel an Eisen oder Vitamin B_{12}, Vitamin B_6, Folat
- Chronische Verteilungsstörungen, chronische Entzündungen
- Infektanämien
- Tumoranämien
- Chronische Verwertungsstörungen, urämische Anämien
- Verlust an Blut
- Zerfall von roten Blutzellen (Hämolyse)
- Gestörte Bildung von roten Blutzellen (toxische oder neoplastische Prozesse)
- Eisenüberladungen (Hämochromatosen)

Tabelle 8: Anamnese und klinischer Befund bei Anämien

Anamnese:	• Erbliche hämolytische Störungen
	• Schwindel, Atemnot, Blässe, Ikterus
	• Stuhlauffälligkeiten
	• gynäkologische Blutungsanamnese
	• Ess- und Trinkgewohnheiten (Eisenmangel bei Vegetariern, Vitamin-B_{12}-Mangel, Alkoholismus)
	• Medikamentös induzierte Hämolysen und Aplasien
Klinischer Befund:	• fortgeschrittene Anämie: Abgeschlagenheit, Atemnot, Schwindel
	• zusätzlicher Eisenmangel: Mundwinkelrhagaden, brüchige Nägel, brüchige Haare
	• Hämolyse: grippeähnliche Symptome mit Verfärbung von Skleren, Haut und Urin, gelegentlich Milzschmerzen, Knochenschmerzen
	• Vitamin-B_{12}-Mangel: subikterisches Kolorit, Glossitis, selten Blutungszeichen bei zusätzlicher Thrombozytopenie, selten Parästhesien
	• Makrozytäre Anämien bei chronischen Lebererkrankungen (alkoholischer und nichtalkoholischer Art)

Bewertung

Bedeutung und weitverbreitete Anwendung haben vor allem folgende Laborparamter gefunden:
- *Biochemische Parameter:* Bestimmung von Serum–Proteinen und Vitaminmangeldiagnostik. Ferritin (Eisenmangel), Transferrin, Transferrinsättigung (Eisenüberladung) löslicher Transferrinrezeptor (Verteilungs- und Verwertungsstörungen), C-reaktives Protein (CRP, Entzündungen), Caeruloplasmin (Umverteilung), Haptoglobin (Umsatzsteigerung), B_{12}/B_6/Folat (Mangelzustände)
- *Hämatologische Parameter:* Hämatologische Blutzellzählung. Hämoglobin, Hämatokrit, Erythrozytenzahl (RBC), mittleres Zellvolumen der Erythrozyten (MCV), mittlerer zellulärer Hämoglobingehalt der Erythrozyten (MCH), Retikulozytenzahl, Retikulozytenindex, mittlerer zellulärer Hämoglobingehalt der Retikulozyten (CHr), Retikulozytenproduktionsindex (RPI)

Als Parameter mit hoher Sensitivität und Spezifität haben sich die Serumproteine Ferritin, löslicher Transferrin-Rezeptor (sTfR) und C-reaktives Protein (CRP) erwiesen. Eine verbreitete Anwendung in der Anämie-Diagnostik bei der Blutzellzählung haben die Erythrozytenindizes MCV, MCH und die Retikulozytenindizes gefunden.

Ferritin – Klinische Wertigkeit

Der Indikator für den Füllungszustand der Eisenspeicher ist Serum- bzw. Plasmaferritin.

Ferritin ist das wichtigste Eisenspeicherprotein. Mit dem quantitativ und biologisch weniger bedeutsamen Hämosiderin enthält es etwa 15 bis 20 % des Gesamtkörpereisens. Ferritin kommt in nahezu allen Organen vor. Besonders hohe Konzentrationen finden sich in Leber, Milz und Knochenmark.

Beim gesunden Erwachsenen korreliert die Ferritinkonzentration im Serum direkt mit der verfügbaren Menge des im Organismus gespeicherten Eisens. Vergleichsuntersuchungen mit quantitativen Phlebotomien und die histochemische Beurteilung von Knochenmarkspunktaten haben gezeigt, dass bei Eisenmangel sowie in Stadien einer primären oder sekundären Eisenüberladung Ferritin eine präzise Aussage über die für die Hämoglobinsynthese verfügbaren Eisenreserven des Organismus gibt [97].

Wird mehr Eisen zugeführt als der Organismus im Ferritin speichern kann, erfolgt die Eisenablagerung als Hämosiderin in den Zellen des retikuloendothelialen Systems. Hämosiderin ist im Gegensatz zu Ferritin nicht wasserlöslich. Sein Eisenanteil ist nur schwer mobilisierbar.

Ferritin, das Speichereisenprotein, wird in den Zellen als Antwort auf die intrazelluläre Eisenkonzentration gebildet. Ist diese hoch, wird viel, ist sie niedrig, wird wenig Ferritin synthetisiert. Eine kleine Menge des gebildeten Ferritins wird von den Zellen in die Zirkulation abgegeben. Im Bereich der Serumferritinkonzentration von 12 – 200 µg/L besteht eine direkte Beziehung;

> 1 ng/mL = 1 µg/L Serumferritin entspricht 10 mg gespeichertem Eisen.

Das Serumferritin ist ein guter Marker der Speichereisenreserve, gibt aber keine Auskunft über das funktionelle Kompartiment, also die Eisenmenge, die z. B. der Erythropoese wirklich zur Verfügung steht. Ein niedriger Ferritinwert besagt nur, dass das Risiko eines Funktionseisenmangels besteht. Normale oder erhöhte Serumferritinwerte können mit einem Funktionseisenmangel einhergehen. Das ist z. B. der Fall bei Infektionen, akuten oder chronischen Entzündungen und malignen Tumoren. Dies ist dadurch bedingt, dass Ferritin ein Akute-Phase-Protein ist, dessen Synthese bei den genannten Zuständen gesteigert ist. Die Folge ist eine disproportionale Erhöhung des Serumferritins in Relation zur Speichereisenreserve. Bei Patienten mit im Referenzbereich liegenden Ferritinwerten, aber erhöhtem CRP, dem besten Indikator einer Akute-Phase-Reaktion, kann ein Speichereisenmangel nicht ausgeschlossen werden. Erkrankungen und Zustände, bei denen der Serumferritinwert nicht repräsentativ für den Speichereisengehalt ist, zeigt Tabelle 9.

Im Vergleich der verschiedenen Parameter, die zur Bestimmung der Eisenspeicher des Organismus zur Verfügung stehen, ist vor mehr als 10 Jahren bereits die Wertigkeit der Serum/Plasma-Ferritinbestimmung gezeigt worden. Die Ergebnisse wurden kürzlich bestätigt [126] (Tab. 9).

Diagnostik bei Eisenstoffwechsel 57

Tabelle 9: Einschränkungen der Ferritinbestimmung zur Beurteilung des Eisenmangels

- Nur indirekte Information zur Versorgung der Erythropoese mit Eisen
- Kein Hinweis auf die Schwere des Eisenmangels bei niedrigen oder grenzwertig erniedrigten Serumferritinwerten, insbesondere bei Kleinkindern, Heranwachsenden im Wachstumsschub, Intensivsportlern, Blutspendern, Schwangeren.
- Disproportionale Erhöhung des Serumferritins in Relation zur Speichereisenreserve bei:
  – Infektionen, akuten und chronischen Entzündungen, malignen Tumoren
  – Leberparenchymschäden, z. B. virale oder alkoholische akute und chronische Hepatitiden, Leberzirrhose
  – Dialysepatienten
  – Myelodysplastischem Syndrom (MDS)
  – Parenteraler Eisengabe

Tabelle 10: Wertigkeit verschiedener Parameter zur Erfassung eines Eisenmangels

	Sensitivität in %	Spezifität in %
Serumeisen +	84	43
Transferrin	84	63
Serumferritin	79	96
Serumeisen + Serumferritin	84	42
Transferrin + Serumferritin	84	50
löslicher Transferrinrezeptor	92	84

Ferritin ist zur Beurteilung des Eisenstoffwechsels einer Patientenpopulation, die nicht primär an einer konsumierenden Erkrankung oder chronischen Entzündung leidet, hervorragend geeignet. Die Ferritinbestimmung bietet sich vor allem in der Diagnostik von Eisenstoffwechselstörungen, der Überwachung einer Eisensubstitution, zur Feststellung der Eisenreserven bei Risikogruppen sowie in der Differentialdiagnostik der Anämien an [112] (Tab. 11).

Tabelle 11: Klinische Bedeutung der Ferritinbestimmung

1. Repräsentativer Befund
   Erfassen eines prälatenten und latenten Eisenmangels
   Differentialdiagnose der Anämien
   Überwachen von Risikogruppen
   Überwachen einer Eisensubstitution (oral)
   Erfassen des Eisenstatus von Dialysepatienten und polytransfundierten Patienten
   Diagnose von Eisenüberladung
   Überwachung von Aderlasstherapie bzw. Chelatbildner-Therapie

2. Nichtrepräsentativer Befund
   Zerstörung von Leberzellgewebe
   Infektionen
   Entzündungen (Kollagenosen)
   Malignome
   Eisensubstitution (parenteral)

In der Klinik, vor allem zu Beginn der Therapie, ist die Bestimmung des Ferritins repräsentativ für den Füllungszustand der Eisenspeicher. Besonders frühzeitig kann ein Mangel in den Speichern des retikuloendothelialen Systems (RES) erfasst werden. Für den prälatenten Eisenmangel hat sich in der Klinik der Grenzwert von 20 ng/mL bewährt. Dieser Wert zeigt verläßlich eine Erschöpfung der zur Hämoglobinsynthese mobilisierbaren Eisenreserven an. Unterschreiten des Grenzwertes von 12 ng/mL ist als latenter Eisenmangel definiert. Beide Werte sind auch bei noch morphologisch normalem Blutbild nicht weiter labormäßig abklärungsbedürftig. Sie stellen eine Indikation zur Therapie dar, allerdings muss nach der Ursache des Eisenmangels gefahndet werden. Ist der erniedrigte Ferritinspiegel mit einer hypochromen, mikrozytären Anämie vergesellschaftet, liegt ein manifester Eisenmangel vor (Tab. 12).

Ist der Ferritinspiegel erhöht und kann durch Bestimmung des löslichen Transferrinrezeptors (sTfR) bzw. der Transferrinsättigung und/oder des C-reaktiven Proteins sowie durch Untersuchung der Blutsenkungsreaktion und des Blutbildes eine Verteilungsstörung ausgeschlossen werden, so ist der erhöhte Ferritinwert für eine Überladung des Organismus an Eisen repräsentativ. Als Grenzwert wird 400 ng/mL Ferritin angenommen. In diesen Fällen ist die Transferrinsättigung massiv erhöht (über 45 %).

Wenn keine Hinweise auf eine andere Erkrankung des Organismus vorliegen, muss an eine primäre oder sekundäre Hämochromatose gedacht werden. Es ist die weiterführende Differentialdiagnose mittels Anamnese, molekularbiologischem Nachweis und eventuell zusätzlicher Leberbiopsie, Knochenmarkspunktion oder Kernspintomographie voranzutreiben. Die Diagnose einer primären Hämochromatose bedarf weiterführender Untersuchungen zur Abklärung von Organschäden.

Erhöhte Ferritinwerte sind vieldeutig und werden bei einer Reihe entzündlicher Erkrankungen, bei Malignomen und bei Leberparenchymschäden beobachtet. Ebenso werden bei einer Reihe von Anämien verschiedener Genese mit z. T. echter Eisenüberladung erhöhte Ferritinwerte gefunden. Auch eine orale oder parenterale Eisensubstitution, die erst vor kurzer Zeit beendet wurde, kann erhöhte, nichtrepräsentative Ferritinwerte ergeben.

Diese Erhöhungen des Ferritins beruhen in der Regel auf Verteilungsstörungen und können durch Bestimmung des Transferrins und der Transferrinsättigung differentialdiagnostisch abgeklärt werden. Bei allen diesen Prozessen ist das Transferrin erniedrigt oder an der Untergrenze des Referenzintervalls (< 200 mg/dL). Die Transferrinsättigung ist erniedrigt bis normal (< 15 %)und aus dem Blutbild kann oft eine hypochrome Anämie diagnostiziert werden.

Tabelle 12: Serum/Plasma–Ferritin–Konzentrationen bei gesunden Personen und Patienten mit Eisenmangel und Eisenüberladung [75]

Referenzintervall Männer und Frauen über 50 Jahre	30-400 ng/mL = 30-400 µg/L
Referenzintervall Frauen unter 50 Jahren	15-150 ng/mL = 15-150 µg/L
Prälatender Eisenmangel (Speichereisenmangel)	< 20 ng/mL
Latenter + Manifester Eisenmangel (Eisenmangelanämie)	< 12 ng/mL
Repräsentative Eisenüberladung	> 400 ng/mL

Transferrin und Transferrinsättigung

Die Transferrinsynthese erfolgt in der Leber und wird vom Eisengehalt des Hepatozyten kontrolliert. Bei gesunden Personen sind 15 – 45 % des Transferrins mit Eisen gesättigt. Mangelnde Eisenversorgung des funktionellen Kompartiments führt durch kompensatorisch verstärkte Synthese von Transferrin zur Abnahme der Transferrinsättigung. Bei Infektionen, akuten oder chronischen Entzündungen und malignen Tumoren ist die Transferrinsynthese unabhängig vom Funktionseisenstatus herunterreguliert. Deshalb ist die Transferrinsättigung kein Indikator der Eisenversorgung des funktionellen Kompartiments und kann bei allen Anämien mit CRP-Erhöhung nicht eingesetzt werden. Zustände und Erkrankungen, bei denen die Transferrinsättigung zur Diagnostik des Eisenmangels nicht aussagekräftig ist, zeigten Tabellen 13 und 14.

Tabelle 13: Transferrin in der Differentialdiagnose von Eisenstoffwechselstörungen

1. Normal bis gering ausgeprägte Erniedrigung des Transferrinspiegels
   Primäre Hämochromatose - Ausnahme: Spätstadium sekundäre Hämochromatose

2. Erniedrigte Transferrinspiegel
   Infekte Entzündungen/Kollagenosen
   Tumore
   Patienten an Hämodialyse
   Leberzirrhose – Synthesestörung
   Nephrotisches Syndrom – Verluste
   Ineffektive Erythropoese (z. B. sideroachrestische und megaloblastische Anämien)
   Thalassämien

3. Erhöhte Transferrinspiegel
   Eisenmangel
   Östrogeninduzierte Synthesesteigerung (Schwangerschaft, Medikation)
   Ineffektive Erythropoese (manche Formen, z. B. myelodysplastische Syndrome)

Tabelle 14: Nachteile der Transferrinsättigung zur Beurteilung des Eisenmangels

- Transferrin ist ein Anti-Akute-Phase-Protein, dessen Synthese unabhängig von der Eisenversorgung bei Infektionen, Entzündung und malignem Tumor vermindert ist. Es resultiert eine erniedrigte Serumkonzentration.

- Transferrin wird bei hepatozellulärer Schädigung freigesetzt, es resultiert eine zur Eisenversorgung inadäquat hohe Serumkonzentration.

- Schwangerschaft und Östrogensubstitution erhöhen die Transferrinsynthese, die Serumkonzentration ist kein Maßstab der Eisenversorgung.

- Die Transferrinsättigung ist noch Stunden nach Nahrungsaufnahme höher als vorher.

- Die Transferrinsättigung fällt erst unter 15 %, wenn bei entleerter Speichereisenreserve das Hämoglobin gegenüber dem Ausgangswert um 2 g/dL abgefallen ist.

Erhöhte Transferrinwerte werden bei Eisenmangel und vor allem in der Schwangerschaft beobachtet. Auch eine medikamentöse Induktion (Gabe von oralen Antikonzeptiva) kann Transferrin erhöhen. Eine genaue Anamneseerhebung ist unumgänglich.

Eine Reihe seltener Anämien mit Hyperferritinämie und niedrigem Transferrinspiegel gehören dem Formenkreis der sideroachrestischen Erkrankungen an und sind angeborene hypochrome, mikrozytäre Anämien (Atransferrinämie, Transferrin–Autoantikörper, Rezeptordefekte).

Erhöhte Ferritinwerte und meist erniedrigte Transferrinwerte können auf Anämien mit ineffektiver Erythropoese hinweisen (Thalassämien, megaloblastische, sideroblastische und dyserythropoetische Anämien). Myelodysplastische Syndrome können dagegen erhöhte Transferrinwerte bei ebenfalls hohem Ferritin aufweisen.

Häufig wird eine erhöhte Ferritinkonzentration ohne Korrelation zum vorhandenen Eisendepot bei Patienten mit Malignomen gemessen. Für dieses Phänomen werden eine erhöhte Ferritinsynthese neoplastischer Zellen, eine Ferritinfreisetzung beim Zerfall von neoplastischem Gewebe und eine blockierte Erythropoese durch chronisch entzündliche Prozesse in und um das Tumorgewebe diskutiert. Bei Ferritinbestimmungen von Malignomträgern werden hohe Konzentrationen von sauren Isoferritinen teilweise miterfaßt [112, 114]. Bei Entzündungen, infektiösen Erkrankungen oder Malignomen weisen niedrige Transferrinwerte und die niedrige Transferrinsättigung auf die Verteilungsstörung hin. Niedere Transferrinwerte können entweder durch Verluste (renal, intestinal) oder durch verminderte Synthese (kompensatorisch, Leberschaden) bedingt sein.

Niedere Transferrinwerte werden bei Leberzirrhose meistens infolge des gestörten Proteinstoffwechsels beobachtet. Beim nephrotischen Syndrom sind die Transferrinverluste im Harn so hoch, dass erniedrigte Transferrinspiegel die Regel sind. Die Transferrinausscheidung im Harn wird zur Bestimmung der Selektivität einer Proteinurie herangezogen.

Die Transferrinbestimmung sowie die Transferrinsättigung sind wertvolle Hilfen bei der Differentialdiagnose erhöhter Ferritinwerte. Die echte Eisenüberladung geht mit einer erhöhten Transferrinsättigung einher. Nichtrepräsentative Ferritinwerte sind bei einer Verteilungsstörung durch eine niedrige Transferrinsättigung und eine niedrige Transferrinkonzentration charakterisiert.

Löslicher Transferrinrezeptor (sTfR)

Transferrinrezeptoren (TfR) sind Bestandteil der Zytoplasmamembran aller Zellen, mit Ausnahme der Erythrozyten. Etwa 75 % der Tranferrinrezeptoren befinden sich auf den erythropoetischen Vorläuferzellen, die einen 10 – 100fach höheren TfR-Gehalt haben als andere Gewebe. Die Funktion des zellulären TfR ist die Bindung zweier, jeweils mit zwei Eisenatomen beladener Trasferrinmoleküle und deren Transport vermittels Endozytose in das Zytoplasma (Abb. 12).

Die Zahl der Transferrinrezeptoren der Erythropoese nimmt zu:
• bei mangelnder Versorgung des funktionellen Kompartiments mit Eisen. In diesem Falle exprimiert die erythropoetische Vorläuferzelle mehr TfR

• bei Erkrankungen und Zuständen mit Erhöhung der Masse erythropoetischer Vorläuferzellen im Knochenmark, z. B. bei hämolytischer Anämie. Solche Zustände sind an einer Erhöhung der Retikulozytenzahl bzw. des Retikulozytenindex erkennbar.

Der lösliche (soluble) Transferrinrezeptor (sTfR) ist die nach proteolytischer Abspaltung von der Zytoplasmamembran in die Zirkulation abgegebene Form des TfR. Die Serumkonzentration des sTfR verhält sich proportional der erythropoetischen Expression des membrangebundenen TfR und ist bei normalem Retikulozytenindex nur von der Eisenversorgung der Erythropoese abhängig. Mit abnehmender Eisenversorgung steigt die Serumkonzentration des sTfR kontinuierlich an. Der sTfR ist der einzige biochemische Marker, der eine mangelnde Eisenversorgung der Erythropoese anzeigt. Die sTfR-Bestimmung ist eine wertvolle Ergänzung zum Ferritin. Da die Ferritinbestimmung noch nicht standardisiert ist und weltweit von über 30 Herstellern angeboten wird, gibt es keinen allgemein gültigen und akzeptierten Grenzwert, unterhalb dessen eindeutig ein Speichereisenmangel vorliegt. In der Literatur sind deshalb Grenzwerte von 12 – 45 µg/L angegeben. Bedeutsam ist die Bestimmung des sTfR in Ergänzung zum Serumferritin bei Personen, die bekanntermaßen ein limitiertes Speichereisen haben, z. B. Kleinkinder, Heranwachsende im Wachstumsschub, Intensivsportler, Schwangere.

Die Konzentration des sTfR im Serum bleibt von einer Akute-Phase-Reaktion unbeeinflußt, so dass der sTfR auch den Funktionseisenmangel bei Infektion, akuter oder chronischer Entzündung und malignem Tumor anzeigt. Das gilt nicht in allen Fällen, da die Höhe des sTfR-Wertes eine Summation aus Eisenmangelbedingtem TfR-Anteil und erythropoetisch proliferativem Anteil darstellt. Letzterer ist aber stark vermindert, da bei der Entzündungs- und Tumornämie die Erythropoese hypoproliferativ ist. In mehr als 50 % der Fälle werden deshalb bei diesen Anämieformen, trotz Eisenmangels keine sTfR-Konzentrationen erreicht, die den oberen Referenzbereichswert überschreiten.

Eisenmangel, gleich welcher Ursache, führt zu einer gesteigerten Expression des Transferrinrezeptors und entsprechend zu einer erhöhten Konzentration des löslichen Transferrinrezeptors im Plasma. Alle Formen des Speichereisenmangels können mit großer Sicherheit durch eine niedrige Plasmaferritinkonzentration nachgewiesen werden. Die Messung des löslichen Transferrinrezeptors bietet deshalb hier keinen Vorteil. In Fällen mit ausreichenden Eisenreserven, jedoch funktionellem Eisenmangel, d. h. Eisenverwertungsstörungen, zeigt eine erhöhte Konzentration des löslichen Transferrinrezeptors die Eisenunterversorgung der Erythropoese bzw. eine mangelnde Eisenmobilisierung an [186].

Bei *malignen Neoplasien und chronischen Entzündungen* kommt es zu einem Mangel an Transport- und Funktionseisen bei gleichzeitiger relativer Überladung der Eisenspeicher und bei gleichzeitiger relativer Eisenunterversorgung der erythropoetischen Zellen (u. a. als Folge der verminderten Transferrinsynthese). Die verminderte Verfügbarkeit von Eisen stellt einerseits einen Schutzmechanismus, andererseits auch einen wesentlichen Pathomechanismus bei der Entwicklung einer Entzündungsanämie dar. Ist die Eisenverteilungsstörung ausgeprägt, muß mit einer hypochromen Anämie gerechnet werden. Sie wird durch die Ferritinbestimmung von der Eisenmangelanämie unterschieden. Neben der gedrosselten Transferrinsynthese führt eine vermehrte Freisetzung von Zytokinen wie IFN-γ und TNF-α zu einer vermehrten Eisenaufnahme in Makrophagen über eine gesteigerte Transferrinrezeptor-Expression. Die gesteigerte Eisenaufnahme in den Makrophagen induziert eine vermehrte intrazelluläre Ferritinsynthese. Diese vermehrte Eisenspeicherung in Makrophagen entzieht bei chronischen Entzündungen und Tumoren dem ohnehin bereits verminderten Transferrin zusätzlich einen Teil des Eisens. Eine weitere Ursache für die Anämieentstehung ergibt sich aus der verminderten Erythropoeseaktivität. Es liegt sicher kein Erythropoetinmangel vor, sondern eine möglicherweise zytokinbedingte Dysregulation. Bei der Mehrzahl der Eisenverteilungsstörungen liegt eine Eisenunterversorgung der erythropoetischen Zellen, gepaart mit einer verminderten erythropoetischen Aktivität, vor. Dementsprechend ist die Transferrinrezeptorenexpression meistens unauffällig.

Auch bei *normalen Eisenreserven* und normaler Eisenverteilung, kenntlich an einer normalen Serumferritinkonzentration, sind Eisenverwertungs- bzw. –einbaustörungen möglich, die das Bild einer Eisenmangelanämie vortäuschen, da sie ebenfalls zu einer mikrozytären Anämie führen können. Seit Erythropoetin anstelle der früher üblichen Transfusionen zur Behandlung der renalen Anämien eingesetzt wird, stellen Dialysepatienten die zahlenmäßig größte Gruppe dieses Anämie-Typs dar [69, 167].

Die Ferritinkonzentration gibt in der Regel die Eisenreserven korrekt wieder (Ausnahme unmittelbar vorausgegangene Eisensubstitution oder Zweiterkrankung mit Eisenverteilungsstörung) und kann deshalb als Richtschnur verwendet werden, um einen eventuellen Speichereisenmangel zu erkennen bzw. bei Eisensubstitutionstherapie eine Eisenüberladung zu vermeiden. Die Transferrinsättigung gilt gegenwärtig als bester Indikator des mobilisierbaren Transporteisens und ist dem Eisenbedarf umgekehrt proportional. Eine erniedrigte Transferrinsättigung gilt bei Dialysepatienten als Zeichen einer unzureichenden Eisenmobilisation und damit eines substitutionsbedürftigen funktionellen Eisenmangels. In Zukunft sollte die Konzentration des löslichen Transferrinrezeptors als unmittelbarer Indikator des Eisenbedarfs verwendet werden. In keinem Fall kann der Transferrinrezeptor aber die Ferritinbestimmung zur Beurteilung der Eisenreserven ersetzen, da er die aktuelle Erythropoeseaktivität bzw. deren Eisenbedarf widerspiegelt, die nicht zwingend mit den Eisenreserven korreliert.

Alle *Eisenüberladungszustände* sind klinisch-chemisch an der erhöhten Plasma-Ferritinkonzentration, am gleichzeitig erhöhten Eisenspiegel und der höheren Transferrinsättigung bei meist kompensatorisch verminderter Transferrinsynthese erkennbar. Je nach Ursache der Eisenüberladung kann die Transferrinrezeptorexpression sehr unterschiedlich sein, abhängig davon, ob die Erythropoese gesteigert oder vermindert ist. Dementsprechend findet sich bei allen hämolytischen Zuständen mit einer kompensatorisch erhöhten erythropoietischen Aktivität auch eine erhöhte Transferrinrezeptorkonzentration im Plasma. Bei der Niereninsuffizienz (ohne Therapie mit EPO) wird eine verminderte Transferrinrezeptorexpression, entsprechend einer stark verminderten Erythropoese gefunden. Bei der Hämochromatose ist die Erythropoese nicht unmittelbar betroffen. Die Transferrinrezeptorexpression kann normal oder vermindert sein [35].

Labordiagnostik bei Verdacht auf Eisenstoffwechselstörungen

Als stufenweiser Ablauf der Diagnostik einer Eisenstoffwechselstörungen wird empfohlen (Abb. 27) [182, 183, 184]:
- Blutbild zur Feststellung einer Anämie. Diese liegt vor, wenn die Hämoglobinkonzentration folgende Werte unterschreitet:

Männer und Frauen über 50 Jahre	13,5 g/dL
Frauen unter 50 Jahre	12,5 g/dL
Kinder	11,5 g/dL

- Ferritin im Serum zur Beurteilung der Speichereisenreserve.
Es besteht ein Eisenmangel und eine orale Eisensubstitution ist indiziert, wenn folgende Werte unterschritten werden:

Männer und Frauen über 50 Jahre	30 µg/L
Frauen unter 50 Jahre und Kinder	15 µg/L

Unsicherer Bereich, wenn gleichzeitig eine Akute-Phase-Reaktion vorliegt:

Männer und Frauen über 50 Jahre	30 – 100 µg/L
Frauen unter 50 Jahre und Kinder	15 – 100 µg/L

- CRP im Serum zur Feststellung, ob eine Entzündungsreaktion den Ferritinwert beeinflußt. Es liegt kein Eisenmangel vor, wenn CRP ≤ 5 mg/L ist bei Ferritinwerten von 30 - 100 µg/L bei Frauen > 50 J. und bei Männern, sowie bei Ferritinwerten von 15 - 100 µg/L bei Frauen < 50 J. und Kindern. Ist CRP > 5 mg/L, kann in Relation zur Speichereisenreserve der Ferritinwert inadäquat hoch sein und deshalb geben Ferritinwerte im Bereich von 15 (30) - 100 µg/L keine Aussage zur Eisenversorgung.

- sTfR im Serum zur Beurteilung der Eisenversorgung der Erythropoese.
  - Ist die Konzentration normal, so ist keine Aussage möglich, denn bei Entzündungs- und Tumoranämie kann aufgrund einer hypoproliferativen Erythropoese, trotz eines Eisenmangels, die sTfR-Konzentration im Referenzbereich sein.
  - Ist die Konzentration erhöht, liegt eine mangelnde Eisenversorgung der Erythropoese vor, wenn der korrigierte Retikulozytenindex normal ist. Ein erhöhter sTfR-Wert spricht für eine mangelnde Eisenversorgung. Es ist dann eine orale Eisensubstitution indiziert.

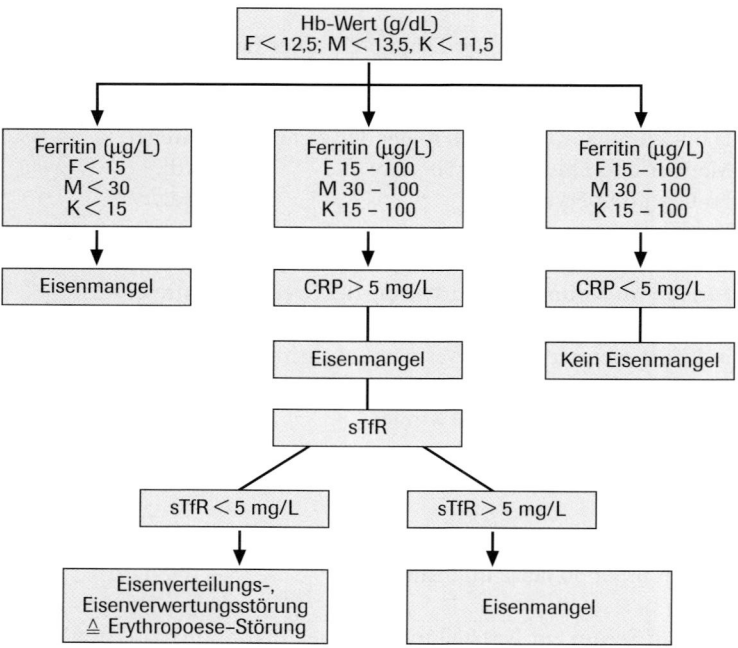

Abb. 27: Stufendiagnostik bei Verdacht auf Eisenstoffwechselstörungen (F = Frauen, M = Männer, K = Kinder)

Durch mathematische Verknüpfungen von drei unabhängigen Messgrößen kann die Labordiagnostik der wesentlichen Eisenstoffwechselstörungen durch ein Software-Programm unterstützt werden (Abb. 28).

Als unabhängige Messgrößen werden verwendet:
- Ferritin als eine Messgröße, die eine Abschätzung des aktuellen Gesamtbestandes an Körpereisen (Depoteisen) erlaubt,
- sTfR als eine Messgröße, die eine Abschätzung der erythropoetischen Aktivität (Funktionseisen) gestattet,
- CRP als eine Messgröße, die der Diagnose von unspezifischen Störungen des Eisenstoffwechsels dient, z. B. verursacht durch entzündliche Prozesse.

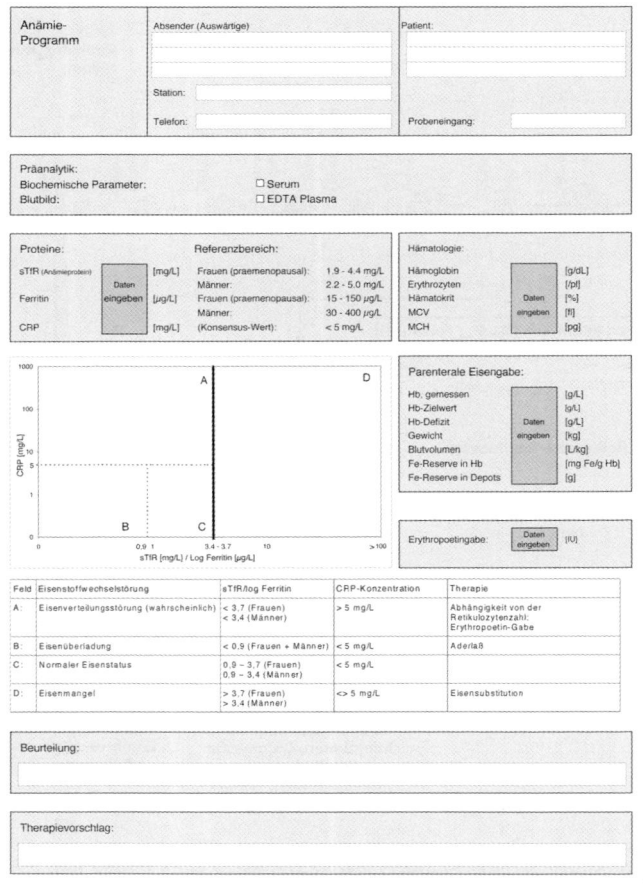

Abb. 28: Software-Programm zur Stufendiagnostik bei Verdacht auf Eisenstoffwechselstörungen [183]

Häufigste Störungen des Eisenstoffwechsels und der Erythropoese

Erythropoetin (EPO) ist der wichtigste Wachstumsfaktor für die Regulierung der Erythropoese. Abb. 29 zeigt, dass die Regulierung der Erythropoese neben dem Wachstumsfaktor EPO vor allem durch Eisen gesteuert wird.

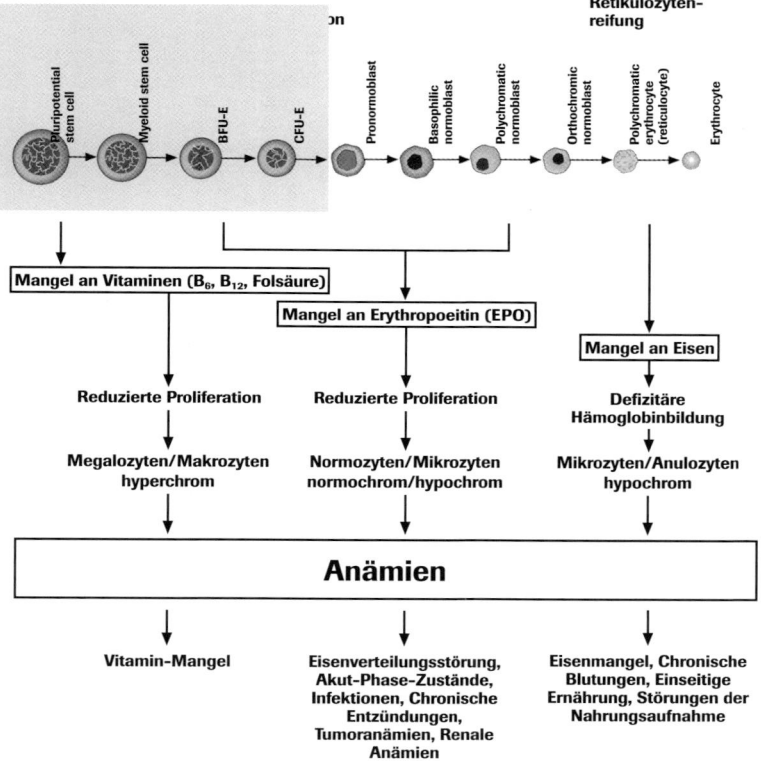

Abb. 29: Störungen der Erythropoese durch Mangel an Vitaminen, Wachstumsfaktoren (EPO) bzw. Eisen, schematische Darstellung nach Thomas L. (2001) [184]

Hypochrome, mikrozytäre Anämien

Die häufigsten Eisenstoffwechsel–Anämien sind Eisenmangel und Eisenverteilungsstörungen. Sie sind hypochrome Anämien und oftmals mikrozytär, bzw. normozytär. Ihre Abklärung nimmt in der ärztlichen Praxis heute einen breiten Raum ein. Neben dem weitverbreiteten Eisenmangel nehmen vor allem Eisenverteilungsstörungen verursacht durch Tumore, Infekte bzw. chronische Entzündungen stark zu. In der hämatologischen Diagnostik wird schon seit Jahren eine sehr klare Klassifizierung der Anämien benutzt (Tab. 15).

Tabelle 15: Klassifizierung der Anämien aufgrund von Hämoglobin, Erythrozytenindizes (MCH, MCV) und Retikulozytenzahl

	mikrozytär	normozytär	makrozytär
Hb (g/dL)	M < 13,5	M 14 – 17,5	M >18
	F < 12,5	F 12,5 – 15,5	F > 16
	K < 11,5	K 11,5 – 15,5	K > 16
MCH (pg)	hypochrom < 28 pg/Zelle	normochrom 28 – 33 pg/Zelle	hyperchrom > 33 pg/Zelle
MCV (fl)	mikrozytär < 80	normozytär 80 – 96	makrozytär > 96
Retikulozytenzahl (‰ der Erythrozytenzahl)	hyporegenerativ < 5	normoregenerativ 5 – 15	hyperregenerativ > 15

M = Männer, F = Frauen, K = Kinder

Neben dem Hämoglobin–Wert sind die Erythrozytenindizes

MCH = Hämoglobingehalt der Erythrozyten oder das mittlere Zellhämoglobin
MCV = mittleres Zellvolumen der Erythrozyten

die wichtigsten Messgrößen, die automatisch von allen modernen Zellgeräten ermittelt werden. Ihre Ermittlung ist bei der Abklärung der hypochromen Anämien unerläßlich (Abb. 30).

Diagnostik bei Eisenstoffwechsel

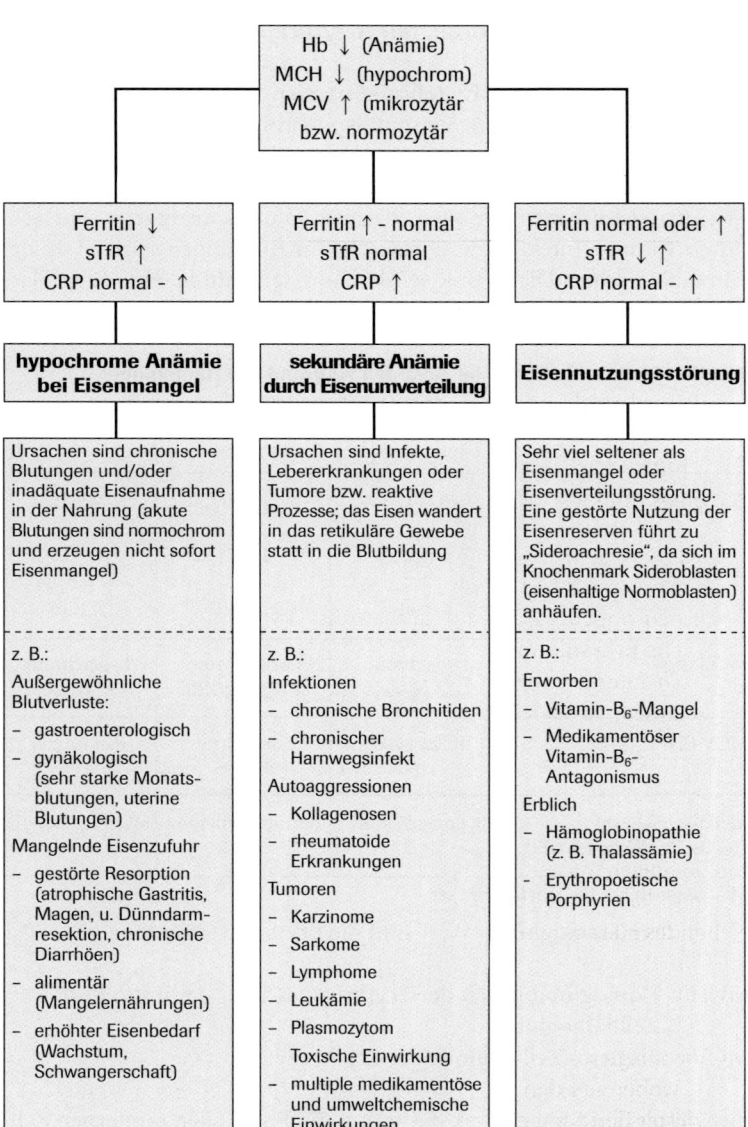

Abb. 30: Diagnose der hypochromen Anämien

Eisenmangel - Diagnose und Therapie

Bei einer negativen Eisenbilanz werden zuerst die Eisendepots abgebaut - messbar am Ferritinspiegel. Relativ spät sinkt die Funktionseisenkonzentration ab - messbar an einer niedrigen Transferrinsättigung bzw. an einer erhöhten Transferrinrezeptorkonzentration.

Labordiagnostik bei Verdacht auf Eisenmangel

Die Diagnostik des nichtmanifesten Eisenmangels ist mit klinischen Methoden praktisch unmöglich. Das subjektive Befinden von Patienten mit Eisenmangel weist keine sicher zuordnenbaren Änderungen auf. Erst eine Funktionseisenverarmung führt zu den klinisch bekannten Symptomen wie Blässe, Schwäche, Konzentrationsmangel, Belastungsschwäche und herabgesetzte Infektresistenz. Die relativ spezifischen Veränderungen von Haut und Schleimhäuten, atrophische Glossitis und Gastritis, Mundwinkelrhagaden, Haar- und Nagelatrophie sind Spätzeichen. Eisenmangel ist sehr häufig eine Begleiterkrankung schwerer lebensbedrohlicher Zustände und erfüllt daher eine Indikatorfunktion für solche Erkrankungen.

Nach Literaturangaben haben bis zu 5 % der Kinder und Heranwachsenden, 10 % der prämenopausalen Frauen und 1 % der Männer eine Eisenmangelanämie. Ab dem 60. Lebensjahr haben etwa 15 % der Männer und Frauen einen Eisenmangel, in Altenheimen liegt der Anteil bei 25 – 40 %. Der intestinale Blutverlust durch Tumore oder Parasiten steht weltweit gegenüber dem nutritiven Eisenmangel im Vordergrund. Ist die Speichereisenreserve erschöpft, nimmt die Transferrinsättigung unter 15 % ab und der lösliche Transferrinrezeptor steigt stark an. Ein Abfall des Hämoglobinwertes tritt gewöhnlich erst 1 – 2 Monate später auf. Unter oraler Eisensubstitution sinkt die erhöhte sTfR-Konzentration und normalisiert sich auf < 5 mg/L bei Ferritinwerten im Serum von > 30 µg/L.

Die Diagnose Eisenmangel wird durch Laboruntersuchungen gesichert, wobei aus den Befundkonstellationen prälatenter, latenter und manifester Eisenmangel unterschieden werden. Beim prälatenten Eisenmangel ist die Körpereisenreserve vermindert. Der latente Eisenmangel ist durch eine Minderversorgung der Erythropoese mit Eisen charakterisiert. Er geht in den manifesten Eisenmangel über, der durch die klassische Eisenmangelanämie gekennzeichnet ist.

Der prälatente Eisenmangel bzw. Speichereisenmangel ist durch eine negative Eisenbilanz charakterisiert. Histochemisch nimmt der Eisengehalt im Knochenmark und im Lebergewebe ab. Als Gradmesser der zunehmenden intestinalen Resorption steigt im Blut Transferrin an.

Der Speichereisenverbrauch läßt sich am einfachsten durch die quantitative Bestimmung des Ferritins nachweisen. Charakteristisch ist ein Absinken der Ferritinwerte auf < 20 µg/L. Das im zirkulierenden Blut nachweisbare Ferritin steht zu den Eisenreserven in einem direkten Verhältnis und hat damit Indikatorfunktion. Die Ferritinbestimmung hat die Eisenbestimmung im Knochenmark zur Ermittlung der Reserveeisenvorräte praktisch ersetzt. Zur Beurteilung der Erythropoeseaktivität wird zunehmend die Bestimmung des löslichen Transferrinrezeptors (sTfR) wichtig [148].

Bei Abnahme des Reserveeisens bzw. bei der völligen Entleerung der Eisendepots wird der Eisennachschub für die Erythropoese negativ. Der völlige Verlust an Speichereisen ist durch einen Abfall der Ferritinkonzentration unter 12 µg/L ablesbar. Ein Hinweis für die mangelnde Eisenversorgung der Erythropoese ist das Absinken der Transferrinsättigung unter 15 %, der sTfR zeigt Werte oberhalb des Normbereichs von > 5 mg/L an. Als morphologisches Kriterium sinkt die Zahl der Sideroblasten im Knochenmark unter 10 % ab. In diesem Zustand des latenten Eisenmangels sind noch keine Veränderungen im roten Blutbild feststellbar.

Dieses Stadium ist labormäßig dadurch charakterisiert, dass neben dem Absinken der Ferritinkonzentration im Blut unter 12 µg/L eine Verminderung der Hämoglobinkonzentration unter 12 g/dL eintritt. Morphologisch äußert sich der manifeste Eisenmangel darin, dass die Erythrozyten zunehmend hypochrom und mikrozytär werden. Das mittlere Zellvolumen (MCV) sinkt unter 80 fl ab, das mittlere zelluläre Hämoglobin (MCH) beträgt weniger als 28 pg und die mittlere zelluläre Hämoglobinkonzentration (MCHC) sinkt auf Werte unter 33 g/dL. Die Erythrozyten im peripheren Blutbild sind verkleinert, im Zentrum abgeblaßt. Die Änderung wird mit dem Begriff Anulozyten beschrieben. Die morphologische Veränderung des peripheren Blutbildes tritt nicht sofort auf, sondern erst, wenn die normochrome Erythrozytenpopulation durch die hypochromen, mikrozytären Erythrozyten im Verlauf der natürlichen Mauserungsrate ersetzt wurden. Eine normochrome, normozytäre Anämie schließt deshalb keineswegs einen Eisenmangel aus. Eine ausgeprägte Hypochromie und Mikrozytose weist darauf hin, dass der Eisenmangel schon über längere Zeit - meist mehrere Monate - besteht (Abb. 31).

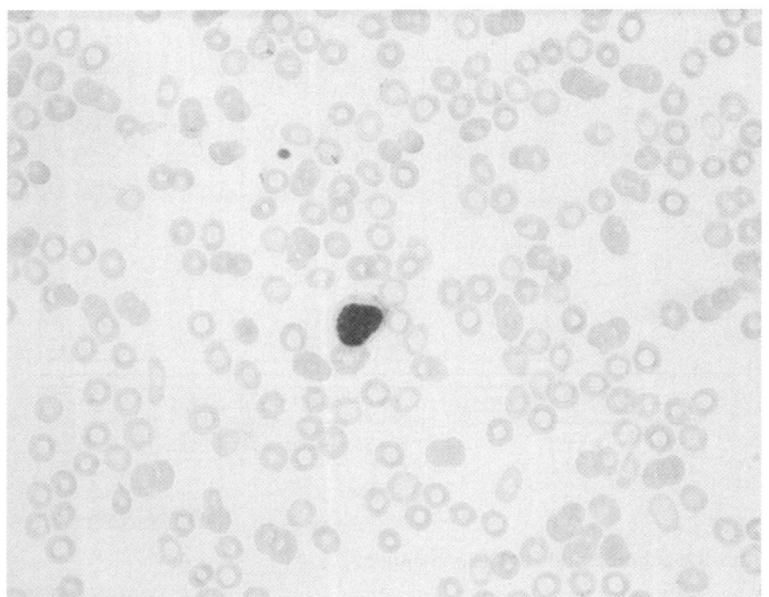

Abb. 31: Anulozyten

Eine hypochrome, mikrozytäre Anämie muss nicht unbedingt eine Eisenmangelanämie sein. Eine morphologisch charakterisierte Anämie, die mit einem Ferritinwert unter 12 µg/L einhergeht, kann jedoch immer als Eisenmangelanämie definiert werden und erspart zunächst weiterführende Untersuchungen (Abb. 32).

Es ist differentialdiagnostisch äußerst wichtig, die häufige Eisenmangelanämie von anderen hyposiderämischen bzw. hypochromen Anämien abzugrenzen, da dies für die Therapie erhebliche Konsequenzen hat. Nur die Eisenmangelanämie spricht auf eine Eisensubstitution an. Patienten mit anderen hypochromen Anämien werden durch eine nicht indizierte Eisengabe der Gefahr einer Eisenüberladung ausgesetzt.

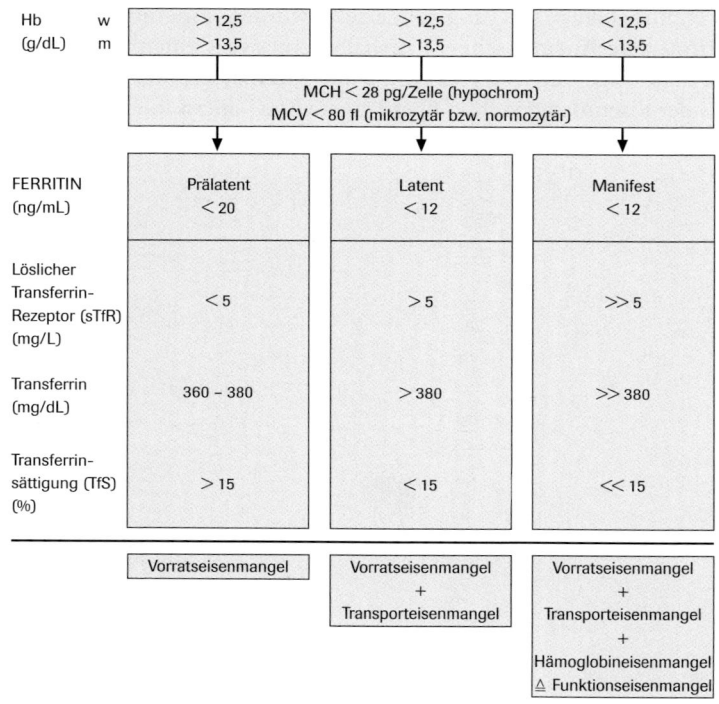

Abb. 32: Laborbefunde bei Eisenmangel

Klinische Bilder des Eisenmangels

Eisenmangel tritt als Zeichen des physiologischen Mehrbedarfs in der Wachstumsphase, als Folge der Menstruation, in der Schwangerschaft und Stillperiode auf. Die Hauptursachen des pathologischen Eisenmangels sind jedoch Blutverluste, meistens aus dem Gastrointestinaltrakt, bei Frauen auch aus dem Urogenitaltrakt, seltener bei beiden Geschlechtern durch Nieren- und Blasenblutungen. Auch eine gestörte Eisenresorption (Malabsorption) kann Ursache eines Eisenmangels sein. In diesem Fall ist auf eine mit Eisenresorption interferierende Medikation zu achten. Die klinischen Erscheinungsbilder des Eisenmangels, sei er latent oder manifest, sind nach Blutverlusten relativ leicht durch ausführliche Anamnese oder entsprechende diagnostische Massnahmen zu erfassen. Bei gastrointestinalen Verlusten kommt der Suche nach okkultem Blut im Stuhl eine besondere Bedeutung zu.

Iatrogener Eisenmangel kann durch exzessive Labordiagnostik oder medikamentös, z. B. durch Nichtsteroidale Antirheumatika und Antazidagaben hervorgerufen werden. Hierzu zählen auch die durch Kortikosteroide hervorgerufenen asymptomatischen gastrointestinalen Verluste.

Zu häufiges Blutspenden (mehr als 4 Spenden innerhalb eines Jahres) führt zur Entleerung der Eisenspeicher. Bei weiteren Spenden stellt sich das Ferritin auf einem erniedrigten - aber konstanten - Niveau ein. Bei männlichen Blutspendern mit 4 und mehr Spenden pro Jahr bzw. bei weiblichen mit 2 oder mehr Spenden pro Jahr sollte mindestens eine Ferritin- bzw. sTfR-Bestimmung pro Jahr durchgeführt werden, um prälatente oder latente Eisenmangelzustände erkennen und therapieren zu können [90].

Tabelle 16: Ursachen des Eisenmangels

1. Physiologischer Mehrbedarf	3. Resorptionsstörungen
• Wachstumsphase • Menstruation • Gravidität • Stillperiode	• Sprue • Magenresektionen • Chronisch atrophe Gastritis • Medikamente
2. Blutverluste	4. Mangelndes Angebot
• Gastrointestinal – Oesophagus – Varicen – Ulcera – Tumore – Entzündungen – Missbildungen (Gefäße) • Urogenital – Hypermenorrhoe – Geburt – Tumore der Harnwege – Konkremente • Iatrogen – Labordiagnostik (exzessiv) – Medikamente – Blutspender	• Einseitige Ernährung • Senium • New vegetarians

Störungen der Eisenresorption nach Magenresektionen (oft mit einem Vitamin B_{12}-Mangel vergesellschaftet) sowie bei chronisch atropher Gastritis sind bekannt. Iatrogen kann Malabsorption durch eine Tetracyclin-Langzeittherapie, wie sie oft bei Akne durchgeführt wird, induziert werden. Auch die idiopathische Sprue führt in der Regel zu Eisenresorptionsstörungen und einer dementsprechenden Anämie.

Besonderes Augenmerk muss auf unterschiedliche Bevölkerungsgruppen gelenkt werden, bei denen aus verschiedenen Ursachen ein Eisenmangel häufig ist: Kleinkinder und Adoleszente, alternde Menschen, Leistungssportler und Personen, die eine einseitige Diät halten.

Kindliche Verhaltensstörungen haben ihre Ursache oft in einem latenten oder manifesten Eisenmangel. Auch die intellektuelle - vor allem die kognitive - Entwicklung im Kindesalter wird durch Eisenmangel negativ beeinflußt. Die beobachteten Symptome können durch orale Eisengaben beseitigt werden. In Diskussion ist, ob durch frühkindlichen Eisenmangel bleibende Schäden der Gehirnentwicklung gesetzt werden. Der Eisenmangel in der Adoleszenz, vor allem bei Mädchen, wird durch diätetische Gewohnheiten verschärft. Das Eisenangebot erreicht oft nur 50 % der empfohlenen Zufuhr. Im zeitlichen Zusammenfall mit der Pubertät führt dies zu einem Eisendefizit.

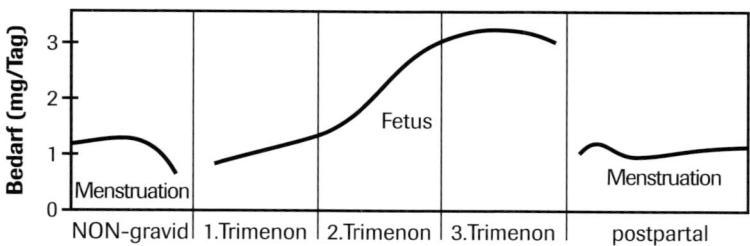

Abb. 33: Eisenbedarf während der Schwangerschaft

In mehr als 50 % aller Graviden wird ein latenter Eisenmangel beobachtet. Aus dem physiologischen Ablauf einer Gravidität ist erklärbar, dass latenter Eisenmangel ab dem 3. Trimenon überwiegend auftritt. Die Bestimmung des Ferritins ist hier ein verläßlicher Parameter, um Eisenverarmung und Defizit aufzudecken. Da der tägliche Eisenbedarf im letzten Trimenon der Gravidität auf 5 - 6 mg/Tag anwächst, kann diese Menge auch aus einer optimalen Diät nicht mehr resorbiert werden. Eine orale Eisensubstitution ist daher notwendig (Abb. 33).

Das Eisendefizit alter Menschen, vor allem alleinstehender oder in Institutionen versorgter Menschen, scheint vor allem diätetisch bedingt zu sein [164].

Besondere Aufmerksamkeit verdient der Eisenmangel bei Sportlern beiderlei Geschlechts, die Dauersportarten betreiben. Bei Läufern ist das Eisendefizit vor allem auf die gastrointestinalen Verluste nach Langstreckenläufen zurückzuführen. Auch bei Dauerschwimmern ist der latente Eisenmangel bekannt. Bei den Dauersportarten kommt offenbar auch noch ein hämolytischer Einfluss hinzu [159].

Extrem einseitige Diäten haben in letzter Zeit eine nicht unbeträchtliche Anhängerschaft gefunden. Sie führen vor allem dann zur Entwicklung einer Eisenmangelanämie, wenn die Nahrung einen extremen Anteil an nichtverdaulichen Ballaststoffen enthält [22].

Therapie des Eisenmangels

Eisen ist einer der wichtigsten Biokatalysatoren. Als zentraler Baustoff für Hämoglobin ist es lebenswichtig. Es kann oral als Fe(II) gegeben werden oder in parenteralen Präparaten als Fe(III).

Orale Eisengabe

Eisenmangel kann durch in der Nahrung enthaltenes Eisen nicht behoben werden, es ist immer eine orale Substitution indiziert. Trotz verschiedener galenischer Zubereitungen schwankt die Verträglichkeit oraler Eisenpräparate sehr, so dass jede Medikation wegen der Compliance des Patienten engmaschig überwacht werden sollte.

Beim Zustand des Eisenmangels wird die Eisenresorption je nach Eisendefizit hochreguliert, wobei im Magen und proximalen Duodenum eine Bioverfügbarkeit von 80 bis 97 % erreicht wird. Bedingung dafür ist die Eisenzufuhr in wäßriger Lösung oder eine schnelle Eisenfreisetzung aus dem verabreichten Präparat. Wird Eisen (Ferroglycin-Sulfat) in magensaftresistenten Pellets verabreicht, so werden davon etwa 83 % resorbiert, bei erschöpften Eisenreserven kann dieser Anteil auf 95 %

gesteigert werden, unter der Bedingung, dass eine vollständige Eisen(II)-Freisetzung erfolgt [76]. Langsame Eisenfreisetzung reduziert die Resorption und damit die Bioverfügbarkeit um etwa ein Drittel auf etwa 60 %. Eisen(III)-Komplexe, oral gegeben, sind kaum bioverfügbar und daher unwirtschaftlich. Die Ursache der schlechten Bioverfügbarkeit liegt darin, dass es bei Eisen(III)-Verbindungen bereits in pH2 bis pH4 zu einer vollständigen Hydrolyse und im Dünndarm bei einem pH7 bis pH8 zur Polymerisation, zu unlöslichen und nicht resorbierbaren polynuklearen Eisen(III)-Hydroxyd-Komplexen kommt, die wegen ihres hohen Molekulargewichtes nicht resorbiert werden können, so daß die Bioverfügbarkeit auf < 30 % absinkt.

Eine Verbesserung der Bioverfügbarkeit oraler Eisenpräparate kann durch die Einnahme auf nüchternem Magen erreicht werden und sollte die Regel sein. Besonders der gleichzeitige Genuß von Tee, Kaffee oder Milchprodukten setzt die Eisenresorption herab, wie Resorptionsstudien mit Eisen(II)-Ascorbat-Lösung zeigten. Im Nüchternzustand wurden etwa 10 %, nach dem Frühstück jedoch nur etwa 1 % resorbiert, wobei das Ausmaß der oralen Resorption von der Galenik weitgehend unabhängig ist.

Seit vielen Jahren gilt die Therapie mit Eisen(II)-Sulfat als eine Art Goldstandard. Es wird zweckmäßig auf 1 - 3 Tagesdosen von insgesamt 100 mg Fe(II) verteilt eingenommen, dabei kann eine Resorption von 10 - 20 mg Eisen pro Tag erreicht werden [76]. Ein signifikanter Hämatokrit-Anstieg ist innerhalb von drei Wochen, eine Normalisierung des roten Blutbildes etwa nach zwei Monaten zu erwarten, falls kein weiterer Eisenverlust auftritt.

Die Eisentherapie sollte nach Erreichen von Normalwerten noch 3 - 6 Monate fortgesetzt werden, um die Eisenvorräte des Organismus aufzufüllen. Dabei ist die Kontrolle des Ferritinspiegels erforderlich. Für die orale Eisengabe eignet sich neben Eisen(II)-Sulfat, auch –Gluconat, und –Fumarat, -Chlorid und -Lactat.

In Tabelle 17 sind die gängigsten Eisenverbindungen, die der oralen Therapie dienen, aufgeführt. Neben Eisensulfat sind Fumarate und Gluconate im Handel, wobei Darreichungsformen von Tabletten über Brausetabletten bis zu Suspensionen angeboten werden. Von allen resorptionsfördernden Substanzen hat sich die Ascorbinsäure in einer Dosierung von etwa 200 mg oder mehr als resorptionssteigernd erwiesen.

Tabelle 17: Richtdosis der gängigsten oralen Fe(II)-Präparate

		Richtdosis
Eisen II-Sulfat	105 mg Fe^{2+}	1 x täglich
Eisen II-Fumarat	308 mg Fe-fumarat $\triangleq$ 100 mg Fe^{2+}	1 x täglich
Eisen II-Gluconat	200 mg Fe-gluconat $\triangleq$ ca. 30 mg Fe^{2+}	3 x 2 Tabletten täglich
	625 mg Fe-gluconat/Ascorbinsäure $\triangleq$ 80 mg Fe^{2+}	1 – 2 Tabletten täglich

Orale Eisenpräparate können gastrointestinale Nebenwirkungen wie Sodbrennen, Übelkeit, Blähungen, Verstopfungen oder Durchfälle hervorrufen. Die Intensität gastrointestinaler Nebenwirkungen ist von der Dosis und von der Schnelligkeit der Eisenfreisetzung abhängig. Eisenpräparate mit schlechter Bioverfügbarkeit haben daher relativ wenig Nebenwirkungen.

Die Unverträglichkeitsreaktionen können minimiert werden, wenn die Therapie in kleinen Dosen begonnen und allmählich gesteigert wird. Bei ungefähr einem Viertel der Patienten treten Nebenwirkungen bei einer täglichen Dosis von mehr als 100 mg Eisen auf, unabhängig davon, ob sie auf mehrere Portionen am Tag verteilt werden. Wird die verabreichte Dosis verdoppelt, beobachtet man ein Ansteigen der Nebenwirkungen bei etwa der Hälfte der Patienten. Das Auftreten von Sodbrennen oder Durchfällen hängt von der verabreichten Dosis ab.

Da die orale Eisenresorption beim gesunden Menschen einer kontrollierten Steuerung unterliegt, ist es nahezu unmöglich, durch zu hohe orale Eisenzufuhr bei Erwachsenen Symptome einer Metallintoxikation hervorzurufen. Wird dies jedoch beobachtet, muss nach einer Haemochromatose gefahndet werden. Tod nach oraler Eisenaufnahme beim Erwachsenen ist extrem selten und meist die Folge eines Selbstmordversuchs. Anders ist die Situation bei Kindern, besonders bei Kleinkindern. Eine Dosis von 1 oder 2 g oralen Eisens kann bereits tödlich sein. Die Symptome einer Eisenvergiftung können sich innerhalb von 30 Minuten, aber auch erst nach mehreren Stunden entwickeln. Sie bestehen in abdominellen krampfähnlichen Schmerzen, Durchfällen und Erbrechen von braunem oder blutig tingiertem Magensaft. Die

Patienten werden blass oder cyanotisch, müde, benommen, beginnen als Folge ihrer metabolen Acidose zu hyperventilieren und sterben oft am kardiovaskulären Versagen.

Bei unkompliziertem Eisenmangel wird ein Anstieg des Hämoglobin- bzw. Ferritinwertes 2 - 4 Wochen nach Beginn der Eisentherapie erreicht. sTfR erreicht innerhalb von 2 Wochen Normalwerte. Die sTfR-Konzentration normalisiert sich gewöhnlich bei Erreichen eines Ferritinwertes von 15 – 30 µg/L.

Beim komplizierten Eisenmangel (Infektion, Entzündung, maligner Tumor) kommt es ebenfalls bei erfolgreicher oraler Eisentherapie zum Abfall einer erhöhten sTfR-Konzentration. Da die Ferritinkonzentration bei der Tumor- und Entzündungsanämie trotz mangelnder Eisenversorgung der Erythropoese normal oder erhöht sein kann, ist allein der Abfall der sTfR-Konzentration ein Indikator des Ansprechens einer oralen Eisentherapie.

Parenterale Eisengabe

Die Indikationen zur i.v.-Verabreichung von Eisen sind:

- mangelnde Eisenresorption
- gastrointestinale Erkrankungen
- vorhandene genügend große Eisendepots nicht zu mobilisieren (Niereninsuffizienz)
- Intoleranz gegenüber oraler Eisengabe.

Vor der parenteralen Eisensubstitution sollte der erforderliche Eisenbedarf unter Berücksichtigung der Eisenreserven berechnet werden (Tab. 18).

Von den in Europa zur Verfügung stehenden Präparaten (Eisensaccharat, Eisenglukonat, Eisenascorbat, Eisenzitrat) hat sich vor allem Eisensaccharat für die parenterale Applikation durchgesetzt. Der Eisensaccharatkomplex hat den Vorteil, dass er praktisch nicht glomerulär filtriert (Molekulargewicht 43 kD), daher renal nicht ausgeschieden wird und infolgedessen auch keine tubulotoxischen Effekte zeigt. Außerdem zeichnet sich diese Substanz im Gegensatz zu Eisendextran durch ein geringes Potential für anaphylaktoide Reaktionen aus, setzt aber dagegen in der Leber Eisen aus dem Komplex frei, so dass als Nebenwirkung auf eine Hepatotoxizität geachtet werden muss. Bei der Verwendung von Eisensaccharat oder Eisenglukonat gelten die angeführten Eisendosierungen pro Hämodialyse nach Herstellerangaben als unbedenklich (Tab. 19).

Tabelle 18: Parenterale Eisengabe. Kalkulation der erforderlichen Gesamtdosis [76]

Gesamtmenge benötigtes Eisen = [Hb-Defizit x Blutvolumen x Eisenreserve Hb] + Eisenreserven in Depots	
Beispiel: Erwachsener (männlich)	
Gewicht:	70 kg
Blutvolumen:	0,069 l/kg x BW (body weight)
Hb, gemessen:	90 g/l Blut
Hb-Defizit:	40 g/l Blut
Hb-Zielwert:	130 g/l
Eisenreserve in Hb:	3,4 mg Fe/g Hb
Eisenreserve in Depots:	0,5 g (abgeschätzt über Ferritin) *
Gesamtmenge benötigtes Eisen (g), um den Hb-Wert von 9 g/dL auf 13 g/dL anzuheben = [40 x 0,069 x 70 x 3,4 x 10^{-3}] + 0,5 = 0,7 + 0,5 g = 1,2 g	

* 0,5 g Eisenreserve in den Eisendepots entspricht einer Ferritinkonzentration von ca. 50 ng/mL, da als Faustregel gilt, dass 1 ng/mL Ferritin ca. 10 mg Eisen in den Eisendepots entspricht. Diese Faustregel gilt für Ferritinwerte < 200 ng/mL.

Tabelle 19: Eisensubstitution mit Eisensaccharat und Eisenglukonat

Ferritinkonzentration	Eisensaccharat	Eisenglukonat
< 100 ng/mL Ferritin	40 mg Eisen/HD*	62,5 mg Eisen/HD*
> 100 ng/mL Ferritin	10 mg Eisen/HD	10 mg Eisen/HD

* Angaben der Hersteller für den Inhalt/Ampulle; HD Hämodialyse

Die Gesamtdosis zur Behebung einer manifesten Eisenmangelanämie (Ferritin < 12 ng/ml) liegt in der Regel zwischen 1 bis 1,2 g parenteral zu verabreichendes Eisen.

Die Therapie von megaloblastischen und makrozytären Anämien sowie Eisenverteilungsstörungen mit oder ohne Eisenmangel bedürfen einer komplexeren Therapie.

Nebenwirkungen und Gefahren der Eisentherapie

Intravenöse Eisengaben sind vor allem beim funktionellen Eisenmangel indiziert.

Bei der intravenösen Gabe kann es zu Unverträglichkeitsreaktionen unmittelbar während oder nach intravenöser Gabe kommen. Zusätzlich sind auch unerwünschte Langzeitwirkungen beschrieben worden, so dass die intravenöse Eisentherapie nur bei strenger Indikationsstellung durchgeführt werden sollte.

Sofortreaktionen sind Krankheitsgefühl, Fieber, akute generalisierte Lymphadenopathie, Gelenksbeschwerden, urticarielle Ausschläge und bei Patienten mit rheumatoider Arthritis unter Umständen Exazerbation der Erkrankung.

Diese eher harmlosen, aber unangenehmen Begleiterscheinungen unterscheiden sich von der gefürchteten, sehr seltenen anaphylaktischen Reaktion, die trotz sofort einsetzender Behandlung tödlich ausgehen kann. Vor allem bei Therapie mit Eisendextran sind vereinzelt solche Reaktionen mit tödlichem Ausgang beschrieben worden; dies zwingt dazu, die Indikation zur i.v. Therapie sehr streng zu stellen [27]. Es gibt gesicherte Hinweise, dass Infektionen, kardiovaskuläre Erkrankungen und Carcinogenese durch i.v. Eisengabe beeinflußt werden können.

Es besteht eine enge Beziehung zwischen der Verfügbarkeit von Eisen im Organismus und Virulenz bakterieller Infektionen. Eisen erhöht die Multiplikation von Bakterien im befallenen Organismus stark. Eisenüberschuss kann daher das Infektionsrisiko erhöhen. Intravenöse Eisengaben haben in Studien ergeben, dass sie – während der Infektionsphase gegeben – das Krankheitsbild verschlechtern. Es gilt heute als bewiesen, dass Hydroxylradikale, die während der Eisentherapie gebildet werden, für die negativen Effekte des Eisens verantwortlich sind. Eisenmangel behindert Bakterienwachstum, aber verhindert auch eine adäquate Infektabwehr des befallenen Organismus. Besonders bei Dia-lysepatienten bzw. Patienten im Endstadium renaler Erkrankungen kann intravenöse Eisentherapie die Aktivität von Phagozyten negativ beeinflussen, ebenso auch die der T- und B-Lymphozyten [138].

Bei Patienten mit Malignomen ist eine Eisentherapie klar indiziert, wenn Eisenmangel vorliegt. In dieser Patientengruppe jedoch handelt es sich sehr oft um eine ACD, bei der das Funktionseisen erniedrigt ist. Die Eisenvorräte sind im normalen oder erhöhten Bereich. Nicht indizierte

Eisengaben können nicht nur verschiedene Organsysteme des Erkrankten beeinträchtigen, sondern auch zur gesteigerten Proliferation neoplastischer Zellen beitragen. In verschiedenen Studien wurde nachgewiesen, dass eine hohe Transferrinsättigung mit einem erhöhten Risiko für alle Carcinome und speziell für Lungenkrebs und Dickdarmkrebs einhergeht. In einer Studie, die das relative Krebsrisiko in Blutspendern und Nichtspendern verglich, ergab sich ein signifikantes Ansteigen des relativen Risikos der Nichtspendergruppe ein Carcinom zu entwickeln [101].

Ein umstrittener Diskussionspunkt ist die Rolle des Eisen in der Pathogenese kardiovaskulärer Erkrankungen bzw. der Atherosklerose. Die Hypothese, daß Eisenverarmung gegen koronare Herzkrankheit schützt, wurde bereits 1996 als Erklärung dafür vorgebracht [174], dass zwischen den Geschlechtern ein auffälliger Unterschied in der Inzidenz der koronaren Herzkrankheit besteht. Es ist ein Faktum, dass das praktische Fehlen von Myocardinfarkten bei geschlechtsreifen Frauen mit niedrigen Depoteisenspiegeln einhergeht. Auffällig ist auch, dass nach Beenden der menstruellen Eisenverluste es zu einem prompten Ansteigen von Fällen koronarer Herzkrankheit kommt.

Die Literatur enthält widersprüchliche Angaben zur Beziehung Eisenpathogenese der Atherosklerose: Ascherio hat publiziert, dass ein erniedrigtes Depoteisen nicht das Risiko einer koronaren Herzkrankheit verhindert [7]. Der gleiche Autor berichtet, dass eine gesteigerte Nahrungsaufnahme von Haemoglobineisen bei Männern zu erhöhtem koronarem Risiko führt, auch unter Berücksichtigung von Cholesterin und Fettaufnahme in der Risikoberechnung [8]. Auf die Rolle des Eisens in der Pathogenese der Atherosklerose ist in verschiedenen Untersuchungen hingewiesen worden. Es gibt Hinweise, daß Serumferritinwerte über 50 µg/L zu einer deutlichen Steigerung der Atherosklerose in den Carotiden, sowohl bei Männern als auch bei Frauen führt [100]. Aber es gibt auch Hinweise, dass keine Assoziation zwischen Serum–Ferritin, Transferrin oder Nahrungseisen und Entwicklungsgrad einer Atherosklerose der Carotiden besteht [60].

Auch die NHANES II Studie schloß hohe Eisenvorräte des Organismus als Ursache kardiovaskulärer Erkrankungen und des Myocardinfarktes aus [170].

Möglicherweise beeinflussen die Eisenvorräte des menschlichen Körpers physiologische Vorgänge in Abhängigkeit vom Lebensalter.

Corti [39] konnte nachweisen, dass in der Population jenseits des 70. Lebensjahres das Mortalitätsrisiko bei niedrigem Eisenspiegel steigt, wie auch das Risiko für koronare Herzkrankheit. Es besteht also in dieser Altersgruppe offenbar eine inverse Korrelation zwischen Serumeisenspiegel und Mortalitätsrisiko.

Alle Beobachtungen, die für eine Förderung der Atherogenese unter intravenöser Eisentherapie sprechen, hat zu Überlegungen geführt, Erythropoietin und Deferoxamin gleichzeitig anzuwenden, um durch Mobilisation von Eisendepots die Gabe intravenösen Eisens unnötig zu machen. Die Schwierigkeit dieses Therapiekonzeptes liegt darin, dass die Mobilisation von Depoteisen nicht vorhersehbar ist. Aus einer jüngst publizierten Studie kann abgeleitet werden, dass intravenöses Eisen in Kombination mit Erytropoietin bei Dialysepatienten das kardiovaskuläre Risiko und damit die Mortalität steigert [18].

Unter diesen hier diskutierten Aspekten, Einfluß von Eisen auf Infektionskrankheiten, Carcinogenese und Entwicklung der Atherosklerose scheint sich anzudeuten, dass gespeichertes Eisen toxisch ist. Jegliche Form einer Eisentherapie bedarf daher einer sorgfältigen Überwachung. Das therapeutische Ziel ist das Erreichen der Normalwerte bei Haematokrit und Haemoglobin.

Eisenverteilungsstörungen – Diagnose und Therapie

Chronische Infekte, Tumore, chronische Entzündungen, Autoaggressionen „brauchen" Eisen und entziehen es der Blutbildung. „Sekundäre Anämien", „Infekt- oder Tumoranämien" oder Anämien chronischer Erkrankungen (ACD) sind ebenso häufig Ursache einer hypochromen Anämie wie echter Eisenmangel. Sie werden neben chronisch entzündlichen und neoplastischen Prozessen auch bei ausgedehnten Gewebstraumen beobachtet.

Eisenverteilungsstörungen und Hypochrome Anämien

Während der Ferritinwert bei den primären und sekundären Hämochromatosen mit den vorhandenen Gesamtkörpereisenreserven korreliert, ist diese Korrelation bei bestimmten Erkrankungen aufgehoben. Man findet erhöhte Ferritinwerte auch bei infektiös und toxisch bedingten Leberzellschädigungen infolge Ferritinfreisetzung durch Leberzellnekrosen, bei latenten und manifesten Entzündungen bzw. Infektionen sowie bei rheumatoider Arthritis. Auch in physischen und psychischen Streßsituationen, etwa nach schweren Traumen, wird ein Anstieg des Plasmaferritinspiegels beobachtet. Bei kritisch kranken Patienten geht ein Anstieg der Plasmaferritinkonzentration mit der Verschlechterung des klinischen Status parallel, wahrscheinlich durch erhöhte Freisetzung aus dem Makrophagensystem [20] – es liegt eine nicht repräsentative Ferritinerhöhung vor (Tab. 20).

Tabelle 20: Ursachen der Eisenverschiebung bei sekundären Anämien

Infektionen	• chronische Bronchitiden • chronische Harnwegsinfekte • chronischer variköser Komplex oder Gangräne • Osteomyelitiden • Tuberkulosen
Tumore	• Karzinome • Sarkome • Lymphome • Leukämien • Plasmozytom
Autoaggressionen	• Kollagenosen • rheumatoide Erkrankungen
Toxische Einwirkung	• multiple medikamentöse und umweltchemische Einwirkungen

Eisenverteilungsstörungen

Kurz nach oraler oder parenteraler Eisentherapie sowie bei Malignomen repräsentiert der Ferritinwert nicht die Gesamtkörpereisenreserven. Als Grundregel kann gelten, dass bei einer erhöhten Blutkörperchensenkungsgeschwindigkeit und/oder pathologischen Werten von C-reaktivem Protein (CRP) ein erhöhter Ferritinwert gemessen wird.

Diese Anämien sind charakterisiert durch erniedrigte Eisenkonzentrationen im Serum verbunden mit einer erniedrigten Transferrinsättigung und einem sTfR im Normbereich. Ferritin ist ausreichend oder vermehrt vorhanden. Morphologisch werden normozytäre oder mikrozytäre Erythrozyten gefunden.

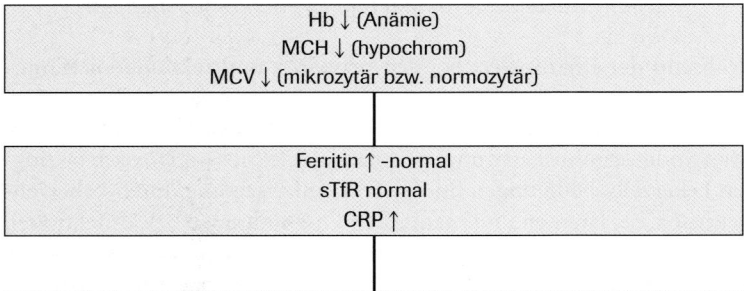

Klinik

Hb ↓ (Anämie)
MCH ↓ (hypochrom)
MCV ↓ (mikrozytär bzw. normozytär)

Ferritin ↑ -normal
sTfR normal
CRP ↑

Retikulozyten
- sind bei diesen sekundären Anämien fast immer hyporegenerativ (Retikulozyten < 5 ‰).

Erythrozytenmorphologie
- Die Erythrozyten sind mikrozytär (MCV < 80 fl), auffallende Form- und Größenvielfalt.

Entzündungsparameter
- CRP, Blutkörperchensenkungsgeschwindigkeit (BSG), Elektrophorese sind verändert, CRP ist in den meisten Fällen erhöht.

Ursachen von sekundärer Anämie durch Eisenumverteilung
sind Infektionen, Lebererkrankungen oder Tumore;
Eisen wandert in das retikuläre Gewebe statt in die Blutbildung

Abb. 34: Weitere Laborbefunde bei sekundären hypochromen Anämien

Eisen und zelluläre Immunabwehr

Das Immunsystem hat die Aufgabe, den Organismus vor Mikroorganismen, Fremd- und Schadstoffen, Toxinen, malignen Zellen zu schützen. Es bedient sich dabei des unspezifischen und des spezifischen Immunsystems.

Das *unspezifische Immunsystem* besteht vor allem aus dem Säuremantel der Haut, intakter Epidermis, intaktem Komplementsystem, antimikrobieller Enzymsysteme, unspezifischen Mediatoren wie Interferonen und Interleukinen. Auf der zellulären Ebene agieren Granulozyten und Monozyten/Makrophagen.

Der wichtigste unspezifische Abwehrvorgang ist die Entzündungsreaktion. Dabei werden zunächst Mediatoren (IL-1, IFN-γ) freigesetzt, die die Durchlässigkeit der Kapillarwände erhöhen. Daraufhin dringen Granulozyten und Makrophagen in den Entzündungsherd ein, um den Erreger zu phagozytieren.

Das *spezifische Immunsystem* hat die Aufgabe bei einer Entzündung das Antigen klonal zu expandieren, so dass eine zukünftige Gedächtnisreaktion möglich ist. Spezialisiert dazu sind vor allem im Thymus gebildete T-Lymphozyten und im Knochenmark gebildete B-Lymphozyten. Die Reifung der T-Lymphozyten erfolgt in Kontakt mit dentritischen Zellen und Makrophagen. Dieser Reifungsprozeß in dem Zytokinmilieu IL-12/IFN-γ führt über CD4+-THO-Zellen zu TH1-Zellen. Diese spielen bei der Pathogenese der Eisenverwertungsstörungen bei Tumor-, Infekt-, und chronischen Entzündungsanämien eine Schlüsselrolle (Abb. 35).

Dentritische Zellen (DC) sind die wichtigsten Körperzellen der unspezifischen Immunabwehr. Unreife DC können nur in geringem Mass T-Zellen stimulieren. Erst die Einwirkung der inflammatorisch wirkenden Zytokine TNF-α, IL-1, IL-6, LPS (Lipopolysacharid), Bakterien und Viren induziert ihre Reifung zu dentritischen Zellen.

Nur terminal ausgereifte dendritische Zellen (DC), die über CD40/CD40-Liganden stimuliert wurden, sind in der Lage, große Mengen IL-12 zu produzieren. Dieses Zytokin induziert wiederum die Differenzierung der CD4+-THO-Zellen in Richtung TH1 mit Freisetzung von Interferon. Durch Interferon-γ wird die antimikrobielle und proinflammtorische Aktivität von Makrophagen stimuliert und die Aktivierung von zytotoxischen T-Zellen (cytotoxic T-lymphocytes, CTL) begünstigt.

Eisenverteilungsstörungen

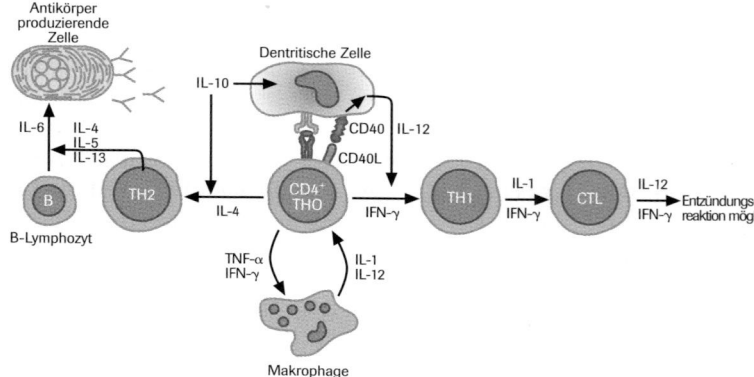

Abb. 35: Zell-Zell-Interaktion von Zytokinen bei der Differenzierung von TH0 zu TH1 und TH2-Zellen. Nach Burmester G (1998) Taschenatlas der Immunologie: Grundlagen Labor, Klinik. Thieme, Stuttgart New York und Moldawer et al [132]

Interleukine: IL-4, IL-5, IL-6, IL-10, IL-12, IL-13
IFN-γ = Interferon γ
CTL = cytotoxic T-lymphocytes
TH1, TH2 = Subpopulationen der T-Lymphozyten
CD40, CD40L = Cluster of Differentiation (CD) 40 bzw. 40L (entsprechend dem WHO-IUIS-Standardisierungskomitee für Leukozytendifferenzierungsantigene)
B = B-Lymphozyt
CD4+-T-Helferzelle: CD44 ist Antigen der T-Helferzellen
TNF-α = Tumornekrosefaktor alpha
AK-prod. Zelle: Antikörper-produzierende Zelle

TH1-Zellen sezernieren Interleukin-2, Interferon-γ, TNF-β sowie GM-CSF und führen über Makrophagenaktivierung zu ausgeprägten Entzündungsvorgängen, die das Abtöten von intrazellulären Erregern ermöglichen. Durch die Aktivierung der Makrophagen wird vermehrt TNF-α ausgeschüttet. Dies reduziert die Produktion von Antikörpern und zellzerstörenden Enzymen, beides induziert Erhöhung der TNF-α-Synthese.

Bei nicht terminaler Differenzierung von DC, z. B. wenn die T-Zellen nicht den CD40-Liganden exprimieren oder in Anwesenheit von IL-10, überwiegt die Differenzierung der T-Zellen in Richtung TH2, mit Sekretion von IL-4 und IL-5. Diese Zytokine bewirken zusammen mit IL-13 und IL-6 die Ausreifung von B-Zellen in Antikörperproduzierende

Plasmazellen. Die inflammatorische zytotoxische T-Zellantwort bleibt dann aus.

Aus Abb. 35 ist ersichtlich, dass die Subpopulation der CD4+- Helferzellen über die TH1-Helferzellen (TH1) proinflammatorische Zytokine freisetzen, die direkten Einfluss auf den Eisenstoffwechsel haben, während die TH2-Population vor allem für die Antikörperantwort verantwortlich ist und den Eisenstoffwechsel nicht direkt beeinflußt.

Die von TH1-Zellen produzierten Zytokine, wie Interleukin 1 (IL-1) und Tumor-Nekrose-Faktor alpha (TNF-α), induzieren in Zellen der unspezifischen Abwehr wie Makrophagen und Hepatozyten die Ferritinsynthese, während Interferon Gamma (IFN-γ) Eisen von den Makrophagen fernhält [193].

Eine vermehrte Freisetzung von Zytokinen wie IFN-γ und TNF-α führt, vermittelt durch Stickoxyd (NO), zu einer vermehrten Eisenaufnahme in Makrophagen über eine gesteigerte Transferrinrezeptorexpression. Die gesteigerte Eisenaufnahme induziert eine vermehrte intrazelluläre Ferritinsynthese.

Eisen greift auf mehreren Ebenen in die zelluäre Immunabwehr ein [196]. Einerseits beeinflusst es die Proliferation und Differenzierung verschiedener Lymphozytensubsets, auf der anderen Seite beeinflusst es das Immunpotential von Makrophagen [23, 43], indem es die über INF-γ vermittelte Immunantwort in Makrophagen blockiert [194].

Eisenüberladene Makrophagen reagieren schlechter auf INF-γ, produzieren mehr TNF-α und bilden mehr NO. Das Coeruloplasmin /Haptoglobulin–System hemmt NO und wirkt ausserdem direkt auf die Proliferation der Vorläuferzellen der Erythropoese. Zusätzlich wird die Abwehr von Viren und anderen intrazellulären Pathogenen geschwächt. Der Entzug von metabolisch aktivem Eisen und seine Ablagerung als Depoteisen ermöglicht eine verstärkte Immunantwort des Organismus auf INF-γ-Stimulation [19, 130].

Der regulatorische Gegenspieler dieses Stimulationsmechanismus liegt in der Reduktion der durch TH1 vermittelten Immunreaktion von IL-4 und IL-13. Diese Interleukine erhöhen durch Stimulation der Transferrinrezeptorexpression den intrazellulären Eisengehalt. Dies ist einer der zugrundeliegenden Mechanismen ihrer antiinflammatorischen und makrophagenhemmenden Wirkung [130].

Eisen ist ein wichtiger Faktor für das Wachstum von Gewebe und

Mikroorganismen. Ein Eisenmangel stört die DNA-Synthese. Ausserdem ist die reduzierte Haemoglobinsynthese und Erythropoese mit einer Reduktion an Sauerstofftransportkapazität verknüpft, wodurch die Sauerstoffversorgung rasch wachsender Gewebe und Mikroorganismen durch die intrazellulare Eisenspeicherug vermindert wird. Dies hat eine Wachstumshemmung der Noxen zur Folge.

Aktivierung der immunologischen und inflammatorischen Systeme

Die Anämien chronischer Erkrankungsprozesse sind das Ergebnis eines multifaktoriellen Vorganges, in dem die Aktivierung des immunologischen und des inflammatorischen Systems eine bedeutende Rolle spielt.

Dem Eisenstoffwechsel in Monozyten/Makrophagen kommt bei chronischen Erkrankungen eine herausragende Bedeutung zu. Der Organismus benutzt den Eisenstoffwechsel im inflammatorischen und antineoplastischen Verteidigungssystem. Er entzieht Mikroorganismen und neoplastischen Zellen Eisen und kompartimentiert es im retikuloendothelialen System. Charakteristisch ist die Entstehung einer normochromen bzw. hypochromen, normozytären Anämie. Ursachen solcher Anämien sind Tumore, Malignome chronische Entzündungen. Die Erythropoese ist hierbei vor allem auf der CFU-E-Stufe beeinträchtigt. Verschiedene Zytokine werden dafür verantwortlich gemacht.

Erythropoietin (Epo) ist der wichtigste und spezifischste erythropoesestimulierende Faktor. Es wirkt auf frühe Progenitorzellen bis zu den Reifungsstufen nach dem Erythroblasten. Ohne Epo läuft die erythroide Differenzierung nicht über die Stufe „Burst Forming Units" (BFU-E) hinaus.

Monozyten/Makrophagen sind für die Erythropoese im Knochenmark von großer Bedeutung . Die Progenitorzellen der roten Reihe proliferieren und differenzieren sich nur unter optimalen lokalen Bedingungen. Die sogenannten Blutinseln im Knochenmark bestehen aus einem zentral gelegenen Makrophagen umgeben von kleinen Zellen der erythroiden und myeloischen Reihe. Zu den umgebenden Zellen gehören auch Endothelzellen, Fettzellen, retikuloepitheliale Zellen und Fibroblasten [196].

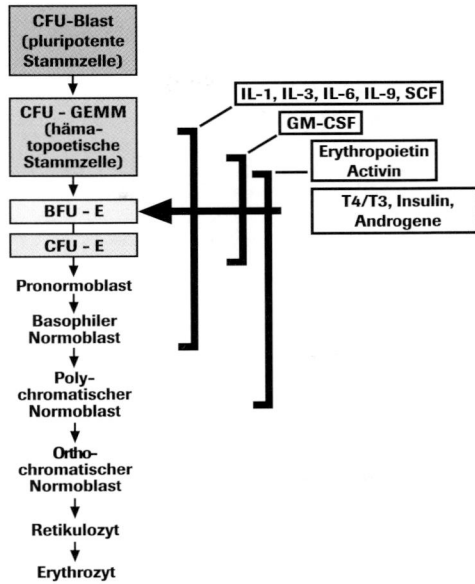

Abb. 36: Erythropoetische Reifungsreihe und erythropoesefördernde Faktoren.
CFU: Colony forming unit; BFU: burst forming unit; E: erythrozytär;
G: granulozytär; M: makrophagozytär; M: megaloblastär;
IL: Interleukin; SCF: Stammzellfaktor; GM-CSF: Granulocate-macrophage colony-stimulating factor.

Hohe intrazelluläre Eisenkonzentrationen setzen die Wirkung von IFN-γ auf humane monozytäre Zellen drastisch herab, womit Eisen einen regulierenden Einfluß auf die Zytokinwirkung ausübt. Makrophagen mit hoher intrazellulärer Eisenkonzentration verlieren die Fähigkeit zur Phagozytose. Kultivierte Makrophagen produzieren nach Stimulation mit IFN-γ und Lipopolysacchariden (LPS) vermehrt Stickoxid (NO), das dann in reaktive Stickstoffintermediärprodukte (RNI) wie Nitrit und Nitrat überführt wird (Abb. 37).

Als unerwünschter Effekt ist vor allem die Eisenverfügbarkeit für die Hämoglobinsynthese vermindert. Die Substitution von Eisen unter Erythropoetintherapie stimuliert zum einen die Erythropoese und die Eisenaufnahme durch Knochenmarkszellen und entzieht andererseits den Makrophagen Eisen und vermindert die zytotoxischen Effekte [197].

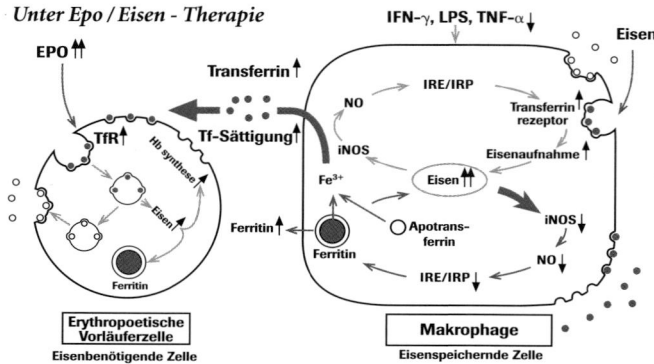

Abb. 37: Modell der Autoregulation von Eisenstoffwechsel und NO/NOS-Zyklus in aktivierten Monozyten/Makrohagen und der Versorgung einer Eisenbenötigenden Zelle unter EPO/Eisentherapie
Weiss G et al. (1997) [195].

IFN-γ: Interferon γ, iNOS: induzierte Stickoxydsynthase, IRE: auf Eisen reagierendes Element, IRE/IRP: hochaffine Bindung von Eisenregulierendem Protein (IRP) an IREs, LPS: Lipopolysaccharid, TNF-α: Tumor–Nekrose–Faktor α, ↑ und ↓ : zeigen Anstieg oder Abnahme zellulärer Reaktionen

Versorgung einer Eisenbenötigenden Zelle.

Als Ferritin gespeichertes Eisen einer Eisenspeichernden Zelle wird an Transferrin abgegeben und zu der Zelle transportiert, die Eisen benötigt.

Die Zytoplasmamembran der Gewebezellen enthält Transferrinrezeptoren, an die das Eisen tragende Transferrin bindet.

Das Endosom wandert in das Zytoplasma und setzt dort Eisen frei.

Es kehrt zur Zytoplasmamembran zurück und Apotransferrin wird nach extrazellulär abgegeben.

Zeichenerklärung: ⌒ Transferrinrezeptor, ● Eisen tragendes Transferrin, ○ Apotransferrin, ⊙ Ferritin

Die kombinierte Erythropoetin- und Eisentherapie wird als sehr erfolgversprechend beurteilt, da neben der Besserung der Anämie auch die beschriebenen Hemmeffekte des Eisens auf Zytokinaktionen und makrophageninduzierte Zytotoxizität sich günstig auswirken.

Unter Erythropoetinsubstitution wird der Transferrinrezeptor auf erythroiden Vorläuferzellen hochreguliert. Eine sequentielle Gabe von Erythropoetin und Eisen (im Abstand von 48 Stunden) wird empfohlen [193].

Eisenverteilungsstörungen

Tabelle 21: Gründe für eine Kombinationstherapie mit EPO und Eisen

	Erythroide Zellen	Reticuloendotheliales System (z. B. Makrophage)
EPO ↑ = EPO-Behandlung	• stimuliert die Proliferation von erythroiden Knochenmarkszellen • reguliert TfR-Expression hoch	• reguliert Transferrinrezeptor-expression hoch
„Freies Eisen" ↑ = i.v.-Eisenbehandlung	• stimuliert die Hb-Synthese	• hemmt NOS und NO Produktion • reguliert Ferritinexpression hoch • hemmt IFN-γ und TNF-α Produktion

IFN-γ = Interferon-γ
TNF-α = Tumor-Nekrose-Faktor α
NO = Nitric oxide (Stickoxid)
NOS = Nitric oxide synthase (Stickoxidsynthetase)

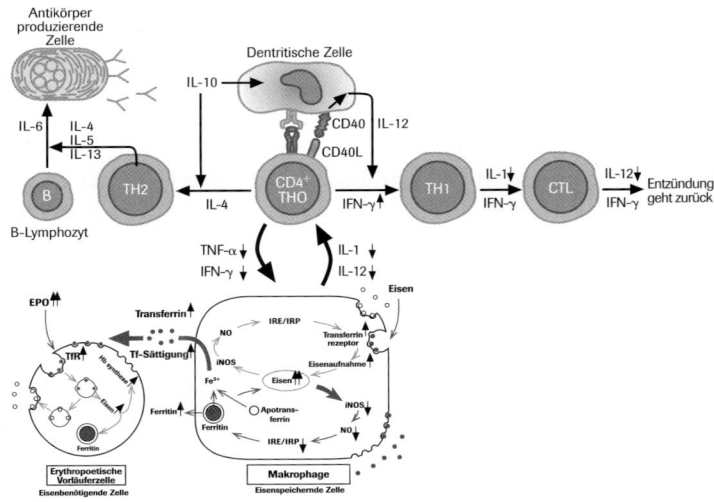

Abb. 38: Zytokine in der Zell-Zell-Interaktion bei der Differenzierung von T-Zellen in TH1 und TH2-Zellen. TH1-Zellen führen über Makrophagenaktivierung zu ausgeprägten Entzündungsvorgängen. Es besteht über Zytokine eine Verknüpfung zur Autoregulation des Eisenstoffwechsels in den Makrophagen und zum NO/NOS-Zyklus in aktivierten Makrophagen. Die Herunterregulation des Eisenstoffwechsels erfolgt unter Therapie mit EPO und i.V. Eisengabe. Nach Moldawer et al. (1997) [132] und Weiss et al. (1997) [195]

Eine Kombination von EPO/i.v. Eisen führt zur Reduktion von Eisenablagerungen in den Makrophagen und reguliert die Zytokininteraktion und die Entzündungsreaktion herunter – vor allem von IL-1, IL-12 und IFN-γ. Gleichzeitig wird die Entzündungsaktivität gehemmt. Dies erklärt die entzündungshemmende Wirkung der Therapie mit EPO und i.v. Eisengabe. Bedenkt man, daß die Therapie ohne Nebenwirkungen ist und das mit ihr neben der Anämiekorrektur bei Tumor- und Infektpatienten und auch bei Patienten mit chronischen Entzündungen (z. B. Rheumatoide Arthritis) eine Korrektur der Entzündungsaktivität erreicht wird, ist damit ein ganz wichtiger Meilenstein bei der Therapie dieser Erkrankungen erreicht worden.

Therapie mit EPO und i.v. Eisengabe – Downregulierung der Entzündung

Seit etwa zehn Jahren steht gentechnologisch hergestelltes rekombinantes humanes Erythropoetin (rhEPO) für den therapeutischen Einsatz bei verschiedenen Krankheitsbildern zur Verfügung. Zunächst wurde rhEPO bei Dialysepatienten klinisch geprüft, die aufgrund der renalen Anämie oft auf regelmäßige Bluttransfusionen angewiesen waren. Im Verlauf der chronischen Niereninsuffizienz verliert die Niere ihre Fähigkeit, auf den Abfall des Hämatokrit mit einer adäquat gesteigerten Synthese zu reagieren. Die Ansprechbarkeit des Knochenmarks dieser Patienten auf rhEPO ist jedoch nicht beeinträchtigt.

Das Krankheitsbild der renalen Anämie ist ein „klassisches" Beispiel für die Substitutionstherapie mit rhEPO. Es ist auch nicht erstaunlich, dass über 95 % der Dialysepatienten erfolgreich mit rhEPO behandelt werden können [86, 176].

Unter physiologischen Bedingungen erfolgt die Neubildung von Erythropoetin in den peritubulären Fibroblasten der Niere. Bei hypoxischen Zuständen wird – über einen zellulären Sauerstoffsensor vermittelt – die Synthese des Hormons gesteigert (Anstieg der Expression des EPO-Gens). Bei chronischer Niereninsuffizienz geht die Fähigkeit dieser Nierenzellen zu einer adäquaten Steigerung der EPO-Bildung verloren.

Es gibt eine Reihe von Anämieformen, die nicht primär auf einem EPO-Mangel beruhen, die aber durch eine rhEPO-Therapie korrigiert werden können. Fast alle chronisch entzündlichen oder malignen Erkrankungen gehen mit einer Anämie einher. Bei diesen Anämien spielen mehrere Faktoren eine Rolle. In erster Linie liegt eine Bildungsstörung roter Blutzellen im Knochenmark vor. Als Ursache der Hemmung der Erythropoese werden zirkulierende Zytokine, die aufgrund des Entzündungsprozesses freigesetzt werden, verantwortlich gemacht (TNF-α, IL-1, IL-6).

Bei Tumor- oder Infektanämien bzw. Anämien chronisch entzündlicher Erkrankungen führen die direkte Hemmung der Erythropoese und die durch zirkulierende Zytokine verminderte Bildung von Erythropoetin oder die verminderte Eisenfreisetzung aus dem retikuloendothelialen System dazu, dass im Vergleich zur renalen Anämie höhere EPO-Dosierungen zur Korrektur der Anämie erforderlich sind. Dennoch können bei vielen Patienten mit Karzinomen, Infekten oder chronischen Darmerkrankungen oder bei rheumatoider Arthritis eine Anhebung des Hämatokrit, eine Reduktion des Transfusionsbedarfs und eine Verbesserung der Lebensqualität erreicht werden.

Tabelle 22: Biologische Funktion

Bildung	• spezialisierte Nierenzellen
	• regenerierende humane Leberzellen.
Regulation	• Hormone wie Renin, Angiotensin II oder Epinephrin
	• Cytokine wie IL-1, IL-6 oder TNF
	• Sauerstoffzufuhr am Ort der EPO-Produktion.
Biologische Funktion	• Wachstumsfaktor mit einem hormonartigen Effekt.
	• Vorläuferzellen der roten Blutzellen (Erythroblasten) im Knochenmark
	• Förderung der Proliferation und Differenzierung der Vorläuferzellen in Erythrozyten.
EPO bei Erkrankung	Bei gewissen Formen der Anämie, insbesondere der aplastischen renalen Anämie, scheint die Regulation der EPO-Bildung in der Niere intakt zu sein. Dies führt zu extrem hohen EPO-Konzentrationen im Serum der betreffenden Personen (bis zu 4 U/mL). Andere Formen der Anämie, insbesondere der renalen Anämie, sind charakterisiert durch Serum-EPO-Konzentrationen, die niedriger sind als erwartet hinsichtlich des Grades der Anämie. Bei diesen Personen liegt offensichtlich eine Störung der Regulation der EPO-Bildung vor.
	Anämieformen von denen unbekannt ist, ob sie auf einem Mangel an Erythropoetin beruhen. Diese Frage kann durch Bestimmung der Erythropoetinkonzentration im Serum geklärt werden, und dadurch, dass man die Ergebnisse in Beziehung zur Hämoglobinkonzentration (oder zum Hämatokritwert) setzt.
	Überhöhte Werte von Erythropoetin, welche von normalen oder sogar erhöhten Hämoglobinkonzentrationen begleitet werden (und/oder Hämatokritwerten), wurden bei einer Reihe von Krankheiten wie z. B. Nieren- oder Lebertumoren oder bei sekundären Formen der Polyzythämia gefunden. Die Polyzythämia vera ist durch eine abnorm erhöhte Zahl an roten Blutkörperchen charakterisiert und einem gleichzeitig erniedrigten Serumtiter an Erythropoetin.

Infekt- und Tumoranämien

Die Anämie bei Infektionen und malignen Tumoren sowie bei chronischen Entzündungen (im englischen Sprachgebrauch auch als Anemia of Chronic Disease, ACD bezeichnet) hat in internistischen Kliniken eine höhere Frequenz als die Eisenmangelanämie. Ursache dieser Anämien sind Eisenverteilungsstörungen mit mangelndem Recycling von Eisen aus dem Speichereisenkompartiment in das funktionelle Kompartiment. Die erythropoetischen Vorläuferzellen werden ungenügend mit Eisen versorgt, obwohl das RES mit Eisen gefüllt ist.

Die Hypoproliferation der Erythropoese wird durch inflammatorische Zytokine (IL-1, IL-6, TNF-α) induziert. Die Erythropoese ist der reduzierten Eisenversorgung angepaßt, so dass eine normale Hämoglobinisierung der roten Blutzellen erfolgt. Es resultiert eine normozytäre, normochrome Anämie mit verminderter Erythrozytenzahl.

Die Laborbefunde bei Entzündungs- und Tumoranämie sind in Tab. 23 aufgezeigt. Kommt es allerdings bei diesen Patienten zu Blutungen, kann eine Kombination von Eisenmangel mit Entzündungs- bzw. Tumoranämie auftreten. Die Diagnostik eines Funktionseisenmangels ist in solchen Fällen problematisch und nicht allein mit den Laborparametern Ferritin, Transferrinsättigung, löslicher Transferrinrezeptor (sTfR) abklärbar.

Tabelle 23: Laborbefunde bei Infekt-, Entzündungs- und Tumoranämie sowie klinische Interpretation (Thomas et al.) [182, 183].

	Laborbefunde	Klinische Interpretation
Hämoglobin	9 – 12 g/dL	Normochrome, normozytäre Anämie.
Erythrozyten	3 – 4 Millionen/µl	Bei zusätzlicher Eisenunterversorgung der
MCH	> 28 pg	Erythropoese werden hypochrome und mikro-
MCV	> 80 fl	zytäre Erythrozyten gebildet.
Retikulozyten-produktionsindex	< 2	Hypoproliferative Erythropoese bedingt durch eine verminderte Erythropoetinwirkung.
Eisen	< 40 µg/dL	Eisenverteilungsstörung aufgrund vermehrter
Ferritin	> 100 µg/L	Speicherung in den Makrophagen des
Transferrin	< 200 mg/dL	retikuloendothelialen Systems.
Transferrinsättigung	< 15 %	
sTfR	normal	

MCH= Mittleres, zelluläres Hämoglobin (Mean Cell Hemoglobin)
MCV= Mittleres Zellvolumen (Mean Cell Volume)
sTfR = löslicher (soluble) Transferrinrezeptor

Biologische Aktivität der Tumor Nekrose Faktoren (TNF)

Verschiedene Zelltypen können TNF produzieren, die Hauptquelle für dieses Zytokin sind Monozyten und Makrophagen. TNF induziert eine Reihe von proinflammatorischen Veränderungen in Endothelzellen sowie die Produktion weiterer proinflammatorischer Zytokine, die Expression von Adhäsionsmolekülen, die Freisetzung prokoagulatorischer Substanzen und die Induktion der iNOS (induzierte Stickstoffsynthase) [195].

Der Therapieerfolg von blockierenden Antikörpern und Rezeptorfusionsproteinen [161] unterstreicht die Bedeutung der Suche nach weiteren therapeutischen Angriffspunkten an diesem Zytokin mit dem Ziel einer effektiven Hemmung der TNF-Synthese.

TNF–hemmende Substanzen:

- Substanzen, die die Bildung von TNF hemmen wie Phosphodiesteraseinhibitoren, Prostaglandine, Adenosin, Kortikosteroide und Interleukin 10.
- Substanzen, die die Prozessierung des TNF-Pro-Proteins durch Hemmung der spezifischen Metalloproteinase verhindern.
- Substanzen, die die Wirkung des aktiven TNF abschwächen wie Anti-TNF-Antikörper und TNF-Rezeptor-Fc-Fusionsproteine.

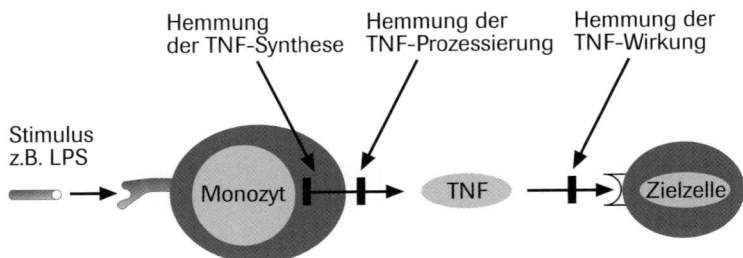

**Abb. 39: Die biologischen Aktivitäten der TNF. TNF werden von Monozyten / Makrophagen nach Stimulation mit Lipopolysacchariden (LPS) gebildet. TNF kann auf drei Ebenen gehemmt werden: Synthese, Prozessierung und Wirkungen auf Zielzellen.
Nach A. Eigler et al. (2001) Internist – 42: 28-34**

Therapieansätze bei Tumorerkrankungen

Es gibt Hinweise auf eine körpereigene Immunüberwachung gegen Tumore [165, 107]. Im Gegensatz zu Bakterien und Viren, die vom Immunsystem effektiv erkannt und bekämpft werden, haben Tumorzellen oft nur minimale Änderungen im Proteinmuster gegenüber normalen Zellen. Als potentiell „fremde" Antigene können meistens nur einzelne Peptide erkannt und dann bekämpft werden. Dennoch sind vor allem in den letzten Jahren sehr erfolgreiche antitumorale Strategien entwickelt worden. Ansätze zur Tumortherapie können in zwei Kategorien eingeteilt werden: Therapieansätze, die auf die direkte Zerstörung der malignen Tumorzellen ausgerichtet sind, und neuere Ansätze, die auf die Zerstörung von tumorversorgenden Strukturen (Tumorgefäße und Tumorstroma) zielen und dadurch indirekt zur Vernichtung des Tumors führen.

Bei der Induktion maligner Tumore spielen übermäßig freigesetzte Liganden der Tumor Nekrose–Faktor–Familie offenbar eine zentrale Rolle [153, 192]. Neben den klassischen niedermolekularen Verbindungen haben Pharmaka auf Proteinbasis dank ihrer hochselektiven Wirkung an Bedeutung gewonnen. Das Interesse an diesen Verbindungen ist besonders groß für die Behandlung solcher Tumorerkrankungen, für die zur Zeit noch keine therapeutischen Verfahren existieren. Die molekulare Basis für die Entwicklung von Proteintherapeutika sind Antikörper, Zytokine und deren Rezeptoren sowie aus diesen Proteinklassen abgeleitete, gentechnisch hergestellte Derivate und Fusionsproteine [190].

In klinischen Untersuchungen wurde schon früh versucht, systemisch appliziertes TNF als antitumorales Agens einzusetzen. Diese Bemühungen waren jedoch erfolglos, da TNF ausgeprägte Nebenwirkungen bis zur Schockinduktion auslöst. Die Nebenwirkungen einer systemischen TNF-Behandlung sind vor allem durch dessen pleiotrope, proinflammatorische Wirkung sowie die ubiquitäre Verteilung der TNF-Rezeptoren bedingt. Deshalb sind in letzter Zeit vor allem Liganden der Zytokinfamilie des Tumornekrosefaktors (TNF) in den Blickpunkt gerückt.

Mit Apoptoseinduzierenden Molekülen der TNF-Familie, die auf Tumorzelllinien eine starke zytotoxische Wirkung haben, werden zur Zeit einige sehr vielversprechende Wege verfolgt [192]:

- Tumortargeting:
  Ist die Suche nach einem Antigen, das nicht Tumorspezifisch ist. FAP (fibroblast activation protein), ein auf stromalen Fibroblasten des Tumorstromas exprimiertes Molekül, ist eine membranständige Protease, die als ein selektives Markerprotein gilt, welches bei mehr als 90 % der soliden Tumore nachweisbar ist [137]. Da Karzinome typischerweise einen hohen Stromanteil haben, ist FAP ein universeller und stark exprimierter Marker bei soliden Tumoren.
- Antikörper–Zytokin–Fusionsproteine:
  Antikörper–Zytokin–Fusionsproteine werden mit dem Ziel einer verbesserten antitumoralen Wirksamkeit bei gleichzeitiger Unterbindung therapielimitierender systemischer Nebenwirkungen entwickelt. FAP wird dabei überwiegend als Zielantigen für Zytokine der TNF-Familie aufgrund seiner dominanten Expression ausgewählt [153]. Ziel ist in allen Fällen hochwirksame, nebenwirkungsfreie- bzw. -arme Derivate der Apoptoseinduzierenden Liganden der TNF-Familie für die Tumortherapie herzustellen. Ob und welche der Therapien zur Hemmung des TNF klinische Relevanz erlangen werden, ist derzeit noch nicht abzusehen. Insbesondere Mitteilungen von gehäuftem Auftreten von Lymphomen und Karzinomen unter Therapie mit Anti-TNF-Antikörpern dämpfen zur Zeit noch die Euphorie.

Hämoglobinwerte bei Zytostatikatherapien

Randomisierte Studien bei Patienten mit Multiplem Myelom (MM), Non-Hodgkin-Lymphom (NHL) oder chronischer lymphatischer Leukämie (CLL) haben deutlich gemacht, dass durch die Gabe von EPO eine Hämoglobinanhebung und eine Reduktion des Transfusionsbedarfs erreichbar sind [30, 115].

Offenbar spielt bei nahezu allen Zytostatikatherapien der Hämoglobin-Wert (Hb) für die Lebensqualität der Patienten eine wichtige Rolle. Eine große multizentrische randomisierte Studie von Littlewood et al. [115] untersuchte den Einfluß von EPO auf den Transfusionsbedarf und die Lebensqualität von Patienten mit soliden Tumoren und hämatologischen Systemerkrankungen unter nichtcisplatinhaltiger Chemotherapie. Eingeschlossen waren Patienten mit soliden Tumoren oder hämatologischen Neoplasien bei denen eine Anämie (Hb < 10,5 g/dL) diagnostiziert wurde oder bei denen der Hb-Wert in den ersten vier Wochen der Chemotherapie um mehr als 1,5 g/dL abnahm. Die Patienten wurden parallel zur Chemotherapie über 28 Wochen mit rhEPO (3 x 150 IU/kg/Woche) behandelt. Die Behandlung mit Erythropoetin führte trotz Chemotherapie zu einem Anstieg des Hämoglobinwertes um 2 g/dL und zwar sowohl bei den Patienten mit soliden Tumoren als auch bei jenen mit hämatologischen Neoplasien.

Anämien bei malignen Tumoren sind also das Ergebnis eines multifaktoriellen Prozesses, bei denen das Immunsystem und das inflammatorische Geschehen eine dominierende Rolle spielen [118, 119].

Bekannte Ursachen von Anämien bei Patienten mit Neoplasien sind tumorbedingte Blutungen, Hämolyse oder Infiltration des Knochenmarks durch Tumorzellen. Die Mehrzahl der Anämien, die in Verbindung mit malignen Neoplasien auftreten, werden jedoch direkt und indirekt durch den Tumor selbst verursacht. Anämie ist die Folge eines Missverhältnisses zwischen der Produktionsrate von Erythrozyten im Knochenmark und ihrer Verweildauer im Blut. Sowohl die Proliferation als auch die Lebensdauer der roten Blutzellen werden durch den Tumor beeinträchtigt. Man weiss, dass die Lebensdauer der Erythrozyten von Patienten mit Tumorerkrankungen von 120 auf 60 – 90 Tage verkürzt ist. Offenbar führt die Aktivierung des Immunsystems bei tumorbedingter Anämie zu einer Suppression der Erythropoese. Dafür sind Zytokine verantwortlich (TNF-α, IL-1, INF-γ).

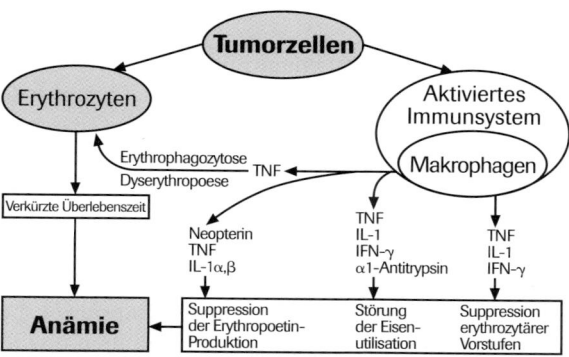

Abb. 40: Pathophysiologische Mechanismen der tumorbedingten Anämie.
TNF = Tumor Nekrose Faktor; IFN = Interferon; IL = Interleukin.
Modifiziert nach MR Nowrousian et al. (1996) [134]

Die Aktivierung der Erythropoese wird durch das Wachstumshormon Erythropoetin, das in den proximalen Tubuli der Niere produziert wird, reguliert. Bei Patienten mit tumorbedingten Anämien stimuliert exogen zugeführtes, rekombinant hergestelltes Erythropoetin die Proliferation und Ausdifferenzierung von Vorstufen der roten Blutzellen. Hinsichtlich ihrer Wirkung auf die Erythropoese können Erythropoetin und IFN-γ als Gegenspieler betrachtet werden. IFN-γ hemmt die Expression des Erythropoetinrezeptors. Daher ist verständlich, daß rekombinantes Erythropoetin der tumorbedingten Anämie entgegenwirkt.

Die direkte Wirkung von Interleukin 1 (IL-1), Interferon gamma (IFN-γ) und Tumornekrosefaktor alpha (TNF-α) auf Knochenmark und Erythropoetinproduktion wurde ebenso wie die ungenügende Antwort auf Erythropoetingaben nachgewiesen. Vor allem ist der Hämoglobinspiegel ein prognostischer Faktor. Dies wurde bereits vor fast 10 Jahren beim kleinzelligen Lungenkarzinom gefunden [119]. Nicht die Art des Tumors, sondern die Beteiligung des Knochenmarkes und die Resthämatophoese stellen offenbar einen entscheidenden Faktor für den Therapieerfolg dar, ebenso die Art, Dauer und Intensität der Chemotherapie. Chemotherapieschemata, die Platinolverbindungen enthalten, zeigen dabei eine bessere Reaktion auf Erythropoetingaben. Interessanterweise ist dabei ein niederes Ausgangserythropoetin, wie es vor allem bei Lymphomen und Myelomen häufig gefunden wird, ein guter prognostischer Faktor für die Therapieantwort. Ein Ausgangserythropoetinspiegel von unter 250 IU/L gilt als besonders günstig [117].

Die Prognose des Therapieerfolges bei soliden Tumoren ist schwieriger, doch wird der Anstieg des löslichen Transferrinrezeptors (sTfR) innerhalb von zwei Wochen nach Therapiebeginn als günstige Vorhersage für den Therapieerfolg gewertet. Ludwig et al. [118] berichten über Therapieerfolge, bei denen nach 2 Wochen der Anstieg der Hämoglobinkonzentration um mehr als 0,5 g/dL und ein Absinken des Erythropoetinspiegels auf weniger als 100 IU/L beobachtet wurde. Ein Absinken des Serumferritins wird auch als günstiges Zeichen auf die Therapie interpretiert.

In der Zwischenzeit werden auch Patienten unter Radiotherapie mit Erythropoetin behandelt. Hierbei wurde beobachtet, dass bei den Patienten mit EPO teilweise der Hämoglobinwert anstieg im Gegensatz zu der unbehandelten Kontrollgruppe.

Gegenüber der Strahlentherapie weisen hypoxische Bereiche eine erhöhte Resistenz auf. Offensichtlich besteht eine signifikante Korrelation zwischen dem Hb-Wert und dem medianen Sauerstoffpartialdruck in den Tumoren. Da der wichtigste, das Sauerstoffangebot bestimmende Parameter die Hämoglobinkonzentration ist, erscheint eine Anhebung des Hb-Wertes mit EPO auf über 12 g/dL bei onkologischen Patienten sinnvoll, auch wenn diese Patienten niedrigere Hb-Werte üblicherweise noch gut tolerieren.

Erythropoetin- und Eisensubstitution bei Tumoranämien

Patienten mit malignen Erkrankungen entwickeln häufig eine Anämie, die entweder auf den malignen Prozess selbst oder auf die Therapie zurückzuführen ist. Verschiedene Faktoren wie die Art des Tumors und die Krankheitsdauer sowie die Art und Intensität der Chemo- und/oder Radiotherapie beeinflussen die Anämierate.

Etwa 50 – 60 % der Patienten, die sich wegen eines malignen Lymphoms, Bronchialkarzinoms, gynäkologischen Tumors oder eines Karzinoms des Urogenitaltrakts einer aggressiven Chemotherapie unterziehen, benötigen Bluttransfusionen. Diese sind jedoch mit zahlreichen Nebenwirkungen und Risiken verbunden (wie z. B. allergische Reaktionen oder Infektionen z. B. Hepatitis, HIV, bakterielle Kontamination des Blutprodukts oder einer Blutgruppen-Inkompatibilität). Ein unvermeidbarer Nebeneffekt von Bluttransfusionen ist die chronische Immunsuppression. Bei Tumorpatienten ist dies besonders fatal, da es der Tumorprogression Vorschub leisten kann. Dazu kommen Eisen- und Volumenüberlastung.

Mit der Gabe von rekombinantem humanen Erythropoetin lassen sich die genannten Nachteile vermeiden. EPO hebt auf physiologischem Weg den Hb-Wert an und führt zu einer Verbesserung der Lebensqualität der Patienten. Die EPO-Gabe ist deshalb besser verträglich und beeinflusst das Ergebnis der Krebsbehandlung günstig. Tumorhypoxie und Anämie sind negative prognostische Indikatoren in Bezug auf die Behandlungsergebnisse bei soliden und bei hämatologischen Karzinomen [119].

Die Behandlung der Anämie bei gleichzeitiger Reduktion der Trans-

fusionen wird neben einer chemotherapeutischen Behandlung bereits sehr erfolgreich bei Patienten
• mit soliden Tumoren
• mit malignen Lymphomen (z. B. Chronisch Lymphatische Leukämie [CLL], Hodgkin-Lymphom [HL], Non-Hodgkin-Lymphom [NHL])
• mit multiplem Myelom (MM)
• bei denen aufgrund ihres Allgemeinszustandes (z. B. kardiovaskulärer Status, Anämie) ein erhöhtes Transfusionsrisiko besteht
• unter Chemotherapie mit Platinderivaten und nicht platinhaltigen Chemotherapeutika.
angewendet.

Als Folge des Ansprechens auf die Therapie mit Erythropoetin sinkt der Bedarf an Erythrozytenkonzentrattransfusionen beträchtlich. In einer klinischen Studie von Leon et al. [108], der den Erythrozytenbedarf unter Chemotherapie analysierte, war in der Gruppe der Patienten, die mit Erythropoetin behandelt wurde, lediglich ein Anteil von 16 % transfusionsbedürftig. In der Gruppe, die nicht mit Erythroproetin behandelt wurden, benötigten 96% der Patienten eine Transfusion. Die gleiche Beobachtung wird auch von Qvist et al. beschrieben [149].

Die klinische Erfahrung zeigt, dass unter einer Dosierung mit Erythropoetin von 150 IU/kg Körpergewicht (ca. 10 000 IU), 3 x wöchentlich, folgende Ansprechraten erzielt werden:

Tabelle 24: Ansprechraten von Patienten mit malignen Erkrankungen auf rekombinantes humanes Erythropoietin und Anteil der Patienten mit endogenem Erythropoetinmangel

Krankheitsbild	Endogener Erythropoetin-Mangel [%]	Ansprechraten auf rekombinantes Erythropoetin [%]
NHL	38	50 – 61
CLL	53	zirka 50
CMS	59	variabel
MM	80	50 – 80
MDS	-	8 – 28
Solide Tumore	86	40 – 62
Nach Chemotherapie	50 – 80	52 - 82

NHL Non-Hodgkin-Lymphom
CLL Chronisch Lymphatische Leukämie = Chronisch Lymphatisches Lymphom
CMS Chronische Myeloische Leukämie = Chronisch Myeloproliferatives Syndrom
MM Multiples Myelom, MDS Myelodysplastisches Syndrom

Danach sprechen mehr als die Hälfte der Patienten mit NHL, CLL oder MM auf Erythropoetin sehr gut an. Auch bei soliden Tumoren sowie bei Chemotherapieinduzierten Anämien findet man in der Regel gute bis sehr gute Ansprechraten.

Die Ansprechraten bei Patienten mit myelodysplastischem Syndrom (MDS) ist dagegen gering und liegt unter 10 %. Dies ist wahrscheinlich darauf zurückzuführen, dass hier eine Eisenutilationsstörung vorliegt [119]. Hinweise ergeben Untersuchungen von Mantovani [124], dass Erythropoetin die immunologischen Parameter IL-1, IL-6 bzw. TNF-α bei diesen Tumorpatienten nicht beeinflußt.

Folgende Indikationen für eine Behandlung mit Erythropoetin bei malignen Erkrankungen sind klinisch aussichtsreich (Tab. 25):

Tabelle 25: Indikationen mit EPO-Behandlung bei malignen Erkrankungen

- Verhinderung von iatrogener Hämosiderose und Transfusionsreaktionen
- Multiples Myelom (MM) bei Serumerythropoetin unter 100 IU/L
- Non-Hodgkin-Lymphom (NHL), Morbus Hodgkin, bei Knochenmarkinfiltration und Therapie mit monoklonalen Antikörpern
- Myelodysplastisches Syndrom (MDS) bei Serum-Erythropoietin unter 100 IU/L
- Chronisch myeloproliferatives Syndrom (CMS) je nach Ausmaß der Knochenmarkinsuffizienz

Der wichtigste prädiktiver Parameter für ein Ansprechen auf die EPO Therapie ist der funktionelle Eisenmangel (Ferritin-Wert > 20 µg/L, löslicher Transferrinrezeptor (sTfR) > 5 mg/L). Funktioneller Eisenmangel ist einer der wichtigsten Faktoren, die das Ansprechen auf EPO beeinflussen. Therapeutisch effizient sind intravenöse Eisengaben. Die Beseitigung des funktionellen Eisenmangels wird am besten durch parenterale Eisensubstitution mit einem Fe(III)-Saccharatkomplex erreicht.

Weitere wichtige Prädiktoren zu Therapiebeginn sind der endogene EPO Serumspiegel und die Thrombozytenzahl. Niedrige Serumerythropoietinwerte zu Therapiebeginn (< 250 IU/L) und normale Thrombozytenzahlen (> 100 x 10^9/L) sind daher unabhängige Prognosefaktoren, die auf ein Ansprechen hinweisen.

Ab der 2.–4. Woche bieten relative Veränderungen der Retikulozyten, des Hb-Werts und der Transferrinrezeptoren im Serum gute Anhaltspunkte. Die Vorhersage, ob der Patient auf EPO ansprechen wird oder nicht, ermöglicht eine maximale Effektivität und damit eine Minimierung der Kosten.

Neben rh-EPO ist es gelungen, durch rekombinante DNA-Technologie ein Analog des rh-EPO zu synthetisieren, Novel Erythropoiesis Stimulating Protein (NESP) [51, 120], das längere Intervalle der Administration erlaubt [51], da es eine dreimal längere Halbwertzeit als rHu-EPO aufweist. 200 IU rHu-EPO sind ungefähr 1 µg NESP äquivalent [66], Antikörper gegen NESP im Serum behandelter Patienten wurden bis jetzt nicht entdeckt [65].

Die Therapie der Anämien bei Infektionen, Tumoren und chronischen Entzündungen ist durch eine inadäquate Erythropoetinsekretion gekennzeichnet und kann durch den Einsatz von rHu-EPO oder NESP dann effektiv korrigiert werden, wenn vorher der funktionelle Eisenmangel rechtzeitig durch Eisengaben beseitigt wird.

Die empfohlene Erythropoetin-Dosis ist ca. 150 IU rHu-EPO/kg Körpergewicht 3 x wöchentlich, dies entspricht etwa 450 IU rHu-EPO/kg KG einmal wöchentlich, woraus sich für 70 kg/KG etwa 31 000 IU rHu-EPO bzw. 15 µg NESP errechnen lassen.

Neue Untersuchungen haben ergeben, daß die 3 x wöchentliche Gabe von 150 U/kg Körpergewicht Erythropoetin i.v. durch eine einmalige wöchentliche Gabe von ca. 30 000 IU subkutan beginnend mit der Chemotherapie ersetzt werden kann. Auch unter diesem Therapieregime kommt es zum Ansteigen des Hämoglobins in dem Zielbereich und zu einer drastischen Reduktion des Transfusionsbedarfes. Neben dem klinischen Effekt konnte in einer Studie von Cheung [33] eine ähnliche Pharmakodynamik bei gleich guten klinischen Ergebnissen beobachtet werden. Gleiche Beobachtungen wurden in einer Studie von Gabrilove [61] berichtet, in der Patienten eine deutliche Besserung der Lebensqualität angaben, die in signifikanter Beziehung zum Anstieg der Hämoglobinkonzentration stand.

Die einmalige hochdosierte Gabe von Erythropoetin zeigt in den bis jetzt vorliegenden Studien gleiche Ergebnisse wie die 3 x wöchentliche Gabe, hat aber sicherlich den Vorteil, in der Patientenbetreuung angenehmer zu sein. Ob die einmalig wöchentliche Gabe von NESP in ihren Intervallen verlängert werden kann, ist wahrscheinlich positiv zu beantworten.

Tabelle 26: Kombinierte Gabe von EPO/i.v. Eisen bei der Behandlung von Tumoranämien

EPO	IU/Woche	ca. 30 000
i.v. Eisen	mg/Woche	< 20
Ziel Hb	g/dL	12
Ziel Ferritin	µg/L	100 – 300
Ziel löslicher Transferrin-Rezeptor (sTfR)	mg/L	< 5
Ziel Transferrinsättigung (TfS)	%	> 15
Ziel CRP	mg/L	< 5

ACD = Anemia of chronic disease (Anämie chronischer Erkrankungen)
TfS = Transferrinsättigung
sTfR = löslicher Transferrinrezeptor
Hb = Hämoglobin
CRP = C-reaktives Protein

Um eine optimale Versorgung für den Patienten zu erzielen, die rHu-EPO in Kombination mit i.v. Fe(III)-Injektionen erhalten, sollten in regelmäßigen Abständen während der Behandlung die wesentlichen Diagnostischen Parameter des Eisenstoffwechsels bestimmt werden (Tab. 27).

Tabelle 27: Diagnostische Parameter und Zielwerte für die Eisensubstitution unter EPO-Therapie bei Tumoranämien

Diagnostische Parameter	Zielwerte	Häufigkeit der Bestimmung
Hämoglobin	12 g/dL	vierteljährlich
Hämatokrit	30-36 %	
Retikulozyten	10-15 ‰	
Folat	> 20 ng/mL	halbjährlich
Vitamin B_{12}	> 2 ng/mL	
Ferritin	100-300 ng/mL	Bei Beginn und dann vierteljährlich
löslicher Transferrin Rezeptor (sTfR)	< 5 mg/L	
Transferrinsättigung	20-30 %	
Hypochrome Erythrozyten	< 10 %	
CRP	< 5mg/L	

Zu Beginn der Therapie mit rHu-EPO und mit i.v. Eisen sollten alle hämatologischen Parameter und Eisenparameter bestimmt werden. Zweimal pro Jahr sollten diese Parameter überprüft werden.

Anämien chronischer Entzündungen

Das zelluläre Immunsystem (Granulozyten, Monozyten/Makrophagen, natürliche Killerzellen, T- und B-Lymphozyten) ist bei allen Entzündungsprozessen und vor allem bei chronischen Entzündungen wie Infektionen, malignem Wachstum, Erkrankungen des Bewegungsapparates wie Rheumatoide Arthritis, Kollagenosen und Autoimmunerkrankungen beteiligt.

Nach der Entdeckung der proinflammatorischen Proteine Interleukin-1 (IL-1) und Tumor Nekrosefaktor alpha (TNF-α) und ihrer Rolle beim septischen Schock wurden Substanzen zu deren rascher Neutralisierung entwickelt. Parallel wuchsen die Erkenntnisse über die Zusammenhänge zwischen Krankheitsaktivität der Rheumatoiden Arthritis (RA) und IL-1 bzw. TNF-α [161]. Die wachsenden technischen Möglichkeiten in der Herstellung humanisierter monoklonaler Antikörper und erste gute Erfahrungen in der Therapie der RA mit anti-CD4 Antikörpern ebneten den Weg zur Langzeitbehandlung der Rheumatoiden Arthritis (RA) und anderer chronisch entzündlicher Erkrankungen mit IL-1/TNF-α bindenden Substanzen [122].

Anämien bei Rheumatoider Arthritis (RA)

Die klinische Manifestation der Rheumatoiden Arthritis führt infolge eines chronischen Entzündungsprozesses zur schubweise fortschreitenden Zerstörung von Knorpel und Knochen in den Gelenken. Die Erkrankung ist aber nicht auf Gelenke beschränkt sondern manifestiert sich häufig auch bei anderen Organen, beispielsweise an Herz, Auge oder Niere.

In jedem Fall kommt es zu einer Entzündung in den Gelenken mit einer starken, schmerzhaften Schwellung der Synovialmembran (Gelenkinnenhaut). Nachfolgend wuchert Bindegewebe in den Knorpel und schließlich werden der Gelenkknorpel und der darunter liegende Knochen zerstört. Bei ausgeprägter Aktivität sind eine Anämie und Thrombozytose vorhanden (Abb. 41).

In der Synovialflüssigkeit reichern sich Neutrophile an, in der Synovialmembran vor allem Makrophagen und T-Lymphozyten. Die Synovialmembran verdickt sich infolge von Zellinfiltration und der Neubildung von Blutgefäßen deutlich (Pannusbildung). Makrophagen finden sich dabei reichlich im Saum der Synovialmembran, also in der Kontaktzone zum Knorpel. Durch proinflammatorische Zytokine (z. B. TNF-α, IL-1) werden die Makrophagen ebenso wie die Fibroblasten zur Freisetzung von Kollagenase und Stromelysin 1 angeregt, zwei Matrix-Metalloproteinasen, die maßgeblich an der Knorpelzerstörung mitwirken. Eine Stimulation von knochenabbauenden Osteoklasten wird initiiert (Abb. 41).

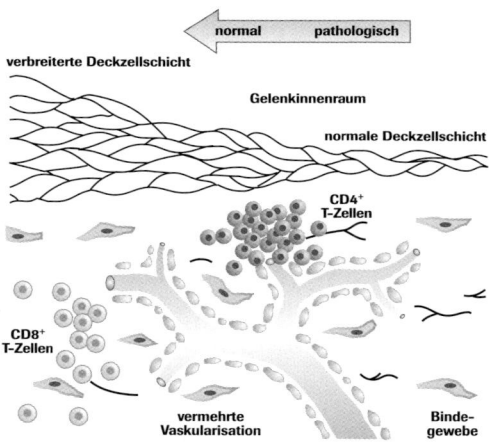

Abb. 41: Die zelluläre Struktur der Synovialis

Zytokininduktion

Bei der Induktion der Rheumatoiden Arthritis spielt übermäßig freigesetzter Tumornekrosefaktor alpha (TNF-α), der von aktivierten Monozyten, Makrophagen und dentritischen Zellen sezerniert wird und IL-1, dessen Hauptaufgabe die Makrophagenaktivierung ist, eine entscheidende Rolle. Beide Zytokine supprimieren über Aktivierung von Interferon (IFN) die Bildung von CFU-E (Colony forming unit – erythrozytär) und abhängig von ihrer Konzentration greifen sie massiv in die erythropoetische Reifungsreihe und die biologische Aktivität von Erythropoetin ein. TNF-α und IL-1 (über INF-γ) sind <Gegenspieler> von EPO. Hohe Konzentrationen von TNF-α und IL-1 können durch massive Störung der Erythropoese zur hypochromen Anämie führen (Abb. 42).

Anämien chronischer Entzündungen

Tabelle 28: Labordiagnostik rheumatischer Erkrankungen

	CRP	Rheumafaktor	ASL, ADNASE	ANA
Rheumatoide Arthritis	++	++	-	+
Rheumat. Fieber	+	(+)	++	(+)
Kollagenosen z. B. SLE	(+)	(+)	-	+++

CRP	= C-reaktives Protein
ASL	= Antistreptolysintiter
ADNASE	= Streptodornase
ANA	= Antinukleäre Antikörper
SLE	= Systemischer Lupus erythematodes

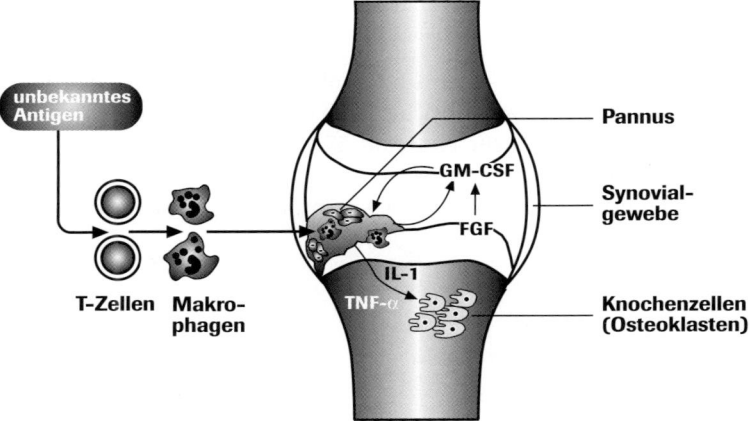

Abb. 42: Induktion der Rheumatoiden Arthritis. Nach Burmester G (1998) Taschenatlas der Immunologie: Grundlagen Labor, Klinik. Thieme, Stuttgart New York. FGF: Fibroblastenwachstumsfaktor; GM-CSF Granulocyte macrophage/monocyte colony-stimulating factor

Therapieansätze bei Rheumatoider Arthritis (RA)

Entzündungshemmende Substanzen wie nichtsteroidale Antirheumatika, Glucocorticoide, Antimetaboliten (Methotrexat) und Immunsuppressiva sind seit Jahren in der Therapie der chronischen Polyarthritis etabliert.

Die bislang häufig unzureichenden Möglichkeiten, die RA effektiv und anhaltend zu therapieren, haben in den letzten Jahren dazu geführt, die Entwicklung immunbiologischer Substanzen (sogenannte „biologische" Therapeutika) voranzutreiben und klinisch zu erproben. Besonderes Augenmerk wird auf proinflammatorische Zytokine und speziell TNF-α als ein Zielmolekül für die Entwicklung neuer effektiver Therapieprinzipien gerichtet. Derzeit stehen zwei biologische TNF-α-blockierende Substanzen zur Behandlung von Patienten mit RA zur Verfügung [161]:
• Der chimäre TNF-α-neutralisierende monoklonale Antikörper CA-2 (Infliximab[1]) sowie
• das lösliche TNF-α-Rezeptor p75 IgG1 Fusionskonstrukt (Etanercept[2])

Beide Therapiemöglichkeiten sind in ihren Langzeitwirkungen noch nicht zu beurteilen, wobei bei beiden Therapien eine Lymphomneogenese nicht auszuschließen ist (Abb. 42).

Als weitere biologisch aktive Substanz wird demnächst ein rekombinant hergestellter Interleukin-1-Rezeptor-Antagonist (IL-1Ra) zur Verfügung stehen.

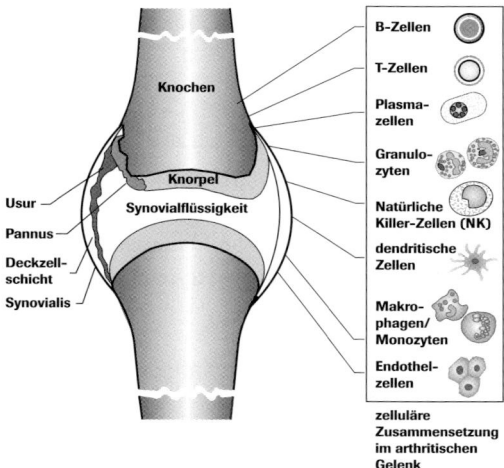

Abb. 43: Zellen im arthritischen Gelenk. Nach Burmester G (1998) Taschenatlas der Immunologie: Grundlagen Labor, Klinik. Thieme, Stuttgart New York

[1] Generic name für Anti-TNF monoclonal antibody, cA2, CenTNF, TA650
[2] Generic name für soluble tumor necrosis factor receptor, TNF receptor fusion protein

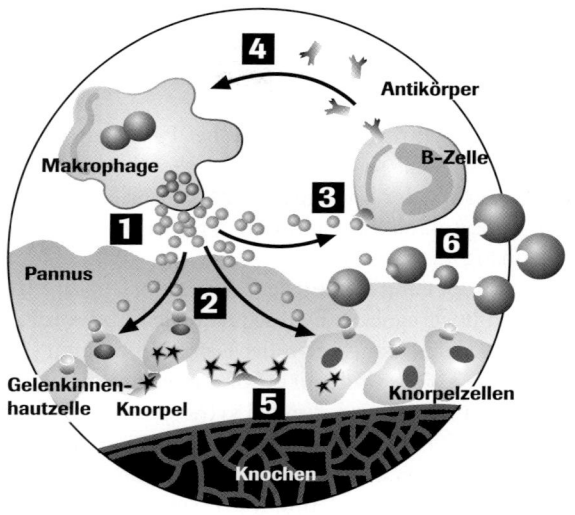

Abb. 44: Blockade der Entzündungsabläufe in den Gelenken: 1. Makrophagen in der Gelenkflüssigkeit schütten TNF-α aus. 2. TNF regt die Bildung zellzerstörender Enzyme an. Das Entzündungsgewebe (Pannus) auf der Gelenkhaut wächst. 3. TNF stimuliert B-Zellen zur Produktion von Antikörpern. 4. Die Antikörper sorgen in den Makrophagen für die Produktion von weiterem TNF. 5. Die zellzerstörenden Enzyme greifen die Gelenkhautzellen an, der Knorpel wird vernichtet und der Knochen angefressen. 6. Medikamente wie TNF-Blocker blockieren TNF.

Erythropoetin und Eisentherapie bei Rheumatoider Arthritis (RA)

Dem Eisenstoffwechsel in Monozyten / Makrophagen kommt bei chronischen entzündlichen Erkrankungen eine herausragende Bedeutung zu. Der Organismus benutzt den Eisenstoffwechsel im inflammatorischen und antineoplastischen Verteidigungssystem. Er entzieht Mikroorganismen und neoplastischen Zellen Eisen und kompartimentiert Eisen im retikuloendothelialen System. Charakteristisch ist die Entstehung einer normochromen normozytären Anämie, einer ACD – Anämie bei chronischen Erkrankungen. Ursachen für eine solche Anämie sind

Entzündungen aller Art (Rheumatoide Arthritis, Malignome oder Traumen). Die Erythropoese ist hierbei vor allem auf der CFU-E-Stufe beeinträchtigt. Verschiedene Zytokine (TNF-α, IL-1, IL-6, INF-γ) werden dafür verantwortlich gemacht.

Die Eisen- und Erythropoetintherapie bei Patienten mit chronischen Entzündungen wird als sehr erfolgversprechend beurteilt [32, 133], da neben der Besserung der Anämie auch die beschriebenen Hemmeffekte des Eisens auf Zytokinaktionen und makrophageninduzierte Zytotoxizität sich günstig auswirken.

Unter Erythropoetingabe wird der Transferrinrezeptor auf erythroiden Vorläuferzellen hochreguliert. Eine sequentielle Gabe von Erythropoetin und Eisen (im Abstand von 48 Stunden) ist zu diskutieren [193, 195].

Die Therapieansätze sind sehr erfolgversprechend [99]. Die zum Teil schwere Begleitanämie wird durch Erythropoetinsubstitution erfolgreich beseitigt [98]. Die Patienten wurden mit 150 IU/kg Körpergewicht rHu-EPO 2 x wöchentlich über einen Zeitraum von 12 Wochen behandelt und erhielten im Falle eines Funktionseisendefizits zusätzlich 200 mg i.v. Fe^{3+} wöchentlich.

Alle Patienten zeigten eine Normalisierung sowohl hinsichtlich Hb-Konzentration als auch hinsichtlich ihrer Lebensqualität gemessen an verschiedenen Parametern, wie multidimensional assessment of fatique (MAF), muscle strength index (MSI). Auch Laborparametern der Aktivität der rheumatoiden Arthritis und der rheumatoid arthritis disease activity index (RADAI) zeigten eine deutliche Verbesserung während der Erythropoetintherapie. Nach Absetzen der 12wöchigen Erythropoetintherapie war, wie zu erwarten eine Abnahme der erreichten Besserung zu beobachten.

Um bei rHu-EPO-Gabe in Kombination mit intravenösen Eisen-Injektionen eine optimale Betreuung der Patienten zu gewährleisten, sind in regelmäßigen Abständen Parameter des Eisenhaushaltes zu bestimmen, die in Tabelle 29 aufgelistet sind. Die Empfehlungen zur Behandlung der Anämie bei RA wurden aktualisiert und es gelten derzeit, sowohl für die Behandlung der Anämie bei RA (Eisenverteilungsstörung) als auch bei der Anaemie der Niereninsuffizienz (Erythropoetinmangel und Eisenverwertungsstörung) nahezu identische Empfehlungen (Tabelle 29). Die rHu-EPO-Gabe hat sich als sehr sichere Therapie – vor allem auch in Hinblick auf das Fehlen von Nebenwirkungen – seit vielen Jahren bewährt.

Anämien chronischer Entzündungen

Tabelle 29: Kombinierte Gabe von EPO/i.v. Eisen bei der Behandlung von ACD

Korrektur				Monitoring			
EPO	IU/Kg/Woche	3 x 50 – 150			IU/Kg/Woche		
i.v. Eisen	mg/Woche	10 – 40		i.v. Eisen	mg/Woche	10 - 20	
Ziel Hb	g/dL		12	Hb	g/dL		12
Ziel Ferritin	µg/L	100 – 300		Ferritin	µg/L	100 – 300	
Ziel löslicher Transferrin-Rezeptor (sTfR)	mg/L		< 5	sTfR	mg/L		< 5
Ziel Transferrinsättigung (TfS)	%		> 15	Transferrinsättigung (TfS wird durch sTfR ersetzt)	%	> 15 – 45	
	mg/L			CRP	mg/L		< 5

ACD = Anemia of chronic disease (Anämie chronischer Erkrankungen)
TfS = Transferrinsättigung
sTfR = löslicher Transferrinrezeptor
Hb = Hämoglobin
CRP = C-reaktives Protein

Tabelle 30: Diagnostische Parameter und Zielwerte für die Eisensubstitution unter Therapie mit Erythropoetin

Diagnostische Parameter	Zielwerte	Häufigkeit der Bestimmung
Hämoglobin	10-12 g/dL	
Hämatokrit	30-36 %	vierteljährlich
Retikulozytenproduktionsindex (RPI)	> 2	
Folat	> 20 ng/mL	halbjährlich
Vitamin B_{12}	> 2 ng/mL	
Ferritin	100-300 ng/mL	
löslicher Transferrin Rezeptor (sTfR)	< 5 mg/L	Bei Beginn der Anämiekorrektur, dann vierteljährlich
Transferrinsättigung	20-30 %	
Hypochrome Erythrozyten	< 10 %	
CRP	< 5mg/L	

Zu Beginn der Therapie mit rHu-EPO und mit i.v. Eisen sollten alle hämatologischen Parameter und Eisenparameter bestimmt werden. 4 x pro Jahr sollten diese Parameter überprüft werden.

Eisenverwertungsstörungen – Diagnose und Therapie

Bei Eisenverwertungsstörungen hat trotz Erniedrigung des Hämoglobinwertes der einzelne Erythrozyt noch eine normale Menge Hämoglobin, MCH und MCV sind im Normbereich. Offenbar ist nicht Eisenmangel hier das Problem, sondern die *Erythrozytenbilanz* zwischen Bildung und Abbau. Diese Bilanz wird durch die Retikulozytenzahl (als Mass für die Regeneration der Erythropoese) mit normalen Retikulozytenwertenwerten zwischen 5 – 15 ‰ widergegeben.

- Normochrome und normoregenerative Anämien beruhen meist auf zu geringer Stimulation der Erythropoese. Bei den renalen Anämien ist bei chronischer Niereninsuffizienz die Erythropoetin-Synthese sehr stark vermindert.
- Erhöhte Retikulozytenproduktionsindex-Werte > 2 werden bei *Hyperregeneration* gemessen. Sie ist die Antwort auf gesteigerten Abbau der Erythrozyten ≙ Hämolyse. Bei gesteigertem Erythrozytenabbau wird Haptoglobin als Transportprotein für Hämoglobin verbraucht und sinkt rasch ab. Damit ist Haptoglobin ein Marker für die Hämolysediagnostik. Nur bei akutem oder relativ starkem Erythrozytenabbau steigt das Bilirubin merklich an.
- Erniedrigte Retikulozytenproduktionsindex-Werte < 2 werden bei überwiegender *Hyporegeneration* gefunden, d. h. Hypoplasie oder gar Aplasie im Mark.

Urämische Anämien

Eine wichtige Sonderform der normochromen normozytären Anämie stellt die urämische Anämie dar.

Die wesentliche Ursache der urämischen Anämie ist die inadäquate Produktion von Erythropoetin der chronisch erkrankten Nieren. Das Erythropoetin im Plasma ist beim urämischen Patienten niedriger, verglichen mit nicht urämischen Patienten und vergleichbarem Anämiegrad.

Obwohl die urämische Anämie sicherlich eine multifaktorielle Genese hat und teilweise durch eine adäquate Hämodialysetherapie gebessert werden kann, spielt die extrakorporale hämolytische Komponente eine nicht zu unterschätzende Rolle. Manche Patienten haben einen Defekt im Hexosemonophosphatase-Shunt entwickelt, daneben spielen Einflüsse, wie die mechanische, intravasale Hämolyse oder das Pumpentrauma an der Hämodialyse eine zunehmende Rolle.

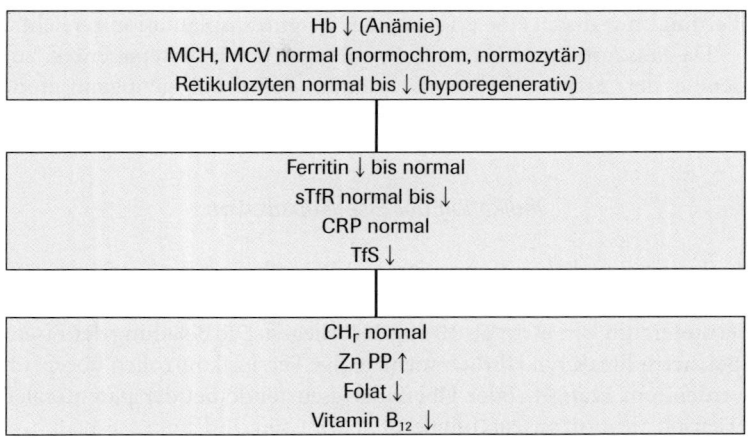

sTfR = löslicher Transferrinrezeptor
TfR = Transferrinsättigung
CRP = C-reaktives Protein
CHr = Hämoglobingehalt der Retikulozyten
Zn PP = Zinkprotoporphyrin

Abb. 45: Laborbefunde von urämischen Anämien ohne EPO-Therapie

Die Konzentrationen des Transferrinrezeptors sind im Plasma bei ausreichenden Ferritindepots niedriger als bei gesunden Menschen [55, 87].

Dies ist nicht verwunderlich, wenn man bedenkt, dass die Hauptproduktionsstätte des Transferrinrezeptors die unreifen Zellen der Erythropoese sind, die bei der chronischen Niereninsuffizienz in ihrer Masse vermindert sind. Daher scheint die Serumtransferrinrezeptorproduktion bei renalen Anämien auch erythropoetinabhängig zu sein [55, 87].

Auffallend ist, dass die urämische Anämie von Patienten erstaunlich gut toleriert wird und Hämoglobinwerte bis zu 5 g/dL relativ beschwerdefrei ertragen werden. Bei den meisten Patienten ist die Retikulozytenzahl niedrig und die Überlebenszeit der roten Blutzellen nur mäßig herabgesetzt. Die Anämie ist also das Resultat einer massiv gestörten Erythrozytenproduktion im Knochenmark.

Bei ausreichenden Ferritindepots kann eine urämische Anämie durch Hämodialyse gebessert werden. Eine vollständige Korrektur wird allerdings nur durch eine erfolgreiche Nierentransplantation erreicht.

Da Folsäure- und Vitamin B_{12}-Mangel bei Dialysepatienten zur Genese der Anämie beitragen können, sollte auf genügend hohe Depotvorräte geachtet und ein Defizit vermieden werden.

Indikation der Eisensubstitution

Zu Beginn einer Behandlung mit rHu-EPO sollte Ferritin bestimmt werden. Um ein optimales Ansprechen auf rHu-EPO zu erreichen, sollte ein Serumferritin von mehr als 100 µg/L vorliegen. Die Beladung der Eisenspeicher sollte durch jährlich mehrmalige Ferritinkontrollen überprüft werden, um Mangel- oder Überladungszustände bei der parenteralen Eisensubstitution auszuschließen.

Bei unzureichendem Ansprechen auf rHu-EPO sollten die Ursachen ausgeschlossen werden (Tab. 31).

Tabelle 31: Ursachen für ein vermindertes Ansprechen auf rHu-EPO bei Urämischen Anämien

Absoluter Eisenmangel	• Ferritin < 100 µg/L TfS < 20 %
Funktioneller Eisenmangel	• Ferritin > 100 µg/L TfS < 20 %
Blutverlust	
Infektion, Inflammation	• Leukozyten, CRP
Maligne Erkrankungen	
Medikamente	• ACE-Hemmer und Angiotensin-II-Rezeptor Blocker hoch dosiert • Cyclosphosphamid • Azathioprin

Besteht ein funktioneller Eisenmangel, ist die Bestimmung der hypochromen Erythrozyten häufig hilfreich. Liegt der Anteil dieser Erythrozytensubpopulation über 10 %, wird eine parenterale Eisensubstitution das Ansprechen der Erythropoese auf rHu-EPO sicher verbessern. Für einen Hämoglobinanstieg um 1 g/dL sind etwa 150 mg Eisen erforderlich. Bei einer beabsichtigten Hämoglobinkorrektur von 3 – 4 g/dL werden für die Hämoglobinsynthese also 450 – 600 mg Eisen benötigt. Während der gesamten Dauer der Erythropoetinbehandlung besteht bei Hämodialysepatienten wegen des behandlungsbedingten Blutverlustes ein vermehrter Eisenbedarf, der etwa 2 – 3 g pro Jahr beträgt. Die Substitution solcher Eisenmengen ist in der Regel nur parenteral möglich, da die Mehrzahl der Patienten eine höher dosierte orale Eisentherapie wegen der intestinalen Nebenwirkungen nicht toleriert. Das Risiko einer iatrogenen Eisenüberladung bei Dauersubstitution mit parenteralem Eisen ist gering, solange das Ferritin regelmäßig kontrolliert wird.

Anaphylactoide Reaktionen, wie sie für Eisendextran – welches in den Vereinigten Staaten noch weit verbreitet ist – beschrieben sind, kommen bei Verwendung von Ferrlecit® bzw. Venofer® nur extrem selten vor [85, 86].

Therapie der urämischen Anämien

Patienten mit chronischer Niereninsuffizienz, u. a. solche unter chronischer Hämodialyse (CHD) und mit häufigen Bluttransfusionen, kommen in erster Linie für eine rHu-EPO-Therapie in Frage.

Die Schnelligkeit und das Ausmaß des Hämatokritanstieges werden durch die rHu-EPO-Dosis reguliert. Geringes Ansprechen kann durch einen Eisenmangel bedingt sein, sowohl aufgrund unzureichender Eisenspeicher oder einer mangelhaften Mobilisierung aus diesen Speichern (funktioneller Eisenmangel). Eine zunehmende Hypochromie der Erythrozyten und Retikulozyten weist frühzeitig darauf hin, da Eisen für die Hb-Synthese nicht ausreichend zur Verfügung steht.

Weitere Ursachen für eine verminderte rHu-EPO-Ansprechbarkeit sind Vitaminmangel (B_{12}, Folsäure) oder ein Abfall von Stammzellen im Knochenmark bei sekundärem Hyperparathyreoidismus.

Das Ziel einer erfolgreichen Therapie der renalen Anämie besteht darin, den Transporteisenmangel bei Vermeidung einer deutlichen Eisenüberladung zu beheben. Die Transferrinsättigung sollte deutlich über 20 % liegen und der Depoteisenspiegel sollte 100 µg/L Ferritin überschreiten, um einen absoluten bzw. funktionellen Eisenmangel beim

Urämiker als Ursache für ein inadäquates Ansprechen auf eine Therapie mit rekombinantem Erythropoetin (rhEPO) auszuschließen.

Tabelle 32: Zielwerte für den Eisenstoffwechsel bei Dialysepatienten unter einer Therapie mit Erythropoetin und i.v. Eisen

- Substitution eines evtl. Speichereisenmangels
  Ziel: 100 µg/L ≥ Ferritin ≤ 400 µg/L

- Therapie eines Transporteisenmangels
  Ziel: 15 % ≥ Transferrinsättigung ≤ 45 %

- Vermeidung einer deutlichen Eisenüberladung
  Warngrenzen: Tf-Sättigung   > 45 %
                sTfR   < 5 mg/L
                Ferritin   > 400 µg/L
                CRP   > 5 mg/L

Niedrige Serumferritinwerte (< 100 µg/L) deuten beim Urämiker auf einen *absoluten Eisenmangel* hin, hohe Ferritinwerte schließen jedoch einen funktionellen Eisenmangel nicht aus.

Ein *funktioneller Eisenmangel* ist charakterisiert durch normale (100 - 400 µg/L) oder erhöhte Ferritinwerte (> 400 µg/L) sowie erniedrigte Transferrinsättigung (< 20 %) und erhöhte sTfR-Werte.

Kriterien einer ausreichenden Eisenversorgung sind ein Ferritinspiegel von mindestens 100 µg/L und eine Transferrinsättigung von mehr als 20 %. Der lösliche Transferrinrezeptor (sTfR) sollte < 5 mg/L sein (Werte sind noch methodenabhängig) [103].

Bei Nichterfüllen dieser Kriterien ist bei Dialysepatienten nach Auffüllen der Eisendepots auf 100 µg/L Ferritin eine Eisengabe von etwa 10 mg Eisen pro Dialyse notwendig. Bei nichtdialysepflichtigen Patienten kann versucht werden, mit einer oralen Eisensubstitution auszukommen (100 bis 300 mg/Tag Eisen(II)).

Das Therapieziel ist, den Hämoglobingehalt auf 11 – 13 g/dL anzuheben. Der gesamte Eisenbedarf kann dabei durch eine einfache Formel abgeschätzt werden [85, 121, 167]:

$$\text{Eisenbedarf (mg)} = 150 \text{ mg} \times (Hb_1 - Hb_0)$$

in der Hb0 für das Ausgangshämoglobin, Hb1 für das Zielhämoglobin steht.

Eisenverwertungsstörungen

Diese Formel gibt einen guten Schätzwert. Bei extremen Anämien sollte allerdings die Formel nach Cook (Abb. 46) benutzt werden.

Die Zielwerte sind in Tabelle 33 aufgelistet.

Längerfristig sollten Ferritinwerte über 400 µg/L wegen der Gefahr einer Eisenablagerung innerhalb und außerhalb des retikuloendothelialen Systems vermieden werden. Kommt es zu einem Anstieg über diesen Wert im Rahmen einer intravenösen Therapie, sollte eine Therapiepause von drei Monaten bei unveränderter Fortsetzung der Erythropoetinbehandlung erfolgen. Die Gefahr einer Eisenüberladung im Rahmen einer an einen Eisenverlust von etwa 1,0 - 1,5 g im Jahr adaptierten parenteralen Substitutionstherapie ist bei Hämodialysepatienten als gering anzusehen. Nach der Anämiekorrektur wird heute eine niedrig dosierte, höherfrequente Applikation von Eisen (10 bis maximal 20 mg Eisensaccharat pro Hämodialyse) der Vorzug gegeben.

Tabelle 33: Vorläufige Empfehlungen für die Eisensubstitution bei Dialysepatienten

Korrektur		Erhaltung der Hb (Ferritin)-Konzentration	
EPO:	ca. 2000 IU/Patient/Dialyse bei (3 Dialysen/Woche)		
i.v. Eisen	10 – 40 mg/Woche	i.v. Eisen	10 – 20 mg/Woche
Ziel Hb	10 – 12 g/dL	Hb	11 – 13 g/dL
Ziel Ferritin	100 µg/L	Ferritin	< 400 µg/L
Ziel Transferrinsättigung (TfS)	15 – 45 %	Transferrinsättigung (TfS) (TfS wird in der Zukunft durch sTfR ersetzt)	15 – 45 %
Ziel löslicher Transferrin-Rezeptor (sTfR)	< 5 mg/L	löslicher Transferrin-Rezeptor (sTfR)	< 5 mg/L
CRP-Konzentration	< 5 mg/L	CRP-Konzentration	< 5 mg/L

Bei Dialysepatienten wurde bei diesen Eisengaben keine Akut-Phasereaktion beobachtet. Der Nachweis erfolgte durch CRP, IL6 (Interleukin6), Orosomukoid (alpha$_1$-saures Glykoprotein) und SAA (Serum Amyloid A-protein). Mögliche Nebenwirkungen einer längerdauernden Eisensupplementierung, die zu Ferritinwerten > 400 µg/L führt, sind erhöhtes Infektrisiko, erhöhtes Karzinomrisiko und erhöhtes kardiovaskuläres Risiko [138, 173, 174].

Tabelle 34: Empfehlungen für die Diagnostik bei Hämodialysepatienten unter Therapie mit rHu-EPO, i.v. Eisen

Diagnostische Parameter	Zielwerte	Häufigkeit der Bestimmung
Hämoglobin (Hb)	10-12 g/dL	monatlich
Hämatokrit (Hct, PVC)	35-50 %	
Hypochrome Erythrozyten	< 10 %	
Hypochrome Retikulozyten (CHr)	10-15 ‰	
Retikulozytenproduktionsindex (RPI)	> 2	
Folat	> 30 ng/mL	halbjährlich
Vitamin B_{12}	> 3 ng/mL	
Ferritin (F)	100-400 µg/L	Bei Beginn und drei Wochen nach Ende der Anämie-Korrekturphase, dann vierteljährlich
Transferrinsättigung (TfS)	15-45 %	
löslicher Transferrin Rezeptor (sTfR)	< 5 mg/L	
CRP	< 5 mg/L	

Zu Beginn der Therapie mit rhEPO und ca. 3 Wochen nach dem Ende der Anämiekorrektur sollten alle hämatologischen Parameter und Eisenparameter bestimmt werden. 4 x pro Jahr sollten diese Parameter überprüft werden.

Es ist daher anzustreben, im Rahmen der Eisensubstitution unter der Therapie von rhEPO eine Eisenüberladung zu vermeiden.

Die verabreichte Erythropoetindosis muss den individuellen Bedürfnissen des Patienten angepaßt werden, da der Bedarf bei urämischen Patienten beträchtlich schwanken kann. Er ist bei ausreichend verfügbaren Eisenvorräten deutlich niedriger als früher angenommen. Es gelingt, bei der optimierten intravenösen Eisentherapie von Dialysepatienten die Erythropoetindosis einzusparen. So berichtet Hörl über eine Reduktion der EPO-Dosis von 220 auf 60 IU/kg/Woche und Schäfer von 140 auf 70 IU/kg/Woche [85].

Die oft diskutierte Frage, ob die Applikationsform des Erythropoetins eine Rolle in der Dosierung spielt, ist wohl so zu beantworten, dass unter parenteraler Eisentherapie kein großer Unterschied des Erythropoetinbedarfs zwischen intravenöser und subkutaner Applikationsweise besteht. Derartige Untersuchungen werden von Sunder-Plassmann, Hörl und Taylor berichtet [85, 176].

Cook und Mitarbeiter [35] sowie Mercuriali und Mitarbeiter [131] haben ein Therapie-Schema ausgearbeitet, nach dem bei einem Zielwert von 100 µg/L Serum-Ferritin und einer Transferrinsättigung von ca. 20 % eine adäquate Eisenversorgung von Hämodialysepatienten unter Therapie mit rh EPO ohne Gefahr einer Eisenüberladung durchgeführt werden kann.

Eisenverwertungsstörungen

Wieviel Eisen muss substituiert werden, um den Zielwert von 100 µg/L Ferritin zu erreichen?

Um bei rHu-EPO-Gabe in Kombination mit i.v. Fe^{3+}-lnjektion eine optimale Betreuung der Patienten zu gewährleisten, sind in regelmäßigen Abständen Parameter des Eisenhaushaltes zu bestimmen, die in Abb. 46 aufgelistet sind.

Die Parameter dieser Empfehlungen sind in Abb. 46 zusammengefaßt.

$$\text{i.v.-Eisen (mg)} = 880 - 400 \times (\ln OF - 2{,}4)$$
$$OF = \text{gemessenes Serum-Ferritin}$$

wobei: ln OF = natürlicher Logarithmus des gemessenen Serumferritinwertes
ln 2,4 = natürlicher Logarithmus des Serumferritinwertes von 12 µg/L

Beispiel: gemessener Serumferritinwert OF = 50 µg/L

ln OF = 3,9

i.v. Eisen-Menge in (mg) = 880 − 400 × (3,9 − 2,4)
= 880 − 400 × 1,5
= 880 − 600
= 280 mg

Es wird eine i.v. Eisenmenge von 280 mg benötigt, um den Ferritinwert des Dialyse-Patienten von 50 µg/L auf 100 µg/L anzuheben. Dies sollte in ca. 10 Dialysen erreicht werden, also innerhalb von 3 − 4 Wochen.

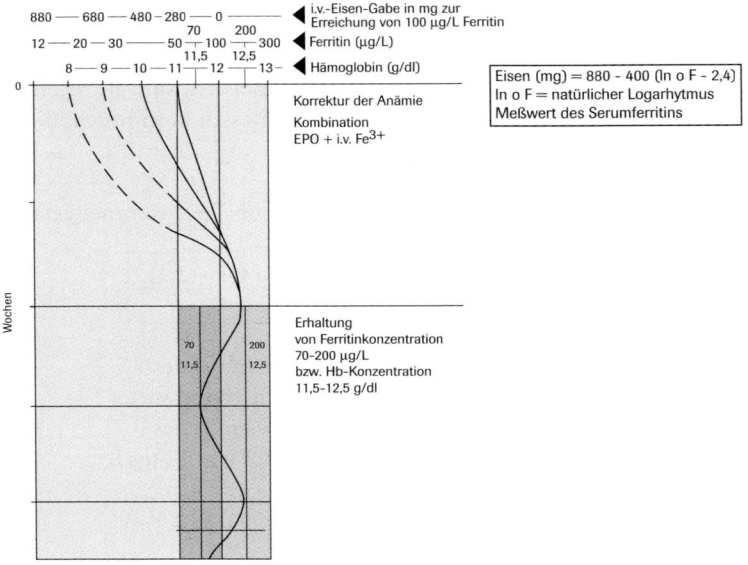

Abb. 46: Cook's Formel zur Ermittlung der Eisendosierung bei renalen Anämien.
Mit Hilfe eines Normogramms kann die Eisenmenge berechnet werden, die erforderlich ist, bei konstanten Gaben von Erythropoetin einen Zielwert von 100 µg/L Ferritin bzw. 12 g/L Hämoglobin im Serum der Patienten zu erreichen.
Cook, JD et al. (1989) [37] and Mercuriali, F. et al. (1994) [131]

Eisenüberladung

Der menschliche Organismus ist unfähig, überschüssiges Eisen aktiv auszuscheiden. Übergroße Eisenzufuhr führt zu einer Vergrößerung der Eisendepots Ferritin und Hämosiderin. Wird diese Speicherkapazität überschritten, kommt es zur Ablagerung in den parenchymatösen Organen. Die dadurch verursachte Zellschädigung führt zu Zelltod und zu Funktionsstörungen des betroffenen Organs.

Als pathologische Mechanismen für diese Schädigungen werden toxische Effekte freier Eisenionen auf den Enzymstoffwechsel und Schädigungen von Lysosomen diskutiert.

Im Gegensatz zum Eisenmangel ist die Eisenüberladung selten. Sie wird jedoch häufig übersehen oder fehlgedeutet und kann dadurch ein lebensbedrohliches Stadium erreichen. Ein erhöhter Plasmaferritinspiegel sollte immer an eine Eisenüberladung des Organismus denken lassen und differentialdiagnostische Überlegungen in Richtung einer echten Eisenüberladung lenken. Andererseits müssen auch Verteilungsstörungen erwogen werden (Tab. 35).

Repräsentative Ferritinerhöhung

Eisenspeichererkrankungen lassen sich in eine primäre HLA-assoziierte Form - die sogenannte hereditäre Hämochromatose und in verschiedene sekundäre Formen - die erworbenen Hämochromatosen - einteilen. Die sekundären Formen werden auch Hämosiderosen genannt.

Tabelle 35: Ursachen der Eisenüberladung

1. Primäre, hereditäre Hämochromatose (HLA-assoziiert)
2. Sekundäre erworbene Hämochromatose
• Ineffektive Erythropoese
- Thalassämia major
- Sideroblastische Anämien
- Aplastische Anämien
• Transfusionen
3. Alimentär verursachte Hämochromatosen
• Extreme Eisenzufuhr
- Bantusiderose (teilweise)
- Chronischer Alkoholismus

HLA = Humanes Leukozyten-Antigen

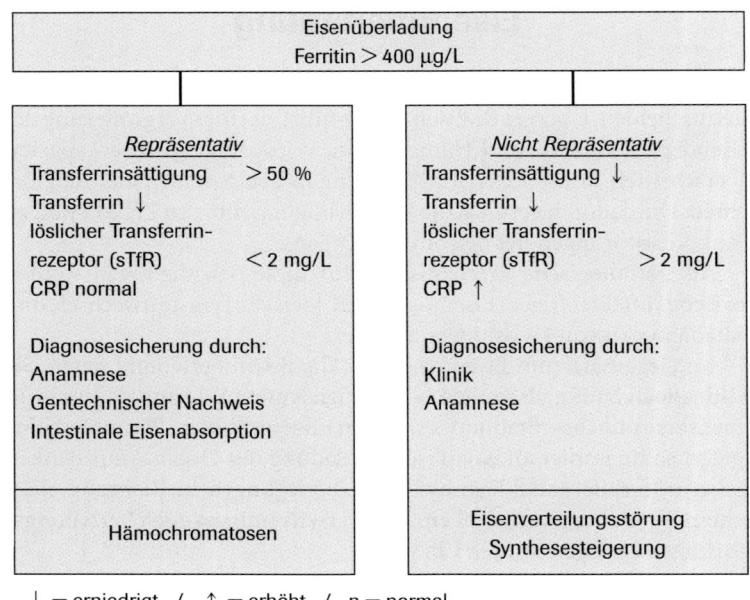

Abb. 47: Differentialdiagnose von Krankheitsbildern mit erhöhtem Ferritin

Primäre Hämochromatose

Bei der primären, hereditären HLA-assoziierten Hämochromatose liegt eine homozygot vererbte Störung des Eisenstoffwechsels vor, die zu einer schwerer parenchymatösen Eisenüberladung führt. Der genetische Defekt liegt in einer Genmutation am kurzen Arm des Chromosoms 6 (HFE-Gen) und führt zu einer gesteigerten Resorption von Eisen im Dünndarm und zur vermehrten Speicherung in den betroffenen Organen, nämlich den Parenchymzellen der Leber, des Herzens, Pankreas und Nebennieren mit entsprechenden klinisch diagnostizierbaren Komplikationen wie Diabetes, Leberzirrhose, Arthropathie, Kardiomyopathie und Impotenz.

Das Transportprotein für Eisen, das DMT 1, ist vor allem im Duodenum innerhalb der Enterozytenmembran lokalisiert und steigt bei alimentärem Eisenmangel an. DMT 1 wird ebenfalls in Niere, Leber, Gehirn und Herz exprimiert [70]. Das „Genprodukt HFE", das für die gesteigerte Resorption von Eisen verantwortlich ist, ist im Gastrointestinaltrakt lokalisiert, seine Mutationsform kann die Zelle nicht verlassen [56]. Die Häufigkeit dieses heterozygoten Gendefekts liegt in Europa zwischen 4 und 14 % mit einem deutlichen Nord-Süd-Gefälle.

Die primäre Hämochromatose, von der Männer etwa zehnmal häufiger betroffen sind als Frauen, wird meist erst zwischen dem 35. und 55. Lebensjahr klinisch manifest und besteht aus Leberfunktionsstörung, Diabetes mellitus, dunkler Hautpigmentierung, Kardiomyopathie und daraus resultierenden Arrhythmien. Daneben werden Gelenkbeschwerden und Symptome eines sekundären Hypogonadismus sowie einer Nebennierenrindeninsuffizienz beobachtet. Bei ca. 15 % der Erkrankten kommt es zum Auftreten eines Leberzellkarzinoms, was ein etwa 300-fach erhöhtes Risiko bedeutet.

Bei der primären Hämochromatose steigt das Plasmaferritin relativ spät an. Zunächst werden die Parenchymzellen von Leber, Herz, Pankreas und anderen Organen mit Eisen überladen und erst dann wird das retikuloendotheliale System aufgefüllt. Ferritinwerte über 400 µg/L und eine Transferrinsättigung von über 50 % geben Hinweise auf eine bestehende Eisenüberladung. Im manifesten Stadium der primären Hämochromatose liegt die Konzentration an Serumferritin oft über 700 µg/L. Transferrin ist dann nahezu vollständig gesättigt.

Für die diagnostische Sicherung der primären Hämochromatose war früher die Leberbiopsie am besten geeignet. Mittels einer molekularbiologischen Untersuchung kann heute der Gendefekt direkt nachgewiesen werden. Durch die PCR-Technik läßt sich die Hämochromatose in etwa 80 % aller Fälle nachweisen, bevor klinische Symptome auftreten. Spätfolgen, unter anderem Leberzirrhose und Leberkrebs können frühzeitig verhindert werden.

Die Therapie der Wahl ist nach wie vor der Aderlass. Das therapeutische Ziel ist, die Eisendepots weitgehend zu entleeren (bis zum latenten Eisenmangel). Die Messung des Körpereisenstatus sollte möglichst engmaschig erfolgen. Bei der hereditären Hämochromatose hat sich die Bestimmung des Plasmaferritins bewährt. Die Intensität und Frequenz der notwendigen Weiterführung der Aderlasstherapie richten sich nach dem Verlauf der klinischen Parameter. Wöchentliche, monatliche oder vierteljährliche Aderlässe können notwendig sein. Die Therapie sollte niemals vollständig abgebrochen werden. Ziel der Aderlaßtherapie ist die Verhinderung einer Progredienz der Erkrankung.

Die frühzeitige Entdeckung von Risikopatienten durch den molekularbiologischen Nachweis des Gendefektes kann die Inzidenz von Leberkarzinomen wahrscheinlich drastisch senken. Notwendig ist die sorgfältige Überwachung durch bildgebende Verfahren (Sonographie, Computer Tomographie [CT], Nuclear magnetic Resonance [NMR]) sowie die regelmäßige Bestimmung des α-Fetoproteins (AFP).

Sekundäre Hämochromatosen

Zu den sekundären oder erworbenen Hämochromatosen zählen Störungen der Hämatopoese, die mit ineffektiver oder hypoplastischer Erythropoese einhergehen, wie die Thalassämia major, sideroblastische Anämie oder aplastische Anämie. Im Gegensatz zur primären Hämochromatose werden bei den sekundären Formen zunächst die Zellen des retikuloendothelialen Systems mit Eisen überladen. Organschädigungen treten relativ spät auf. Sie entstehen durch eine Rückverteilung von Eisen aus den Zellen des retikuloendothelialen Systems in Parenchymzellen einzelner Organe. Die Dauer einer chronischen Eisenüberladung bei den sekundären Eisenspeichererkrankungen ist daher ein entscheidender Faktor.

Erworbene Hämochromatosen entwickeln sich auch aus alimentärer Eisenüberladung, durch parenterale Eisenzufuhr, Transfusionen oder durch andere chronische Erkrankungen mit ineffektiver Erythropoese.

Eine besondere diagnostische Problematik stellen Alkoholiker mit chronischer Lebererkrankung dar, bei denen sich in Leberbiopsien Eisenablagerungen nachweisen lassen. Das Gesamtkörpereisen befindet sich im Normalbereich. Diese Patienten, die eine alkoholbedingte Lebererkrankung haben (toxisch nutritive Zirrhose), scheinen Eisenablagerungen aufgrund von Zellnekrosen und Eisenaufnahme aus diesen nekrotischen Zellen zu erwerben.

Eine zweite Gruppe von Alkoholikern hat extrem hohe Körpereisenvorräte und massive Eisenablagerungen in der zirrhotischen Leber. Bei diesen Patienten kann eine angeborene Hämochromatose mit toxisch nutritiver Lebererkrankung vorliegen. Bei zugrundeliegender primärer Hämochromatose erleichtert der molekularbiologische Nachweis die Differentialdiagnose.

Für Patienten mit Niereninsuffizienz an Hämodialyse wurde 1988 Erythropoetin als Therapeutikum eingeführt. Für diese Gruppe dürfte die transfusionsbedingte Eisenüberladung der Vergangenheit angehören.

Nichteisenbedingte Störungen der Erythropoese

In der Praxis haben sich der Mangel an Vitamin B_{12}, Folsäure und/bzw. Erythropoetin als maßgebende Faktoren einer nicht eisenmangelbedingten Anämie erwiesen.

Durch Erhebung der Anamnese bzw. bei Kenntnis der Grundkrankheit kann mit hoher Treffsicherheit eine Wahrscheinlichkeitsdiagnose gestellt werden. Bei der bekannten Interaktion von Vitamin B_{12} und Folsäure sollte die Bestimmung dieser beiden Kofaktoren heute durch Immunoassays zum klinischen Standard gehören. Daneben bieten die Sternalpunktion oder die Knochenstanze eindeutige histologisch-morphologische Bilder.

Bei Erkrankungen, die mit makrozytärer Anämie einhergehen, stehen Folsäuremangel oder Vitamin B_{12}-Mangel im Vordergrund.

In der Differentialdiagnose makrozytärer Anämien lenkt eine erhöhte Lactatdehydrogenase bei gleichzeitig vorliegender Retikulocytose und Hyperbilirubinämie (beide im Sinne einer hyperregeneratorischen Anämie zu interpretieren) die Aufmerksamkeit auf ein Vitamin B_{12}-Defizit. Eine makrozytäre Anämie ohne diese Komponenten macht einen echten Folsäuremangel wahrscheinlich (Gravidität, Alkohol).

Tabelle 36: Nichteisenmangelbedingte Störungen der Erythropoese

Mikrozytäre Anämien	Makrozytäre Anämien	Normozytäre Anämien
Eisenstoffwechselstörung	Folsäuremangel	Renale Anämien (Erythropoetinmangel)
Hämoglobinopathien (z. B. Thalassämie)	B_{12}-Mangel Medikamentös induziert	Hämolytische Anämien
	Alkoholkonsum	Hämoglobinopathien
	MDS	Knochenmarkserkrankungen
		Toxische Knochenmarkschäden

MDS = Myelodisplastisches Syndrom

Normozytäre Anämien lenken die Aufmerksamkeit auf die hämolytische Komponente des Erythrozytenabbaus, wobei Haptoglobin als diagnostischer Schlüssel eine massgebende Rolle spielt. Die Erythrozytenmorphologie stellt Weichen zum Ausschluß einer mechanischen Hämolyse bzw. zur Suche nach einer Hämoglobinopathie (Hb-Elektrophorese) oder einem Enzymdefekt.

Eine Einschränkung der Nierenfunktion macht den wichtigsten Mangel der Hb-Synthese wahrscheinlich, den Mangel an Erythropoetin.

Mit der heute mittels Immunoassay möglichen Bestimmung des Erythropoetins ist eine prognostische Aussage über den zu erwartenden Therapieerfolg gegeben. Wichtig ist, dass vor einer Therapie mit Erythropoetin der Eisenstatus analysiert wird. Eine optimale Wirkung des parenteral verabreichten Erythropoetins ist nur bei ausreichend mobilisiertem Eisen möglich.

Makrozytäre, hyperchrome Anämien

Hyperchrome makrozytäre Anämien (MCH über 33 pg, MCV meist über 96 fl) und typisches Blutbild sind fast immer Ausdruck eines Vitaminmangels von B_6, B_{12} oder Folsäure und normo- bis hyporegeneratorisch (Retikulozyten unter 5 ‰). In fortgeschrittenen Stadien kann Vitaminmangel auch die übrigen Zellreihen erfassen (Leukozytopenie, Thrombozytopenie). Die häufigste Ursache einer hyperchromen Anämie ist chronischer Alkoholismus.

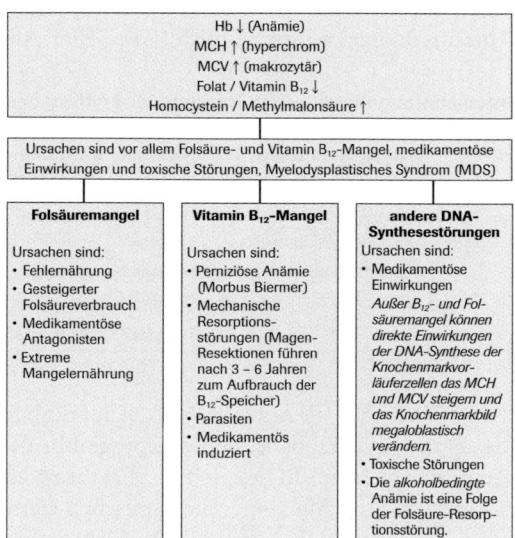

Abb. 48: Diagnose von makrozytären, hyperchromen Anämien und Ursachen

Eine nicht repräsentative Ferritinerhöhung kann auf eine durch Vitaminmangel bedingte Teilungs- und Reifungsstörungen der Knochenmarkszellen hindeuten.

Diese makrozytären Anämien werden durch eine gestörte DNA-Synthese hervorgerufen. Als nicht eisenbedingte Störungen der Erythropoese beeinflußen sie nicht nur die Proliferation der Zellen der Erythropoese, sondern vor allem die der gastrointestinalen epithelialen Zellen. Da makrozytäre Zellen bereits im Knochenmark in einer beträchtlichen Anzahl zerstört werden, werden sie auch unter dem Begriff der ineffizienten Erythropoese eingeordnet.

Die meisten makrozytären Anämien beruhen entweder auf einem Vitamin B_{12}- bzw. Folsäuremangel oder beidem. Die häufigsten Ursachen für Folsäure- und Vitamin B_{12}-Mangel sind in den Tabellen 37 und 38 aufgelistet.

Durch Medikamente induzierte makrozytäre Anämien sind häufig geworden. Medikamente, welche die DNA-Synthese stören, gehören heute oft zur üblichen therapeutischen Palette besonders im Rahmen einer Chemotherapie (Tab. 32). Daneben gibt es noch seltene metabolische Störungen als Ursache makrozytärer Anämien sowie megaloblastische Anämien mit bis heute ungeklärter Ursache, wie die kongenitale dyserythropoetische Anämien oder die Anämien im Rahmen des Di-Guglielmo-Syndroms (Tab. 37 und Tab. 38).

Eine Rarität ist die akute schwere makrozytäre Anämie, die bei Intensivpatienten beobachtet werden kann, die multiple Transfusionen, Hämodialyse oder eine total parenterale Ernährung benötigen. Diese Form der akuten makrozytären Anämie ist vor allem auf Patienten beschränkt, die bereits vor ihrer Erkrankung grenzwertige Folsäuredepots hatten.

Tabelle 37: Durch Medikamente induzierte makrozytäre Anämien

1. Medikamente, die Folsäure beeinflussen
   Malabsorption
   - Alkohol, Penytoin, Barbiturate
   Stoffwechsel
   - Alkohol, Methotrexat, Pyrimethamin, Triamteren, Pentamidin
2. Medikamente, die über Vitamin B_{12} wirken
   PAS, Colchizin, Neomycin
3. Hemmer des DNA-Stoffwechsels
   Purinantagonisten (Azathioprin, 6-Mercaptopurin)
   Pyrimidinantagonisten (5-Fluoruracil, Cytosinarabiosid)
   Andere (Procarbazin, Acyclovir, Zidovudin, Hydroxyurea)

PAS = Paraaminosalicylsäure

Tabelle 38: Symptomatische makrozytäre Anämien

1. Stoffwechselerkrankungen
   Azidurien (Orotsäure)
2. Ungeklärte Genese
   Di-Guglielmo-Syndrom
   Kongenitale dyserythropoetische Anämie
   Refraktäre megaloblastische Anämie

Folsäure

Folsäure wird im Organismus unter Beteiligung von Ascorbinsäure und Vitamin B_{12} zu Tetrahydrofolsäure (THF) reduziert. Tetrahydrofolsäure übernimmt als Überträger aktivierter C-1-Gruppen (Methyl-, Formyl-, Formiat- und Hydroxymethylgruppen) eine wichtige Funktion im Aminosäure- und Nukleotidstoffwechsel sowie bei der Methylierung von Homocystein zu Methionin. Folsäure ist essentiell für die Biosynthese von Purinen und Pyrimidinen für die DNS- und RNS-Synthese und damit für alle Wachstums- und Zellteilungsvorgänge. Da die blutbildenden Zellen des Knochenmarks eine hohe Zellteilungsrate besitzen, sind sie besonders auf eine ausreichende Versorgung mit Folsäure angewiesen.

Bedarf:
Der Gesamtköperbestand an Folsäure beträgt ca. 5 – 10 mg.

Von der Deutschen Gesellschaft für Ernährung wird für Erwachsene eine tägliche Zufuhr von 400 µg Folsäure (Nahrungsfolat) empfohlen. Schwangeren und Stillenden empfiehlt die DGE 600 µg Folsäure (Nahrungsfolat)/Tag.

Aufgrund der schlechten Versorgung mit Folsäure werden seit Januar 1998 in den USA bestimmte Grundnahrungsmittel (z. B. Cornflakes, Getreidemehle) mit Folsäure angereichert.

Das National Research Council der USA empfiehlt eine tägliche Zufuhr [Recommended Dietary Allowances (RDA)] von Folsäure von 400 µg für Erwachsene bis 55 Jahre. Erwachsenen > 55 Jahre werden 800 µg–1200 µg/Tag empfohlen.

Tabelle 39: Ursachen des Folsäuremangels

1. Unzureichende Aufnahme
   Alkoholiker
   Einseitige Ernährung
2. Erhöhter Bedarf
   Schwangerschaft
   Adoleszenz
   Malignome
   Erhöhter Zellturnover (Hämolyse, chronische exfoliative Hauterkrankungen)
   Dialysepflichtige Patienten
3. Malabsorption
   Sprue
   Medikamente (Barbiturate, Phenytoin)
4. Gestörter Folsäurestoffwechsel
   Hemmung der Dihydrofolsäurereduktase (z. B.Methotrexat,Pyrimethamin, Triamteren)
   Angeborene Enzymdefekte

Mangel:
Üblicherweise befinden sich Patienten mit einem Folsäuredefizit in einem schlechten Ernährungszustand und weisen häufig eine Reihe gastrointestinaler Symptome auf, wie Diarrhoe, Cheilosis und Glossitis. Im Gegensatz zum fortgeschrittenen Vitamin B_{12}-Mangel findet man keine neurologischen Ausfallssymptome.

Folsäuremangel kann im wesentlichen auf drei Hauptursachen zurückgeführt werden: unzureichende Zufuhr, vermehrter Bedarf und Malabsorption.

Besonderes Augenmerk muss auf unterschiedliche Bevölkerungsgruppen gelenkt werden, bei denen aus verschiedenen Ursachen eine unzureichende Zufuhr von Folsäure häufig ist: chronische Alkoholiker, ältere Menschen und Heranwachsende.

Bei chronischen Alkoholikern enthält der Alkohol als Hauptenergiezufuhr praktisch keine oder nur in geringen Mengen (Bier und Wein) Folsäure. Ausserdem führt Alkohol zu Verwertungsstörungen von resorbierter Folsäure.

Das Folsäuredefizit alter Menschen scheint vor allem durch extrem einseitige Ernährung verursacht zu sein.

Bei Heranwachsenden haben einseitige Diäten eine nicht unbeträchtliche Anhängerschaft gefunden. Besonders gefährdet sind die Konsumenten von sogenanntem „Fast Food".

Gesteigerter Folsäurebedarf ist während der Wachstumsphase in der

Kindheit und der Adoleszenz als auch während der Schwangerschaft vorhanden.

Untersuchungen an älteren Patienten mit Hyperhomocysteinämie, jedoch keiner Anämie machen eine Korrektur des Referenzintervalls nach oben nötig.

Da das Knochenmark ebenso wie die Darmschleimhaut wegen einer hohen Zellteilungsrate einen erhöhten Folsäurebedarf hat, können Patienten mit hämatologischen Erkrankungen, besonders im Rahmen gesteigerter Erythropoese, ihren erhöhten Folsäurebedarf nicht mehr durch eine diätische Aufnahme decken.

Resorptionsstörungen von Folsäure treten sowohl bei der tropischen Sprue als auch bei der Glutenenteropathie auf. Bei beiden Krankheitsbildern kann sich eine manifeste makrozytäre Anämie entwickeln. Zusätzlich können andere Zeichen der Malabsorption auftreten. Bis zu einem gewissen Grad kann der alkoholinduzierte Folsäuremangel durch Malabsorption begründet sein. Auch Dünndarmerkrankungen können die Folsäureproduktion behindern. Als allgemeiner, gebräuchlicher Test zum Nachweis einer Malabsorption wird der Folsäureresorptionstest angewendet.

Resorptionstest:
Der Patient erhält über 4 Tage vor der Untersuchung täglich 1 mg Folsäure i.v. oder i.m. Dies dient der Absättigung eines möglichen Folsäuremangels im Gewebe, welcher den Resorptionstest falschpositiv beeinflussen würde. Am Tag der Untersuchung gibt man dem nüchternen Patienten 40 µg/kg Folsäure oral und bestimmt die Serumfolsäure-Konzentration zu folgenden Zeiten: 0, 60, 120 Minuten. Liegt kein Folsäuremangel vor, steigt die Serumkonzentration über 7 µg/L an.

Folsäure wird im gesamten Dünndarm resorbiert, so dass sich die Substanz für einen Globaltest der Dünndarmresorption eignet. Die Angaben der normalen Serumkonzentrationen schwanken von Laboratorium zu Laboratorium, divergieren aber nicht wesentlich (0,19 – 0,96 µg/mL) [45]. Aktuelle Befunde von Brouwer [24] und Hermann [81], sprechen dagegen für eine Korrektur des Referenzbereichs.

Therapie:
Beweisend für die Diagnose eines Folsäuredefizits sind erniedrigte Folsäurespiegel im Serum oder in den Erythrozyten. Die Behandlung

des Folsäuredefizits besteht in der oralen Substitution von täglich 1 mg Folsäure. Die Reaktion auf die Substitution ist ähnlich wie beim B_{12}-Mangel, innerhalb von 5 – 7 Tagen kommt es zum Anstieg der Retikulozyten und das Blutbild normalisiert sich innerhalb von 2 – 3 Monaten.

Durch einen Mangel an Folsäure oder Vitamin B_{12} kann sich aufgrund einer gestörten Entwicklung der Erythrozyten eine makrozytäre oder megaloblastäre Anämie entwickeln. Die Zellteilung der blutbildenden Zellen im Knochenmark wird verzögert, so dass sich anstatt normaler Erythrozyten (Normozyten) sogenannte Megalozyten bilden. Megalozyten enthalten, im Vergleich zu normalen roten Blutkörperchen, zuviel Hämoglobin.

Zur Vermeidung von Neuralrohrdefekten wird Frauen mit Kinderwunsch eine frühzeitige Substitution mit 0,4 bis 0,8 mg Folsäure pro Tag empfohlen.

Die Substitution mit Folsäure kann einen Mangel an Vitamin B_{12} (sekundärer Folsäuremangel bei perniziöser Anämie) verschleiern. Vitamin B_{12} führt N-Methyltetrahydrofolsäure in die für die DNA-Synthese wichtige Tetrahydrofolsäure zurück. Eine Hemmung dieser Umwandlung durch Vitamin B_{12}-Mangel läßt sich durch Gaben von Folsäure zwar kompensieren, die Gefahr schwerer neurologischer Schäden bleibt jedoch bestehen. Da die Hauptursache für ein Folsäuredefizit eine unzureichende Zufuhr in der Nahrung ist (Alkoholiker, einseitige Diäten, Medikamente) sollte beim Fehlen dieser anamnestischen Hinweise auch ein B_{12}-Defizit ausgeschlossen werden.

Vitamin B_{12}

Vitamin B_{12} (Cyanocobalamin) wird in der Leber zu den coenzymatisch aktiven Wirkformen 5-Desoxyadenosylcobalamin und Methylcobalamin metabolisiert. Diese sind an der Biosynthese von Purin- und Pyrimidin-Basen, der Synthese von Methionin aus Homocystein, an der Regeneration der N-Methyltetrahydrofolsäure (sekundärer Folsäuremangel bei Perniziöser Anämie) und der Bildung von Myelinscheiden im Nervensystem beteiligt. Vitamin B_{12} ist wie Folsäure an der DNA-Synthese beteiligt und hat folglich großen Einfluß auf alle Zellteilungs- und Wachstumsprozesse.

Die Resorption erfolgt bei physiologischer Dosierung über einen aktiven Resorptionsmechanismus. Vitamin B_{12} (Extrinsicfaktor) benötigt für die Aufnahme aus dem Darm den sog. Intrinsicfaktor, der in den Belegzellen der Magenschleimhaut gebildet wird.

Bedarf:
Der Vitamin B_{12}-Gesamtkörperbestand liegt zwischen 3 und 7 mg. Dieser relativ hohe Körperbestand (Vitamin B_{12}-Bedarf 3 µg/Tag) ist die Ursache dafür, daß Vitamin B_{12}-abhängige Krankheitssymptome erst nach ca. 3 – 6 Jahren beobachtet werden.

Die Deutsche Gesellschaft für Ernährung empfiehlt für Erwachsene eine tägliche Zufuhr von 3 µg, für Schwangere und Stillende 3,5 µg bzw. 4 µg Vitamin B_{12}.

Das National Research Council der USA empfiehlt zusätzliche tägliche Zufuhr [Recommended Dietary Allowances (RDA)] von Vitamin B_{12} von 2 µg für Erwachsene. Erwachsene > 55 Jahren werden 5 – 50 µg Vitamin B_{12}/Tag zusätzlich empfohlen (Carmel [29]).

Mangel:
Die Symptome des Vitamin B_{12}-Mangels sind teils hämatologischer, teils gastroenterologischer Ausprägung. Häufig werden unabhängig von der Dauer des Vitamin B_{12}-Mangels neurologische Manifestationen beobachtet [88].

Die hämatologischen Symptome sind fast immer durch eine Anämie verursacht. Sie umfassen Blässe, Schwäche, Schwindelanfälle, Ohrensausen bis hin zu Symptomen einer koronaren Herzkrankheit und einer Herzmuskelschwäche.

Es besteht meistens eine Tachykardie bei vergrössertem Herzen, auch Leber und Milz können geringgradig vergrössert sein. Schleimhautrhagaden, eine rote Zunge, Anorexie und Gewichtsverlust, gelegentliche Durchfälle weisen auf die Beteiligung des gastrointestinalen Systems hin.

Die Einordnung der neurologischen Symptome kann sehr schwierig sein. Sie können unabhängig von der Dauer des Vitamin B_{12}-Defizits in Extremfällen von der Demyelinisation bis zum neuronalen Tod reichen. Die früheste neurologische Manifestation beinhaltet Paraesthesien, aber auch Schwäche, Ataxie und Störungen der Feinkoordination. Üblicherweise ist als objektives Symptom die Tiefensensibilität frühzeitig gestört, Rhomberg und Babinski werden positiv. Zentralnervöse Symptome reichen von der Vergesslichkeit bis zu schwer dementen Bildern oder

Psychosen. Diese neurologischen Bilder können den hämatologischen Manifestationen lange Zeit vorausgehen, jedoch gilt für den Durchschnittspatienten die Regel, dass die hämatologischen Symptome vorherrschen.

Eine Folge des Vitamin B_{12}-Mangels ist die sogenannte perniziöse Anämie, ihr liegt ein Mangel an Intrinsicfaktor zugrunde. In der Regel geht sie mit einer Atrophie der Magenschleimhaut einher.

Tabelle 40: Ursachen des Vitamin B_{12}-Mangels

1. Unzureichende Aufnahme
   Vegetarier (selten)
2. Malabsorption
   Mangel des Intrinsicfaktors
   - Perniziöse Anämie
   - Gastrektomie
   - angeboren (extrem selten)
   Erkrankungen des terminalen Ileums
   - Sprue
   - Morbus Crohn
   - ausgedehnte Resektionen
   - selektive Malabsorption (Imerslund-Syndrom - extrem selten)
   Parasitär bedingter Mangel
   - Fischbandwurm
   - Bakterien („blind loop synddrome")
   Medikamentös induziert
   - PAS, Neomycin

PAS = Paraaminosalicylsäure

Die Krankheit zeigt eine geographische Häufung in Nordeuropa. In der Regel ist sie eine Erkrankung des älteren Menschen nach dem 60. Lebensjahr, seltener tritt sie bei Kindern unter dem 10. Lebensjahr auf. Auffallend häufig wird sie auch bei Afrikanern gefunden.

Nach heute gängiger Ansicht zur Pathogenese der perniziösen Anämie liegt ein Autoimmunprozess gegen die Parietalzellen des Magens zugrunde. Ihre Häufigkeit ist daher vor allem bei Patienten mit Krankheitsbildern ausgeprägt, die autoimmunen Erkrankungen zugeordnet werden, wie Immunhyperthyreose, Myxödem, idiopathische Nebenniereninsuffizienz, Vitiligo und Hypoparathyreoidismus. Bei 90 % der Patienten mit perniziöser Anämie können Antikörper gegen Parietalzellen nachgewiesen werden. Der Nachweis dieser Antikörper bedeutet jedoch nicht, dass die perniziöse Anämie bereits manifest sein muss. Die

Inzidenz von Antikörpern gegen den Intrinsicfaktor liegt etwa bei 60 %. Verursacht durch den Pathomechanismus ist Hypoazidität oder Anazidität die Regel. Die Patienten haben oft Magenpolypen, die Häufigkeit des Magenkarzinoms ist etwa doppelt so hoch wie bei der Normalbevölkerung. Wird die Quelle des Intrinsicfaktors zerstört - etwa durch eine totale Gastrektomie oder durch ausgedehnte Zerstörungen der Magenschleimhaut (zum Beispiel durch Verätzungen) können sich megaloblastische Anämien entwickeln.

Ferner ist zu erwähnen, dass eine Reihe von Bakterien der Darmflora Vitamin B_{12} benötigen. Nach anatomischen Läsionen können durch Massenvermehrung Mangelsymptome entstehen. Mangelsymptome können auch durch Strikturen, Divertikeln bzw. das "blind loop"-Syndrom entstehen. Sie können auch bei Pseudoobstruktion im Rahmen des Diabetes mellitus durch Amyloidablagerungen oder bei der Sklerodermie auftreten. Bekannt ist auch die durch die tropische Sprue und die durch den Fischbandwurm hervorgerufene Vitamin B_{12}-Mangelanämie. Die meisten dieser Krankheitsbilder gehen mit Malabsorptionssyndromen, oft mit einer Steatorrhoe, einher.

Die regionale Enteritis, Morbus Whipple und die Tuberkulose können von Vitamin B_{12}-Resorptionsstörungen begleitet sein. Dies gilt auch für die chronische Panktreatitis, in seltenen Fällen für das Zollinger-Ellison-Syndrom und die segmentalen Erkrankungen des Ileums [157].

Der früher zum Nachweis einer B_{12}-Resorptionsstörung durchgeführte Schilling-Test wurde durch die Bestimmungen von Vitamin-B_{12} im Serum und durch den Nachweis von Parietalzellen, bzw. von Intrinsicfaktor-Antikörpern ersetzt.

Extrem selten sind hereditäre, megaloblastäre Anämien verursacht durch angeborene Störungen des Orotsäurestoffwechsels oder – wie beim Lesch-Nyhan-Syndrom – durch Störungen von Enzymen, die in den Folsäurestoffwechsel eingreifen.

Therapie:

Die häufigste Ursache des B_{12}-Defizits ist ein Mangel an Intrinsicfaktor, wie er bei der perniziösen Anämie oder nach totaler Gastrektomie beobachtet wird. Auch eine verminderte Resorption im Ileum nach ausgedehnten chirurgischen Resektionen oder bei Morbus Crohn kommen als Ursache in Frage. Alle anderen Ursachen haben wenig praktische Relevanz. Es ist daher notwendig, Vitamin B_{12} parenteral zuzuführen.

Wegen der neurologischen und neuropsychiatrischen Krankheitsbilder, die auch ohne Blutbildveränderungen einhergehen können und die nur dann mit Sicherheit reversibel sind, wenn sie weniger als 6 Monate bestanden haben, hat sich ein initial hochdosiertes Therapieschema durchgesetzt. Es handelt sich um ein Stufenschema, wobei in der ersten Therapiewoche täglich 200 µg Vitamin-B_{12} i.m. appliziert werden, daran schließt eine Therapie von wöchentlich einmal i.m. (intramuskuläre Injektion) der gleichen Menge über einen Monat und sodann eine monatliche i.m.-Gabe von 200 µg Vitamin-B_{12} für den Rest des Lebens an. Die sogenannte perniziöse Anämie ist eine lebenslange Erkrankung und eine Unterbrechung der monatlichen Therapie ruft ein erneutes Vitamindefizit hervor.

Üblicherweise reagieren die Patienten nach Vitamin B_{12}-Gabe mit einer sofortigen Verbesserung ihres klinischen Zustandsbildes. Zwischen dem 5. und 7. Tag kann bei Vorliegen genügender Eisenvorräte die sogenannte Retikulozytenkrise beobachtet werden und innerhalb von 2 Monaten hat sich das periphere Blutbild normalisiert. Auch die Symptome des Zentralnervensystems und ihre neurologischen Manifestationen bilden sich zurück.

Normochrome, normozytäre Anämien

Wenn trotz Erniedrigung des Hb-Wertes der einzelne Erythrozyt noch eine normale Menge Hämoglobin enthält (MCH 28 – 33 pg/Zelle), ist offenbar nicht Eisenmangel das Problem, sondern die *Erythrozytenbilanz* zwischen Bildung und Abbau. Diese Bilanz gibt die Retikulozytenzahl wider:
- Erhöhte Retikulozytenwerte (> 15 ‰) bei *Hyperregeneration* ist Antwort auf gesteigerten Abbau der Erythrozyten = Hämolyse.
- Erniedrigte Retikulozytenwerte bei überwiegender *Hyporegeneration* (Hypoplasie oder gar Aplasie im Mark)
- Bei gesteigertem Erythrozytenabbau wird Haptoglobin als Transportprotein für Hämoglobin verbraucht und sinkt rasch ab.
  Damit ist Haptoglobin ein Marker für die Hämolysediagnostik.
  Nur bei akutem oder relativ starkem Erythrozytenabbau steigt das Bilirubin merklich an (Hämolyse). Normales Haptoglobin schließt Hämolyse aus.

Normozytäre Anämien treten in der Regel bei akuten Blutverlusten, bei Hämolyse sowie als Folge von Niereninsuffizienz bzw. von endokrinen Störungen auf.

Neben der nach formalpathologischen Gesichtspunkten getroffenen Einteilung der Anämie in mikrozytär, makrozytär und normozytär hat sich heute vor allem bei den Störungen der Erythropoese die Einteilung nach ihren Ursachen bewährt: Die hämolytischen Anämien (Zelltrauma, Membranabnormalität), die Störungen der Enzyme (Glucose-6-Phosphat-Dehydrogenase-Defekt) und Störungen der Hämoglobinsynthese sind die klinisch wichtigsten geworden.

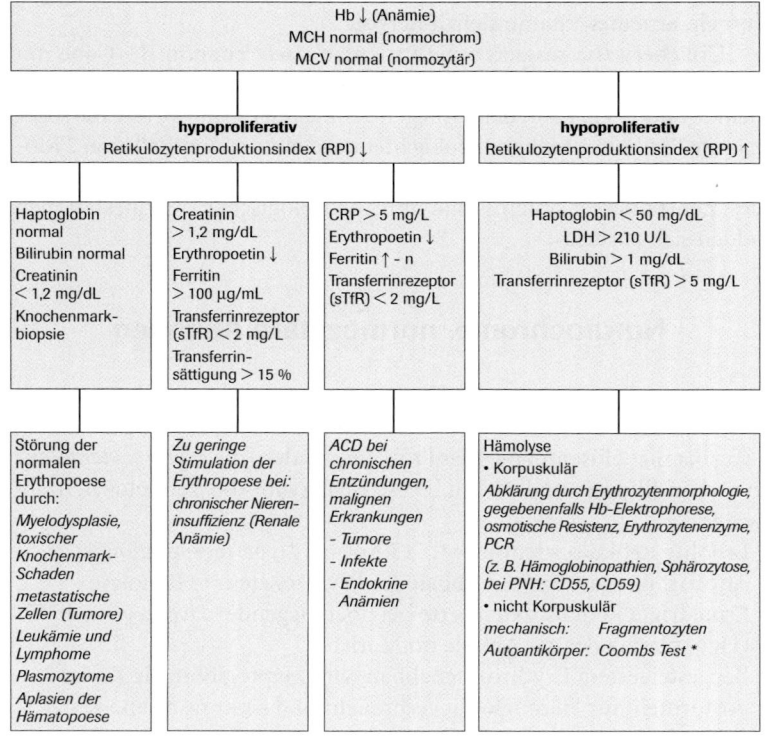

* Coombs-Test diskriminiert zwischen serogenen und korpuskulären Hämolysen durch Bestimmung der frei zirkulierenden Erythrozytenantikörper. Indirekt werden auch die Antikörper bestimmt, die an Erythrozyten gebunden sind. Die meisten erworbenen Hämolysen sind <coombs positiv>

Abb. 49: Diagnose und Ursachen von normochromen, normozytären Anämien

Extrakorpuskuläre hämolytische Anämien

Bei den hämolytischen Anämien handelt es sich in der Regel um erworbene autoimmunhämolytische Anämien. Eine gebräuchliche Differenzierung erfolgt nach dem Temperaturverhalten der Antikörper als Wärme- bzw. Kälteantikörper. Die häufigsten Krankheitsbilder der symptomatischen hämolytischen Anämie sind in Tabelle 41 zusammengefaßt.

Tabelle 41: Durch Antikörper induzierte hämolytische Anämien

Wärmeantikörper
Idiopathisch
Lymphome
andere Neoplasien (selten)
SLE (Systemischer Lupus Erythemades)
Medikamente
Kälteantikörper
Kälteagglutinine
- Infektionen (meist akut)
- Lymphome
- Idiopathisch
Paroxysmale Kältehämoglobinurie
Alloantikörper
Bluttransfusionen
Schwangerschaften

Zum Nachweis der Hämolyse haben sich in der klinischen Routine vor allem die Bestimmung von Haptoglobin und LDH als diagnostisch wertvolle Hilfen erwiesen. Nach Auftreten einer intravasalen Hämolyse sinkt die Haptoglobinkonzentration rasch ab. Dies ist auf die sehr kurze Halbwertzeit des Haptoglobin-Hämoglobinkomplexes von nur ca. 8 Minuten zurückzuführen. Haptoglobin bindet in seiner Funktion als Transport- und Akut-Phase-Protein intravaskuläres, freies Hämoglobin und transportiert es extrem schnell zum Abbau in das retikuloendotheliale System.

Haptoglobin eignet sich daher vorzüglich zum Nachweis einer Hämolyse, das heisst zur Diagnostik und Verlaufbeurteilung hämolytischer Erkrankungen. Stark erniedrigte Haptoglobinwerte sind Indikator einer intravasalen Hämolyse, die sowohl immunhämolytische, mikroangiopathische, mechanische, medikamentöse (G-6-P-Dehydrogenasemangel) als auch infektiöse (z. B. Malaria) Ursachen haben kann. Extravaskuläre Hämolysen (z. B. ineffektive Erythropoese, Hypersplenismus) zeigen dagegen nur bei hämolytischen Krisen einen Haptoglobinabfall. Erniedrigte Haptoglobinwerte können angeboren sein (in Europa selten). Sie können im Rahmen anderer, nicht hämolytischer Erkrankungen beobachtet werden, z. B. bei Lebererkrankungen und beim Malabsorptionssyndrom. Da in Erythrozyten die LDH-Konzen-tration etwa 360mal höher ist als im Plasma, kommt es bei hämolytischen Vorgängen zu einem Anstieg der LDH. Die LDH-Erhöhung steht in direkter Abhängigkeit zum Erythrozytenabbau. Ein besonders hoher LDH-Anstieg kann bei hämolytischen Krisen beobachtet werden. Hämolytische Anämien, die durch ein Trauma in der Zirkulation hervorgerufen werden, sind durch das Auftreten von Fragmentozyten charakterisiert.

Die klinisch wichtigsten Vorkommen normozytärer normochromer Anämien sind in Tabelle 42 aufgelistet.

Tabelle 42: Mechanisch verursachte hämolytische Anämien

Mikroangiopathien
Splenomegalie
Hämolytisch-urämisches Syndrom (HUS)
Thrombotisch-thrombozytopenische Purpura (TTP)
Leberzirrhose
Eklampsie
Herzklappenprothesen
Extrakorporale Pumpsysteme
Hämodialyse
Hämofiltration
Extrakorporale Oxygenierung

Korpuskuläre Anämien anderer Genese

Im Vordergrund der Enzymdefekte steht der Glukose-6-Phosphat-Dehydrogenase-Mangel in allen seinen genetisch fixierten Varianten, von denen der Favismus die klinisch bekannteste Form geworden ist.

Von den Hämoglobinopathien hat vor allem das Sichelzellsyndrom

Bedeutung erlangt, daneben ist das Met-Hämoglobin (met-Hb) als Ursache der Familiencyanose zu erwähnen. Ebenso zählen alle Varianten der Thalassämie zu den Hämoglobinopathien: Krankheitsbilder, die durch die vermehrte Mobilität der Weltbevölkerung zunehmend Bedeutung gewinnen. Diese Hämoglobinopathien bieten morphologisch ein variables Bild. Eine eindeutige Diagnose ist nur durch die Hämoglobin-Elektrophorese oder durch Analyse mittels Hochdruckflüssigkeitschromatographie (HPLC) möglich.

Beeinflussung der Erythropoese bei anderen Erkrankungen

Erythropoetin wird bei Eisenverwertungs- und Verteilungsstörungen, chronischen Erkrankungen sowie zur Förderung der Erythropoese bei Eigenblutspenden für geplante Großoperationen (im Bereich der orthopädischen Chirurgie) erfolgreich eingesetzt.

Seit einigen Jahren kann EPO durch rekombinante Gentechniken produziert werden. Bei der Expression in Säugetierzellen erhält EPO den notwendigen hohen Kohlenhydratanteil. Autoantikörper konnten nach therapeutischer Gabe bisher nicht beobachtet werden. Die Halbwertszeit von intravenös verabreichtem EPO beträgt etwa 5 Stunden [69].

Eine sehr erfolgreiche Therapie mit Erythropoetin wird bei anämischen AIDS-Patienten eingesetzt. Bei chemotherapeutisch behandelten Hämoblastosen und Malignomen kann die Suppression der Erythropoese, die häufig ein Ergebnis der intensiven Chemotherapie ist, durch eine Therapie mit Erythropoetin überwunden werden.

Ein neuer Therapieansatz mit EPO hat sich bei der Anämie bei Neugeborenen durchgesetzt. Aufgrund der relativen Hypoxie während des intrauterinen Wachstums haben Neugeborene eine Polyzythämie. In Anpassung an die Umweltbedingungen wird die Erthropoese postnatal stark gedrosselt. Die verminderte Erythropoese führt nach 8 – 12 Wochen zur physiologischen Anämie bei Neugeborenen. Danach steigt der Spiegel an Erythropoetin wieder an, und die Erythropoese erreicht einen normalen Spiegel. Anämiesymptome werden bei reifen Neugeborenen selten beobachtet, bei Frühgeborenen kommen jedoch erschwerende Faktoren hinzu. Die Zahl der Erythrozyten ist zur Geburt niedriger als bei reifen Neugeborenen und ihre Erythrozytenlebensdauer ist geringer. Frühgeborene neigen daher häufig zu Anämien. Ca. 50 % aller Frühgeborenen haben einen Hb-Wert < 9 g/dL. Diese Anämieentstehung kann durch Gaben von Erythropoetin überbrückt werden und kann die bisherige Transfusionstherapie ersetzen. Zusätzliche Eisensubstitution wird empfohlen.

Bei planbaren Operationen werden zunehmend autologe Blutkonserven (Eigenblut) angelegt, um bei einer notwendig werdenden Bluttransfusion das Infektionsrisiko für HIV und Hepatitits zu umgehen. Das Infektionsrisiko bei Verabreichung einer homologen Blutkonserve ist etwa 1 : 1 Million für eine HIV-Infektion, 1 : 50 000 für eine Hepatitis B-Infektion und 1 : 5 000 für eine Hepatitis C-Infektion.

Die Indikationen für eine Substitutionstherapie mit Erythropoetin nehmen zu, nicht zuletzt weil sie frei von Nebenwirkungen ist. Eine Kontrolle der Effektivität der Therapie ist jedoch immer erforderlich sowohl zur Erfassung der Ansprechrate als auch zur Steuerung der Therapie. Bemerkenswert sind auch Veränderungen im Fettstoffwechsel. Unter Behandlung mit Erythropoetin wird ein signifikanter Abfall des Serum-Cholesterols beobachtet [104].

Bestimmungsmethoden im Serum/Plasma und im Blut

Die Methoden zur Bestimmung der Plasmaproteine, des Blutbilds und die Entzündungsdiagnostik sind nur im Prinzip dargestellt. Angeführte Literatur ermöglicht, sich weiterführend und genauer zu informieren. Die empfohlenen Referenzbereiche haben keine allgemeine Gültigkeit, sondern gelten nur für die jeweils in der aufgeführten Literatur beschriebenen Methoden.

Die Erarbeitung neuer und die Verbesserung bekannter Methoden, der hohe Qualitätsstandard und die zunehmende nationale und internationale Standardisierung haben zu einer Erhöhung der diagnostischen Sensitivität und Spezifität der labordiagnostischen Untersuchungen geführt. Soweit möglich, wird der aktuelle internationale Stand berichtet.

Bestimmungen im Serum/Plasma

Zusätzlich zum Blutbild, Hämoglobin und Hämatokrit basiert die Suche nach Störungen des Eisenstoffwechsels auf einer Anzahl von wichtigen Untersuchungsmethoden im Serum bzw. Plasma:

- Eisen
- Hämoglobin (Hb)
- Totale Eisenbindungskapazität (TEBK)
- Latente Eisenbindungskapazität (LEBK)
- Ferritin
- Transferrin (Tf)
- Transferrinsättigung (TfS)
- Löslicher Transferrinrezeptor (sTfR)
- Haptoglobin (Hp)
- Coeruloplasmin (Cp)
- Folsäure
- Vitamin B_{12}
- Epythropoetin (EPO)
- Homocystein
- Methylmalonsäure

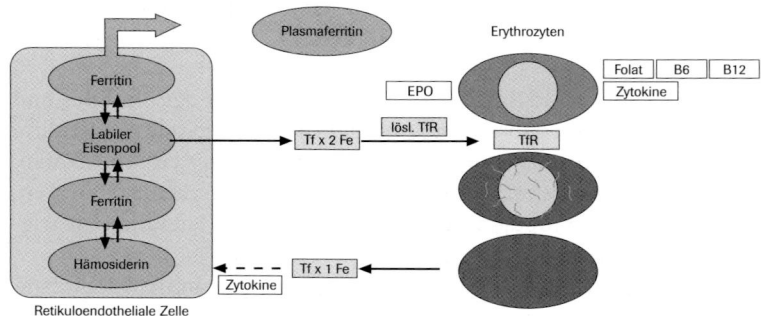

Abb. 50: Eisenstoffwechsel

Tabelle 43: Konzentrationsbereiche der Analyte

Parameter	Referenz-Konzentrationsbereiche für Erwachsene		Analytisches Messverfahren
	[µg/dL]	[µmol/l]	
Eisen(Fe)	40-160	7-29*	Spektrophotometrie
Hämoglobin (Hb)	$12-17 \times 10^6$ ($12-17$ g/dL)	$7,5-9 \times 10^3$ **	Spektrophotometrie
Eisenbindungskapazität (TEBK)	260-500	46-90	Spektrophotometrie
Transferrin (Tf)	200 000-400 000 ($= 2$-4 g/l)	25-50***	immunchem. Methode
löslicher Transferrinrezeptor (sTfR)	500-3000 ($= 0,5$-3 mg/L)	6-35×10^{-3}****	immunchem. Methode
Ferritin	1-30 ($= 10$-300 µg/L)	$0,2$-7×10^{-6}*****	immunchem. Methode
Haptoglobin (Hp)	60 000-270 000 ($= 0,6$-2,7 g/dL)	7-32⁺	immunchem. Methode
Coeruloplasmin (Cp)	15 000-60 000	$1-5$⁺⁺	immunchem. Methode
Folsäure	0,2-2 ($=2$-20 ng/mL)	5-45×10^{-3}⁺⁺⁺	immunchem. Methode
Vitamin B12	20-90×10^{-3}	150-670×10^{-6}⁺⁺⁺⁺	immunchem. Methode
Erythropoetin (EPO)	6-25 U/l		immunchem. Methode

*	rel. Atommasse von Eisen:	56 Daltons		
**	rel. Molekülmasse Hämoglobin	68 000 Daltons		
***	rel. Molekülmasse Transferrin:	79 570 Daltons	(apotransferrin)	
****	rel. Molekülmasse von lösl. Transferrinrezeptor:	85 000 Daltons		
*****	rel. Molekülmasse Ferritin:	440 000 Daltons		
⁺	rel. Molekülmasse Haptoglobin:	100 000 Daltons	Typ	Hp 1-1
		200 000 Daltons		Hp 2-1
		400 000 Daltons		Hp 2-2
⁺⁺	rel. Molekülmasse Coeruloplasmin	132 000 Daltons		
⁺⁺⁺	rel. Molekülmasse Folsäure:	445 Daltons		
⁺⁺⁺⁺	rel. Molekülmasse Vitamin B12:	1355 Daltons		
⁺⁺⁺⁺⁺	rel. Molekülmasse Erythropoetin:	34 000 Daltons		

Freie Eisenionen kommen im Blut nicht vor. Das Plasma- oder Serumeisen ist nahezu vollständig an Transferrin gebunden. Seitdem die Transferrinbestimmung technisch leicht durchführbar ist, ist die Bestimmung der Eisenbindungskapazität durch die Messung der Transferrinsättigung (TfS) verdrängt worden. Wegen der starken Abhängigkeit der Eisenkonzentration vom circadianen Rhythmus wird die Bestimmung des löslichen Transferrinrezeptors (sTfR), der von diesen Schwankungen unabhängig ist, anstelle TfS zunehmend durchgeführt. TfS wird fast ausschließlich noch zur Diagnose der Hämochromatosen benötigt. Ferritin ist das Depotprotein, das nicht nur intrazellular, sondern auch - in sehr geringer Konzentration - im Blut vorkommt und den Füllungszustand der Eisenspeicher anzeigt.

Eisen

Neben den am häufigsten verwendeten colorimetrischen Methoden sind als spezielle Techniken die Atomabsorptionsspektrophotometrie (AAS) und die potentiostatische Coulometrie zu nennen. Mehr als 95 % aller Eisenbestimmungen werden im klinisch-chemischen Labor colorimetrisch - meist mit Routineanalysatoren - durchgeführt.

Alle zur Bestimmung des Eisens entwickelten colorimetrischen Methoden haben folgende Schritte gemeinsam:

- *Freisetzen der Fe^{3+}-Ionen* aus dem Transferrinkomplex mittels Säuren oder Detergens.

Einige Methoden kombinieren die Abspaltung von Fe-Ionen durch Säure mit einer Enteiweißung nach Zusatz von Trichloressigsäure oder Chloroform. Bei Verwendung eines geeigneten Detergens (z. B. Guanidiniumchlorid) in schwach saurem Milieu (pH 5) ist eine Enteiweißung überflüssig. Die Fe^{3+}-Freisetzung mit Detergens ohne Enteiweißung hat die Vorteile, dass keine Trübungen durch unvollständige Enteiweißung auftreten, dass die Fe^{3+}-Abspaltung aus dem Transferrin vollständig ist und das hämoglobingebundene Fe^{2+}-Ionen nicht freigesetzt werden.

- *Reduktion* von Fe^{3+}-Ionen zu Fe^{2+}-Ionen

Um die Farbreaktion mit einem geeigneten Chromophor durchführen zu können, müssen die Fe^{3+}-Ionen reduziert werden. Als Reduktionsmittel besonders bewährt hat sich Ascorbat, verwendet werden noch Hydrochinon, Thioglycolat, Hydroxylamin.

• *Reaktion* der Fe^{2+}-Ionen zu einem Farbkomplex

Als Komplexbildner werden heute ausschließlich Bathophenanthrolin und Ferro Zine® (Warenzeichen der Firma Hach Chemical Co., Ames, Iowa/USA) verwendet. Ferro Zine hat einen höheren Extinktionskoeffizienten und eine bessere Löslichkeit verglichen mit Bathophenanthrolin. Mit Ferro Zine werden etwas höhere Eisenwerte gemessen.

Es gibt bisher keine Referenzmethode für die Bestimmung von Serum/Plasma-Eisen. Doch wurden sowohl vom International Committee for Standardization in Hematology (ICSH) [88] als auch in jüngster Zeit von Centers of Disease Control (CDC) Referenzmethoden vorgeschlagen.

Die 1972 von ICSH empfohlene Methode verwendet zur Freisetzung der Fe^{3+}-Ionen 2 mol/L Salzsäure und zur Reduktion Thioglykolsäure. Komplexbildner ist Bathophenanthrolindisulfonat.

Der Vorschlag vom CDC ist eine Methode mit Enteiweißung mittels Trichloressigsäure, Reduktion erfolgt durch Ascorbinsäure. Der Komplexbildner ist Ferro Zine.

Bei einer modifizierten Ferro Zine Methode ohne Enteiweißung wird die Reaktion direkt in der Küvette gemessen. Der gebildete Ferro Zine Eisenkomplex kann mit gängigen Routineanalysatoren im Wellenlängenbereich 530 – 560 nm bestimmt werden.

Tabelle 44: Historischer Überblick

Jahr	Meilenstein
1958	Bathophenanthrolin-Methode ohne Enteiweißung (Sanford und Ramsay)
1972	Bathophenanthrolin-Methode (Empfehlung durch ICSH)
1990	Ferro Zine Methode mit Enteiweißung (Empfohlen durch CDC)
1998	Ferro Zine Reagenz ohne Enteiweißung

Jede Serumprobe enthält die fünf in Tabelle 45 aufgeführten Eisenfraktionen.

Tabelle 45: Eisenfraktionen

Fraktion	Eisenkonzentration im Serum
Dreiwertiges Eisen in Transferrin	ca. 50-150 µg/dL Fe^{3+}
Zweiwertiges Eisen im Hämoglobin	5-10 µg/dL Fe^{2+}
Dreiwertiges Eisen im Ferritin	0,2-10 µg/dL Fe^{3+}
Komplex gebundenes Eisen	< 0,5 µg/dL Fe^{2+}/Fe^{3+}
Eisenionen durch Kontamination	<< 0,5 µg/dL Fe^{3+}/Fe^{2+}

Der Eisenspiegel folgt einem ausgeprägten circadianen Rhythmus. Außerdem ist die Tag-zu-Tag-Schwankung nicht zu vernachlässigen. Serumeisen ist proteingebunden. Die Entnahmebedingungen müssen daher hinsichtlich Zeitpunkt, Körperlage und Venenstauung standardisiert sein (Abb. 51).

Eisen ist im Serum in vergleichbar niedriger Konzentration wie Kupfer und Zink enthalten und zählt zu den Spurenelementen. Bei der Probennahme und der Probenvorbereitung sind deshalb Kontaminationen zu vermeiden.

Als Probenmaterial sind Serum oder Heparinplasma geeignet, EDTA-Plasma kann zu Interferenzen führen, Hämolyse stört. Im Serum, gelagert bei + 4°C, wird über mehrere Wochen keine Messbare Änderung der Eisenkonzentration gefunden.

Referenzintervall:
Konzentration von Serum/Plasma-Eisen bei gesunden Personen [75]

w	37-145 [µg/dL]	6,6-26 [µmol/l]
m	59-158 [µg/dL]	11-28 [µmol/l]

Anmerkungen:
Die in der Literatur aufgeführten Referenzintervalle für Eisen unterschieden sich z. T. erheblich. Dies ist auf folgende Ursachen zurückzuführen.

Das Referenzintervall zeigt keine Normalverteilung.
- Bei Männern werden ca. 15-20 % höhere Eisenwerte gefunden als bei Frauen.
- Bei Neugeborenen sind die Werte hoch, fallen dann vom 2. bis zum 3. Lebensjahr ab.
- Der Plasmaeisenspiegel folgt einem ausgeprägten circadianen Rhythmus. Die Unterschiede zwischen Morgen und Abend können bis zu 50 mg/dL betragen. Außerdem ist die Tag-zu-Tag- und die Woche-zu-Woche-Schwankung beim gleichen Individuum sehr ausgeprägt (Abb. 52).

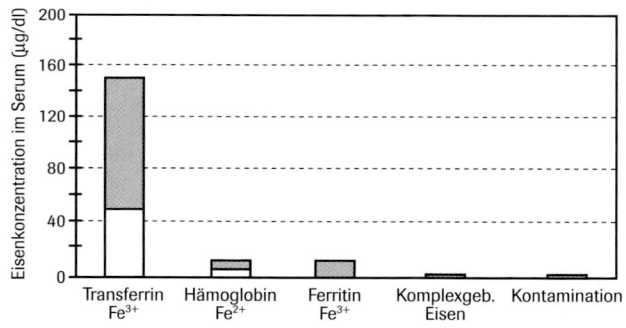

Abb. 51: Prozentuale Verteilung des Plasmaeisens

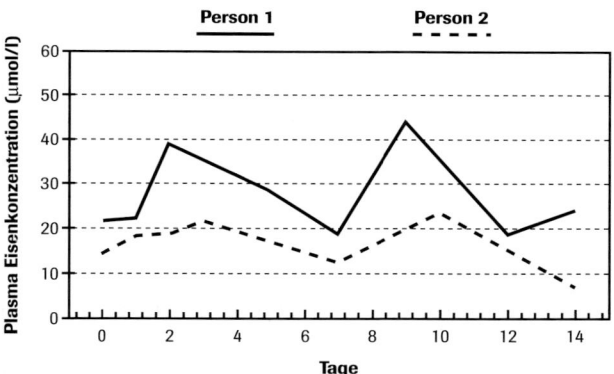

Abb. 52: Tagesschwankungen der Konzentration von Plasmaeisen

Eisen-Sättigung = totale Eisenbindungskapazität (TEBK) und Ermittlung der latenten Eisenbindungskapazität (LEBK)

Die Methoden sind heute weitgehend durch die Transferrinbestimmung und die Transferrinsättigung ersetzt.

Als TEBK wird die Eisenmenge bezeichnet, die von Transferrin in einem definierten Serumvolumen gebunden werden kann.

Als LEBK wird die Eisenmenge bezeichnet, die nach Abzug der aktuellen Eisenmenge von TEBK erhalten wird. Sie repräsentiert das Transferrin, das nicht mit Eisen beladen ist.

Es besteht folgender Zusammenhang:

$$TEBK = LEBK + Plasma\text{-}Eisen$$

TEBK wurde im Routinelabor nach der Methode von Ramsay bestimmt und ist parallel zur Eisenbestimmung durchgeführt worden:

Zur Absättigung des Transferrins wird dem Serum ein Überschuß Fe^{3+}-Ionen zugesetzt. Die ungebundenen Fe^{3+}-Ionen werden anschließend mit basischem Magnesiumhydroxidcarbonat ausgefällt. Im klaren Überstand wird nach dem Zentrifugieren Eisen bestimmt.

Eisenbindungsproteine im Serum/Plasma

Alle Messmethoden für Plasma-Proteine, wie Ferritin und Transferrin, arbeiten nach dem immunologischen Grundprinzip der Antigen(AG)-Antikörper(AK)-Reaktion [111]. In deren Verlauf entsteht nach Zugabe eines geeigneten Antiserums ein Immunkomplex aus Antigen (dem zu bestimmenden Protein) und Antikörper:

$$AG + AK \rightarrow AGAK$$

$$AG = Antigen, AK = Antikörper, AGAK = Immunkomplex$$

Die verwendeten Antikörper müssen sowohl eine hohe Antigen-Spezifität als auch eine hohe Antigen-Affinität besitzen.

Man unterscheidet polyklonale Antikörper, die ein Gemisch aus unterschiedlichen Zell-Linien sind, und monoklonale Antikörper, die einer einzigen Zell-Linie entstammen. Letztere werden nach dem von Köhler und Milstein [102] publizierten Verfahren hergestellt und sind in der Spezifität und im Bindungsverhalten zum Antigen gleich.

Der primär gebildete AGAK- Komplex kann bei sehr geringen AG-Konzentrationen nicht unmittelbar beobachtet werden. In diesem Fall müssen entweder AG oder AK durch einen Marker gekennzeichnet werden, der eine Messung möglich macht. Ein solcher Marker kann z. B. ein Enzym, ein radioaktives Isotop oder ein fluoreszierender Farbstoff sein. Diese indirekt messenden Methoden sind besonders für Messungen von sehr niedrigen Antigenkonzentrationen, wie z. B. Ferritin geeignet.

Bei höheren AG-Konzentrationen kann sich der primären Reaktion zwischen AG und AK eine Agglutination oder Präzipitation als sekundäre Reaktion anschließen. Diese sind messtechnisch direkt zugänglich und in vielen Fällen visuell wahrnehmbar. Die direkt messenden Methoden sind besonders geeignet für Messungen von höheren Antigenkonzentrationen, wie z. B. Transferrin.

Die in der Laborroutine eingesetzten immunchemischen Verfahren zur Analytbestimmung können in indirekt messende Verfahren mit Marker und direkt messende Verfahren unterteilt werden [111].

Die Verwendung von Markern hat das Ziel, die primäre Immunreaktion gängigen instrumentellen Analysetechniken zugänglich zu machen.

Berson und Yalow führten 1958 bereits den Radioimmunoassay ein. Da die Anwendung von radioaktiven Verbindungen Nachteile hat, ergaben sich als logische Weiterentwicklungen der Enzymimmunoassay, der Fluoreszenzimmunoassay und der Lumineszenzimmunoassay.

Die quantitative Auswertung aller direkt messenden immunchemischen Analysenverfahren beruht auf der Kurve nach Heidelberger und Kendall [74]. Sie beschreibt den Zusammenhang zwischen Antigenkonzentration und Präzipitatmenge bei konstanter Antikörpermenge. Die Präzipitatmenge wird gemessen (Abb. 53).

Bei den direkt messenden Verfahren muss vor allem auf das Verhältnis Antigen- zu Antikörperkonzentration geachtet werden, da es die Präzipitatbildung direkt beeinflusst.

Bestimmungsmethoden im Serum/Plasma/Blut

Tabelle 46: Indirekte Messung der primären Immunreaktion mit einem Marker

Marker	Assay
Enzym	Enzymimmunoassay (EIA)
Radioaktives Isotop	Radioimmunoassay (RIA)
Fluoreszierender Farbstoff	Fluoreszenzimmunoassay (FIA)
Luminogene Substanzen	Lumineszenzimmunoassay (LIA)

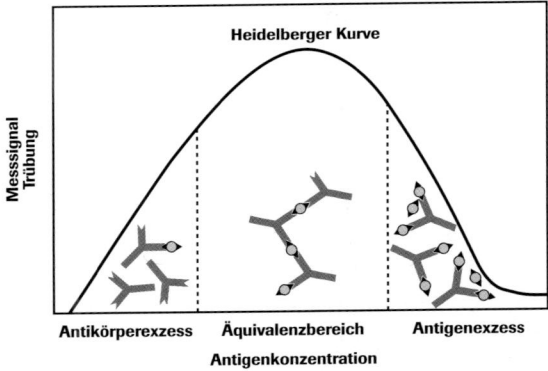

Abb. 53: Kurve nach Heidelberger und Kendall

Wie aus dem Verlauf der Heidelberger-Kurve zu ersehen ist, können zwei verschiedene Antigenkonzentrationen das gleiche Messsignal ergeben. Dies kann Ursache von Falschbestimmungen sein. Diese quantitativen immunchemischen Bestimmungen müssen daher unterhalb des Äquivalenzpunktes durchgeführt werden. Das klassische Verfahren, um zu erkennen, ob ein Signal dem aufsteigenden (Antikörperexzess) oder dem absteigenden (Antigenexzess) Schenkel der Heidelberger Kurve zuzuordnen ist, besteht in der Wiederholung der Messung mit höherer Probenverdünnung. Eine zusätzliche Erkennungsmöglichkeit ist das Nachdosieren von Antigen oder Antiserum zum Reaktionsgemisch. Moderne Analysenautomaten können durch Kontrollfunktionen (Kennzeichnung und automatische Nachverdünnung der Probe) diese Fehlerquelle weitestgehend ausschließen. Bei immunchemischen Reagentien deklarieren die Hersteller, bis zu welcher Konzentration kein Antigenexzessproblem auftritt - also kein „High-Dose-Hook-Effekt" gemessen wird.

Bestimmungsmethoden im Serum/Plasma/Blut

Tabelle 47: Direkt Messverfahren

Verfahren	Assay
Präzipitate in Lösung	Turbidimeterischer Immunoassay
	Nephelometrischer Immunoassay
Agglutination von beschichteten Partikeln	Latex-Immunagglutinationsassays
Präzipitate in Gelen	Radiale Immunodiffusion

Ferritin

Das im Blut nachweisbare Ferritin steht mit dem Depoteisen des Köpers im Gleichgewicht und hat somit Indikatorfunktion für den Füllungszustand der Eisenspeicher [95, 114].

Ferritin ist kein einheitliches Molekül, sondern kommt in verschiedenen Geweben in verschiedenen Isoferritinen vor. Gemeinsam ist diesen Isoferritinen der Aufbau aus zwei getrennten Untereinheiten, der H-(Heavy)-type subunit und L-(light)type subunit (Abb. 54).

Für die klinische Bewertung des Füllungszustandes der Eisenspeicher mittels der Ferritinbestimmung im Serum müssen die Ferritinantikörper Spezifität gegenüber den basischen (L-formreichen) Isoferritinen aus den Eisenspeichergeweben (Knochenmark, Leber, Milz) besitzen. Die Reaktion der Antikörper mit sauren (H-formreichen) Isoferritinen (z.B. aus Herzmuskel) sollte dagegen möglichst gering sein.

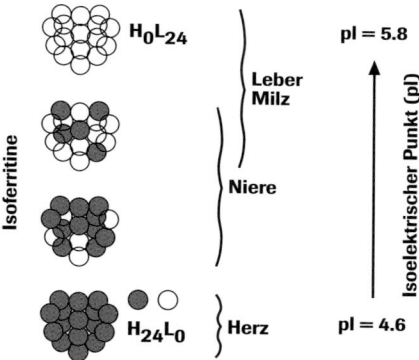

Abb. 54: Organspezifische Isoferritine

Wegen der sehr niedrigen Ferritinkonzentration im Plasma eignen sich vor allem von den markerfreien Immunoassays die Agglutationstests mit der Reaktionsverstärkung durch Latex. Von den Marker-Immunoassays haben sich die Enzym-Immunoassays EIAs, LIAs, FIAs und RIAs durchgesetzt.

Serum/Plasmaferritin muss in einem sehr niedrigen Konzentrationsbereich (0,2-7 x 10^{-12} mol/L) bestimmt werden. Voraussetzung ist eine genügend empfindliche Messmethode. In den letzten Jahren gelang es, die Empfindlichkeit der Bestimmungsmethoden erheblich zu steigern.

Parallel zu den Methodenentwicklungen führten die Anstrengungen zur Automatisierbarkeit der unterschiedlichen, direkt und indirekt messenden immunchemischen Verfahren zum Erfolg.

Für die Bestimmung von Ferritin gibt es (noch) keine Referenzmethode.

Internationale Bemühungen um einheitliche Standardisierung der immunchemischen Ferritinbestimmung werden von WHO (World Health Organization), ICSH (International Committee for Standardization in Haematology), IFCC (International Federation of Clinical Chemistry) and IUIS (Standardization Committee of the International Union of Immunological Societies) koordiniert.

Tabelle 48: Historischer Überblick

Jahr	Meilenstein
1972	Entwicklung eines Immunradiometrischen Assays (IRMA) mit ausreichender Empfindlichkeit für Messungen im Referenzbereich von Plasmaferritin (Addison et al.)
1984	Turbidimetrischer Test mit Reaktionsverstärkung durch Latex (Bernard et al.)
1984	Definierter ICHS-Ferritin-Standard

Tabelle 49: Methoden für Ferritin

Radioimmunoassay (RIA)
Turbidimetrischer Latex-Agglutinationstest
Enzyme linked immunosorbent assay (ELISA)
Nephelometrischer Immunoassay
Fluoreszenz Immunoassay
Lumineszenz Immunoassay

Ferritin ist ein Gemisch verschiedener Isoferritine, Voraussetzung für eine einheitliche Standardisierung ist eine definierte Ferritinpräparation mit hohem basischem Isoferritinanteil. Seit 1984 gibt es vom ICHS (Expert Panel on Iron) einen definierten Ferritinstandard (menschliches Leberferritin). Er kann vom National Institute for Biological Standards and Control in London bezogen werden. Seit 1997 steht der 3rd International Standard for Ferritin, rekombinant, NIBSC code 95/572 zur Verfügung [185].

Viele der modernen, kommerziell erhältlichen Ferritinmethoden weisen eine sehr gute Spezifität, Präzision und Sensitivität auf und stimmen im Methodenvergleich gut überein (Abb. 55).

Der Ferritinspiegel zeigt wie Transferrin - aber im Gegensatz zum Eisen - keinen nennenswerten circadianen Rhythmus. Bedingt durch den Orthostase-Effekt auf hochmolekulare Blutkomponenten, müssen die Entnahmebedingungen hinsichtlich Körperlage und Venenstauung standardisiert sein.

Vorzugsweise wird Ferritin aus der gleichen Probe wie Eisen, Transferrin und Transferrinrezeptor (sTfR) bestimmt.

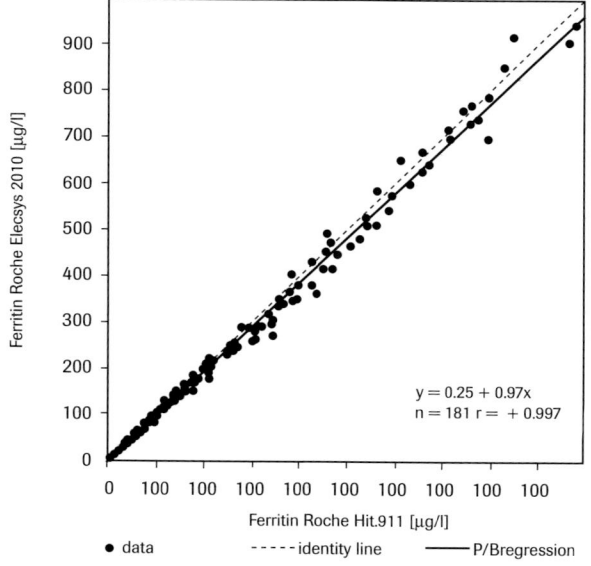

Abb. 55: Methodenvergleich Ferritin Turbidimetrie versus Ferritin ELISA

Referenzintervalle Ferritin:

Die Bestimmung von Referenzintervallen für die Ferritinkonzentration klinisch Gesunder muss als äußerst problematisch angesehen werden, da die Eisenvorräte eine starke Alters- und Geschlechtsabhängigkeit aufweisen (Abb. 56) und ein nicht zu vernachlässigender Teil der „Normalbevölkerung" an einem latenten Eisenmangel leidet. Daher sind selektierte Referenzkollektive, wie z. B. regelmäßige Blutspender oder Wehrpflichtige oder auch jüngeres weibliches Krankenhauspersonal, nur bedingt geeignet. Bei den angegebenen Referenzwerten handelt es sich um eine Synthese aus mehreren Studien mit gut definierten „Normalkollektiven". Es wurden insbesondere Personen mit Eisenmangelanämie (manifester Eisenmangel) sowie Infekten (klinische Untersuchung, Laborergebnisse) ausgeschlossen.

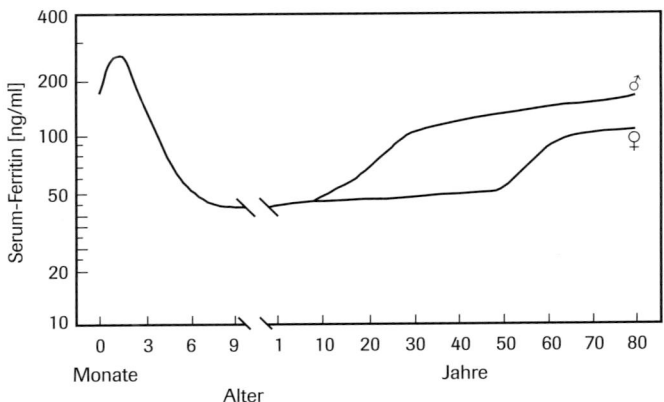

Abb. 56: Alters- und Geschlechtsabhängigkeit der Konzentration von Serumferritin

Referenzintervalle:

Ferritinkonzentrationen bei gesunden Personen: Lotz, J et al. (1999) Clin Chem Lab med 37 (8) 821-825

Kinder und Jugendliche (4 Monate bis 16 Jahre)	15-150 ng/mL
Männer	30-400 ng/mL
Frauen (unter 50 Jahre)	15-150 ng/mL
Frauen (über 50 Jahre)	Annäherung an Referenzintervall bei Männern

Anmerkungen:
- Neugeborene verfügen zunächst über gut gefüllte Eisendepots, die innerhalb weniger Wochen verbraucht werden.
- Die angegebenen Referenzintervalle erfassen statistisch 95 % der klinisch gesunden Bevölkerungsgruppen. Keinesfalls stellen sie eine Idealnorm dar.

Transferrin (Tf)

Transferrin ist im Körper je zur Hälfte im Serum/Plasma und im extravaskulären Raum verteilt. Pro Proteinmolekül kann es zwei dreiwertige Eisenionen transportieren. Unter physiologischen Verhältnissen werden von dieser Maximalbindungskapazität 30 - 40 % besetzt.

Transferrin ist kein einheitliches Molekül, sondern kommt in verschiedenen Isotransferrinen vor. Ca. 20 Isotransferrine des Menschen sind heute bekannt. Sie alle haben gleiche Eisenbindungskapazität und vergleichbare immunologische Eigenschaften. Deshalb ist für den Eisenstoffwechsel eine Differenzierung der Isoformen methodisch ohne praktische Bedeutung. Seitdem die Transferrinbestimmung technisch ohne besonderen Aufwand im Routinelabor durchgeführt werden kann, hat sie die Bestimmung der TEBK (totale Eisenbindungskapazität) und die Ermittlung der LEBK (latente Eisenbindungskapazität) verdrängt.

Tabelle 50: Historischer Überblick

Jahr	Meilenstein
1958	Bestimmung von Transferrin mit radialer Immundiffusion, RID (Ramsey)
1976	Turbidimetrische Bestimmung von Transferrin (Kreutzer)
1978	Nephelometrische Bestimmung (Buffone)

Methoden:
Für die Bestimmung von Transferrin gibt es (noch) keine Referenzmethode. Wegen der relativ hohen Transferrinkonzentration im Serum (23 – 45 µmol/L) eignen sich zur Bestimmung direkte immunologische Präzi-

pitationsverfahren (z. B. Nephelometrie, Turbidimetrie). Als Routinemethoden haben sich turbidimetrische und nephelometrische Verfahren durchgesetzt.

Der Transferrinspiegel zeigt im Gegensatz zum Eisen und in Übereinstimmung mit dem Ferritinspiegel keinen nennenswerten circadianen Rhythmus. Bedingt durch den Orthostaseeffekt auf hochmolekulare Blutkomponenten müssen auch beim Transferrin die Entnahmebedingungen hinsichtlich Körperlage und Venenstauung standardisiert sein. Vorzugsweise wird die Transferrinbestimmung aus der gleichen Serum Probe wie die Eisen- bzw. Ferritinbestimmung durchgeführt.

Referenzintervalle Transferrin:

Wesentliche Alters- bzw. Geschlechtsabhängigkeit werden nicht gefunden [75]

200-400 [mg/dL]	25-50 [µMol/l]

Beziehungen zwischen Transferrin und TEBK

Tabelle 51: Beziehung zwischen Transferrin und TEBK

Beziehung Transferrin-TEBK	Referenzintervalle
Transferrin [µmol/L] x 2 ~ TEBK [µmol/L]	Transferrin: 25 - 50 [µmol/L] w: TEBK: 49 – 89 [µmol/L] m: TEBK: 52 - 77 [µmol/L]
Transferrin [mg/dL] x $\frac{2 \times 56}{79\,570}$ ~ TEBK [µg/dL]	Transferrin: 200 - 400 [mg/dL] w: TEBK: 274 – 497 [µg/dL] m: TEBK: 291 – 430 [µg/dL]
Transferrin [mg/dL] x 1,41 ~ TEBK [µg/dL]	

Dabei ist berücksichtigt:

- 1 Mol. Transferrin bindet 2 Atome Eisen

- Atomgewicht von Eisen: 56 Daltons

- Molekulargewicht von Apo-Transferrin: 79 570 Daltons [72]

Anmerkung:
TEBK von 1 g Transferrin ist 1,41 mg Eisen

Transferrinsättigung (TfS)
Als Transferrinsättigung ist der Quotient aus der Serum/PlasmaEisen-Konzentration und der Konzentration von Serum/Plasma-Transferrin (korrigiert um einen Faktor) definiert. Sie ist eine dimensionslose Größe und damit - im Gegensatz zum Eisen - unabhängig vom Hydratationszustand des Patienten:

$$\text{Transferrinsättigung in \%} = \frac{\text{Eisen [µmol/L]} \times 100}{\text{Transferrin [µmol/L]}}$$

$$= \frac{\text{Eisen [µg/dL]} \times 100 \times 56}{\text{Transferrin [µg/dL]} \times 79\,570}$$

$$= \frac{\text{Eisen [µg/dL]} \times 100 \times 56 \times 1\,000}{\text{Transferrin [mg/dL]} \times 79\,570}$$

$$= \frac{\text{Eisen [µg/dL]} \times 100}{\text{Transferrin [mg/dL]} \times 1{,}41}$$

56 = Atomgewicht Eisen in Dalton
79 570 = Molekülgewicht Apo-Transferrin in Dalton [72]

Referenzintervalle:
Transferrinsättigung [75]

Transferrinsättigung bei gesunden Personen	15 - 45 %
Erniedrigte Transferrinsättigung bei Eisenmangel oder Eisenverteilungsstörung	< 15 %
Erhöhte Transferrinsättigung bei Eisenüberladung	> 50 %

Anmerkung:
- *Transferrinsättigung von 10 % heißt, dass 1 g Transferrin mit 0,141 mg Eisen beladen ist.*
- *Transferrinsättigung von 50 % heißt, dass 1 g Transferrin mit 0,705 mg Eisen beladen ist.*

Löslicher Transferrin-Rezeptor (sTfR)

Der membrangebundene Transferrin-Rezeptor ist ein Glycoprotein und besteht aus zwei identischen, über Disulfid-Brücken verbundenen Ketten mit einem Molekulargewicht von je 95 000 Daltons. Der Transferrinrezeptor ist ein transmembranes Protein vieler Körperzellen. Es bindet eisenbeladenes Transferrin an der Zelloberfläche und transportiert es in das Zellinnere.

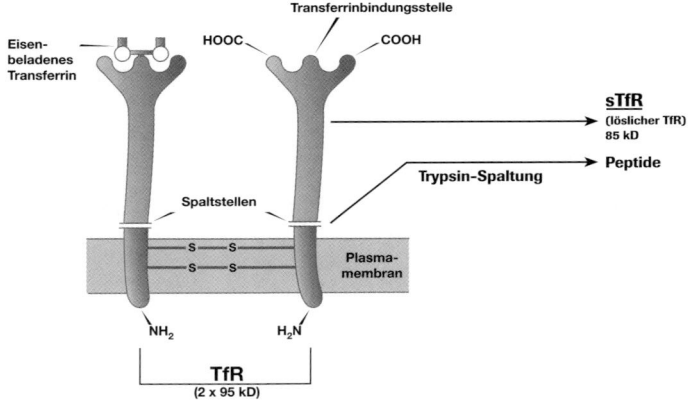

Abb. 57: Transferrinrezeptor (TfR)

Der ins Blutplasma abgegebene lösliche Serum-Transferrinrezeptor (sTfR = soluble Transferrin Receptor) ist ein Monomer von ca. 85 Da, er entsteht nach proteolytischer Abspaltung von ca. 100 Aminosäuren aus dem gebundenen Transferrinrezeptor [35, 36, 87].

Für die Bestimmung des löslichen Serum-Transferrinrezeptors (sTfR) gibt es (noch) keine Referenzmethode. Wegen der relativ niedrigen Konzentration von löslichem Serum-Transferrinrezeptor im Blutplasma (< 10 mg/L bzw. < 100 nmol/L) eignen sich zur Bestimmung nur genügend empfindliche Messmethoden.

In der Routine werden hauptsächlich Enzymimmunoassays, Radioimmunoassays und Latex-verstärkte immun-nephelometrische Assays eingesetzt. Ein empfohlener Standard ist noch nicht verfügbar. Zur Kalibration der Assays werden auf Basis von Humanseren Präparationen von intaktem TfR, der Komplex von TfR mit Transferrin oder Gemische verwendet. Das führt zu nicht vergleichbaren Werten zwischen den verschiedenen Assays.

In dem in der Routine oft verwendeten Latex-verstärkten Immun-Assay reagiert das sTfR-Molekül der Serumprobe mit dem anti-sTfR-Antikörper (monoklonal; Maus) und bildet einen Antigen/Antikörper-Komplex, der turbidimetrisch an einem Laborautomaten gemessen wird (Abb. 58).

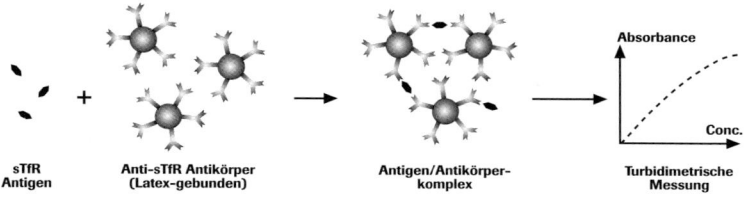

Abb. 58: Test-Prinzip der turbidimetrischen sTfR-Bestimmung von löslichem Transferrin-Rezeptor (sTfR).

<u>Referenzintervalle:</u>
Konzentrationen von löslichem TfR (sTfR) im Serum bei gesunden Personen [75, 103]

Weiblich:	(premenopausal)	1,9 – 4,4 mg/L
Männlich:		2,2 – 5,0 mg/L

Es besteht eine gute direkt proportionale Beziehung zwischen

- der Expression der TfR-Menge auf den Erythrozyten und der Konzentration an sTfR,
- sowie der Masse der erythropoetischen Zellen und der sTfR-Konzentration im Plasma.

Die Konzentration von sTfR ist demzufolge sowohl bei einer verstärkten Expression von TfR wie beim Mangel an Funktionseisen, als auch bei hyperproliferativer Erythropoese erhöht. Durch zusätzliche Bestimmung von Ferritin und der Retikulozytenzahl ist eine Differenzierung dieser Zustände möglich.

Haptoglobin (Hp)

Das im Serum nachweisbare Haptoglobin bindet das durch pathologisch gesteigerte Hämolyse auftretende Hämoglobin in einem festen Haptoglobin-Hämoglobin (Hp-Hb)-Komplex. Eine Abnahme des freien Haptoglobins hat somit Indikatorfunktionen für eine intravasale Hämolyse.

Der 1:1-Hp-Hb-Komplex wird mit einer Halbwertszeit von weniger als 10 min in die Hepatozyten eingelagert. Dort wird das Hämoglobin enzymatisch metabolisiert. Das freigesetzte Haptoglobin wird aus den Hepatozyten wieder mit einer Halbwertszeit von ca. 3 Tagen in das Serum abgegeben.

Die Bildung des festen Hp-Hb-Komplexes und dessen extrem schnelle Elimination aus der Blutbahn verhindert eine Hämoglobinurie mit starkem renalen Eisenverlust.

Haptoglobin ist ein in der Struktur den Immunglobulinen verwandtes Glykoprotein und ist aus 2 leichten (α)-Ketten mit einem Molekulargewicht von 9 000 Daltons und zwei schwereren (β)-Ketten (Molekulargewicht: 16 000 Daltons) aufgebaut. Es sind drei molekulargewichts-unterschiedliche Phänotypen Hp 1-1, Hp 2-1 und Hp 2-2 bekannt. Hp 1-1 hat ein Molekulargewicht von 100 000 Daltons. Hp 2-1 und Hp 2-2 sind höhermolekulare Polymere mit Molekulargewichten von 200 000 und 400 000 Daltons.

Methoden:

Für die Bestimmung von Haptoglobin gibt es (noch) keine Referenzmethode. Wegen der relativ hohen Haptoglobinkonzentration im Serum (30 – 200 mg/dL) eignen sich zur Bestimmung direkte immunologische Präzipationsverfahren (z. B. Nephelometrie, Turbidimetrie). Als Routinemethoden haben sich turbidimetrische und nephelometrische Verfahren durchgesetzt.

Tabelle 52: Historischer Überblick

Jahr	Meilenstein
1960	Haptoglobin-Hämoglobin-Bindungstest; Bestimmung des freien Haptoglobins im Serum (Nyman)
1987	Turbidimetrischer Test von Haptoglobin (Johnson)

Referenzintervalle:

Haptoglobinkonzentrationen im Serum bei gesunden Personen; wesentliche Alters- bzw. Geschlechtsabhängigkeiten werden nicht gefunden [75]

Erwachsene	30 - 200 mg/dL	0,3 – 2,0 g/L

Standardisierung mit CRM 470

Anmerkungen:

• Neugeborene haben in den ersten 3 Monaten keinen messbaren Haptoglobinspiegel, ab dem 4. Monat gilt das Referenzintervall für Erwachsene.

• Das Referenzintervall ist typenabhängig:

		[mg/dL]	[g/L]
Hp 1 - 1	w:	91 – 160	0,91 – 1,60
	m:	87 – 142	0,87 – 1,42
Hp 2 - 1	w:	82 – 124	0,82 – 1,24
	m:	74 – 124	0,74 – 1,24
Hp 2 – 2	w:	58 – 99	0,58 – 0,99
	m:	52 – 101	0,52 – 1,01

Der Haptoglobinspiegel zeigt in Übereinstimmung mit Ferritin und löslichem Transferrinrezeptor keinen nennenswerten circadianen Rhythmus. Bedingt durch den Orthostaseeffekt auf hochmolekularen Blutkomponenten müssen auch beim Haptoglobin die Entnahmebedingungen hinsichtlich Körperlage und Venenstauung standardisiert sein. Vorzugsweise wird die Haptoglobinbestimmung aus der gleichen Serumprobe wie die übrigen Eisenstoffwechselparameter durchgeführt.

Bei massiver Hämolyse - wenn die freie Haptoglobinkonzentration messtechnisch nur schwer bestimmt werden kann - sollte Hämopexin (Hpx) gemessen werden [135].

Coeruloplasmin (Cp)

Coeruloplasmin ist ein Glykoprotein mit dem Molekulargewicht von 132 kD und hat einen Kohlenhydratanteil von etwa 9 %. Das Cp-Molekül hat 6 - 8 Kupfer-Atome gebunden.
Cp ist ein α_2-Glykoprotein, das im wesentlichen in der Leber gebildet wird. Seine Funktionen sind:
• der Transport von Kupfer (Cu) im Plasma.
• Ferroxidase-Aktivität; es oxidiert Fe^{2+} zu Fe^{3+}.

Die Rolle von Coeruloplasmin im Eisenstoffwechsel ist erst teilweise bekannt, jedoch scheint die „Endooxidaseaktivität" dieses Kupfertransportproteins für die Oxidation von Fe^{2+} zu Fe^{3+} und damit für die Ausschleusung von Eisenionen aus der Zelle und die Bindung an das Transferrin wesentlich zu sein. Bei der Acoeruloplasminämie kommt es nämlich zur Eisenüberladung in zahlreichen Geweben, die dem klinischen Bild einer Hämochromatose ähnelt. Jedoch abweichend davon ist auch das zentrale Nervensystem betroffen. Wegen der gestörten Transferrinbindung sind jedoch Eisen und Transferrinsättigung im Plasma nicht erhöht, sehr wohl dagegen das Eisenspeicherprotein Ferritin, das hier die gestörte Ausschleusung und Wiederverwertung Ferritingebundenen Eisens aus den Speichern widerspiegelt. Somit tritt hier zu der Eisenüberladung auch eine Eisenverteilungsstörung.
• Antioxidativer Effekt, durch Verhinderung der Metallionenkatalysierten Oxidation von Lipiden der Zellmembran.
• Akute-Phase-Protein bei Entzündungen.

Bestimmungsmethode:
Coeruloplasmin-Antikörper reagieren mit dem Antigen aus der Probe unter Bildung eines Antigen-Antikörper-Komplexes, der nach Agglutination turbidimetrisch gemessen wird.

Referenzintervall:
Coeruloplasminkonzentration im Serum von gesunden Personen; Wesentliche Alters- bzw. Geschlechtsabhängigkeitenwerden nicht gefunden [75]

Erwachsene	15 - 60 mg/dL	bzw. 0,15 – 0,6 g/l.

Bestimmung von Vitamin B_{12} und Folsäure

Der diagnostische Wert der Vitamin B_{12}- und Folsäure-Bestimmungen – vor allem bei makrozytären Anämiezuständen – ist unbestritten. Alle modernen Vitamin B_{12}- und Folatbestimmungen im Serum beruhen auf der immunologisch-analytischen Bestimmung. Wegen der in fast allen Fällen gleichen Indikationsstellung ist es üblich und oft sinnvoll, Folsäure und Vitamin B_2 im Plasma simultan als sogenannte <double assay> durchzuführen.

Vitamin B_{12}

Vitamin B_{12} hat ein Molekulargewicht von 1 355 Daltons und gehört als Cyanocobalamin zu einer biologisch aktiven Substanzgruppe, die als gemeinsames Strukturelement einen Porphyrinring mit Cobalt als Zentralatom besitzt.

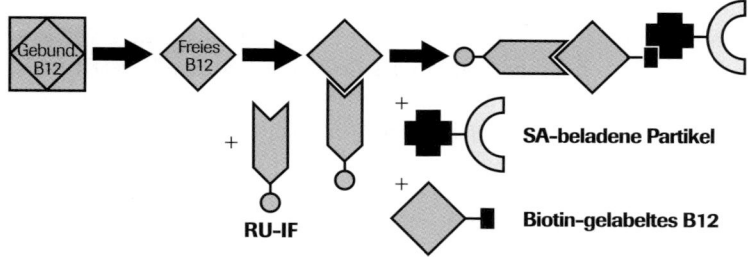

Schritt 1:
Denaturierung der Probe und Freisetzung von B12

Schritt 2:
Zugabe von Ruthenium (RU)-gelabeltem Intrinsik-Faktor (IF) und Kopplung an B12
→ RU-IF-B12

Schritt 3:
Zugabe von Streptaviolin (SA)-beladenen Partikeln (beats) und Konkurrenzreaktion von Biotin-gelabelten B12 mit endogenem B12

Abb. 59: Testprinzip einer auf Elektrochemoluminizens (ECL) basierenden immunchemischen Bestimmung von Vitamin-B_{12} (nach B.C. Trauth).

Das mit der Nahrung aufgenommene bzw. durch Darmbakterien synthetisierte Vitamin B_{12} („extrinsic factor") bildet einen Komplex mit dem sog. „intrinsic factor", einem in der Magenschleimhaut gebildeten Glykoprotein. Die Komplexbildung bewirkt zum einen Schutz vor dem Abbau im Darm und erleichtert andererseits die rezeptorabhängige Absorption des Vitamins durch die Dünndarmschleimhaut. Nach Dissoziation des Vitamin B_{12}-„intrinsic factor"-Komplexes kann das Vitamin zur Leber transportiert und dort gespeichert werden. In den Zellen liegt Vitamin B_{12} hauptsächlich als 5'-Desoxyadenosylcobalamin vor, im Plasma dagegen überwiegt das Methylcobalamin. Als wichtigstes Transportprotein für Vitamin B_{12} im Plasma dient das Transcobalamin-II(TC-II).

Tabelle 53: Historischer Überblick

Jahr	Meilenstein
1950	Mikrobiologische Bestimmung mit Lactobacillus Leichmannii (Mathews)
1962	Radioimmunologische Bestimmung (Bavakat, Ekins)
1978	Einsatz von hochgereinigtem Intrinsic Faktor als Bindungsprotein (Kolhouse)
1986	Automatisierte Bestimmung von B_{12}/Folat (Henderson)

Als Referenzmethode wird vom NCCLS für das forschende Labor ein mikrobiologischer Assay empfohlen. Gemessen wird die biologische Aktivität von Vitamin B_{12} in bezug auf das Wachstum der Mikroorganismen E. gracilis oder L. Leichmannii. Aufgrund des apparativen Aufwands und der spezifischen Technik eignet sie sich nicht für eine breitere Anwendung.

Ein erheblicher methodischer Fortschritt wurde mit der Einführung eines Radioimmunoassays 1962 erreicht. Die Bestimmung basiert auf der kompetitiven Bindung von radioaktiv markiertem Vitamin B_{12} und dem Vitamin B_{12} der Probe an das Bindungsprotein Intrinsic-Faktor. Vor Durchführung der Bestimmung wird Vitamin B_{12} oder durch Vorbehandlung in alkalischer Lösung aus den endogenen Bindungsproteinen freigesetzt.

Falsch normale Ergebnisse, die zur Nichterkennung eines Vitamin

B_{12}-Mangels führten, könnten durch Verwendung von hochgereinigtem Intrinsic Faktor, frei von (rapidly migrating) R-Proteinen, korrigiert werden. Durch das von Kolhouse 1978 beschriebene Verfahren gelang es, eine Bindung von endogen im Serum enthaltenen Cobalaminanalogen an die unspezifischen R-Proteine im immunologischen Test auszuschließen.

Vitamin B_{12} im Serum oder Plasma muss in einem sehr niedrigen Konzentrationsbereich (50-1500 pg/ml) bestimmt werden. Voraussetzung ist eine genügend empfindliche Messmethode. Die Auflistung der Meilensteine dokumentiert, dass die erste Generation der Bestimmungsmethoden ausschließlich auf der indirekten Messung mit einem Radioimmunoassay beruhte. Von Henderson und Friedman wurde 1986 ein nicht-radioaktiver Immunoassay eingeführt. Mit diesem eleganten Messprinzip gelang es, die Empfindlichkeit der direkt messenden Verfahren erheblich zu steigern und einen homogenen Immunoassay für Vitamin B_{12} ohne vorherigen Hitzeschritt auf vorhandene Routine-Analyser zu applizieren.

Referenzintervalle:
Vitamin B_{12}-Konzentration bei gesunden Erwachsenen; wesentliche Geschlechtsabhängigkeiten werden nicht gefunden [75]

Erwachsene	220 - 925 pg/mL	162 - 683 pmol/L

Anmerkungen:
- Parenterale Zufuhr an Vitamin B_{12} führt bei einem täglichem Bedarf von 30 μg/d Vitamin B_{12} oft noch nach Monaten zu erhöhten Konzentrationen. Der Vitamin B_{12}-Pool beträgt ca. 3 – 7 mg.
- Bei ca. 20 % der Schwangeren fällt die Konzentration an Vitamin B_{12} im Serum trotz ausreichendem Depotbestand auf Werte < 125 pmol/L.
- Die in der Literatur aufgeführten Referenzintervalle für Vitamin B_{12} unterscheiden sich z. T. erheblich. Dies ist sicher noch auf die in der Vergangenheit erheblichen methodischen Unterschiede zurückzuführen.
- Befunde von Brouwer [24] und Herrmann [81] legen eine Anhebung der Referenzbereiche von Folsäure und Vitamin B_{12} nahe.

Folsäure

Die Folsäure ist ein Pteridinderivat und liegt als Konjugat mit mehreren Glutaminsäuremolekülen vor. Sie wird nach der Nahrungsaufnahme im Mukosaepithel des Dünndarms zunächst enzymatisch zu Pteroylmonoglutaminsäure (PGA), hydrolysiert. In der Darmwand findet anschließend eine Reduktion und Methylierung statt, die entstehende N-5-Methyltetrahydrofolsäure (MTHFA) wird in die Blutbahn abgegeben. Unter Mitwirkung von Vitamin B_{12} wird aus MTHFA die Tetrahydrofolsäure (THFA) gebildet. Sie ist an zahlreichen Stoffwechselreaktionen als Coenzym beteiligt.

Der als Referenzmethode empfohlene mikrobiologische Assay ist für eine breite Anwendung nicht geeignet. Gemessen wird die biologische Aktivität von N-5-Methyltetrahydrofolsäure (MTHFA) in bezug auf das Wachstum von Lactobacillus casei.

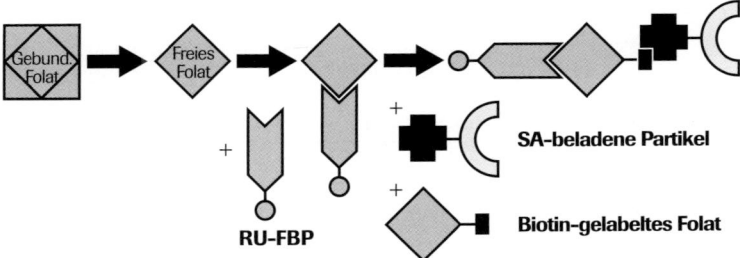

Schritt 1:
Denaturierung der Probe und Freisetzung von Folat bei ph > 13

Schritt 2:
Zugabe von Ruthenium (RU)-gelabeltem Folat-Bindungsprotein (FBP) und Kopplung an Folat.
→ RU-FBP-Folat

Schritt 3:
Zugabe von Streptavidin (SA)-beladenen Partikeln (beats) und Konkurrenzreaktion von Biotin-gelabeltem Folat mit endogenem Folat

Abb. 60: Testprinzip einer auf Elektrochemoluminizens (ECL) basierenden immunchemischen Bestimmung von Folat (nach B.C. Trauth).

Ein wesentlicher methodischer Fortschritt wurde mit der 1973 erfolgten Einführung des radioimmunologischen kompetitiven Proteinbindungstest erreicht. Die Bestimmung beruht auf der kompetitiven Bindung von radioaktiv markierter N-5-Methyltetrahydrofolsäure (125J-MTHFA) und der N-5-Methyltetrahydrofolsäure (MTHFA) der Probe an das Bindungsprotein β-Lactoglobulin. Vor Durchführung der Bestimmung wird MTHFA durch einen Hitzeschritt oder durch Vorbehandlung in alkalischer Lösung aus den endogenen Bindungsproteinen freigesetzt. Die an Einzelfällen beobachteten falsch normalen Ergebnisse, die einen Folsäuremangel nicht erkennen ließen, konnten durch Verwendung eines chromatographisch hoch gereinigten β-Lactoglobulins, frei von unspezifischen Bindungsproteinen, korrigiert werden.

Tabelle 54: Historischer Überblick

Jahr	Meilenstein
1966	Mikrobiologische Bestimmung von N-5-Methyltetrahydrofolsäure (MTHFA) mit Lactobacillus casei (Herbert)
1973	Bestimmung von Folsäure im Radioimmunoassay (Dunn)
1978	Einsatz von hochgereinigten b-Lactoglobulin (Kohlhouse)
1986	Automatisierte Bestimmung von B12/Folat (Henderson)

Folsäure in Serum oder Plasma muss in einem sehr niedrigen Konzentrationsbereich (ca. 0,5 - 20 ng/mL) bestimmt werden. Voraussetzung ist eine genügend empfindliche Messmethode. Die Auflistung der Meilensteine zeigt, dass die erste Generation der Bestimmungsmethoden ausschließlich auf der direkten Messung mit einem Radioimmunoassay beruhte. Die in jüngster Zeit angebotenen Immunoassays verzichten auf Radioisotopen und verwenden eine elegante, einfache Ablösungsreaktion der Folsäure von den endogenen Bindungsproteinen. 1986 gelang es Henderson, eine direktmessende immunologische Folatbestimmung ohne vorherigen Hitzeschritt auf vorhandene Routine-Analyser zu applizieren (Abb. 60).

Anmerkungen:
- Aufgrund der engen Beziehung zwischen Vitamin B_{12} und Folsäure im Stoffwechsel und der schwierigen hämatologischen und klinischen Differenzierung der beiden Vitaminmangelzustände ist eine gleichzeitige Betimmung beider Parameter bei entsprechenden Vitaminmangelsymptomen erforderlich.

Referenzintervalle:
Folsäurekonzentrationen im Serum bei gesunden Personen; wesentliche Geschlechtsabhängigkeiten werden nicht gefunden [75]

Erwachsene	2,7 – 16,1 ng/mL	6,1 – 36,5 nmol/L

- Parenterale Folsäurezufuhr (z. B. im Rahmen von Resorptionstests) führt bei täglichem Bedarf von ca. 200 µg/d bei einem Gesamtbestand des Körpers von ca. 5 - 10 mg oft noch nach Wochen zu erhöhten Folsäurekonzentrationen.
- Die in der Literatur aufgeführten Referenzintervalle für Folsäure unterscheiden sich z. T. erheblich. Dies ist sicher noch auf die in der Vergangenheit erheblichen methodischen Unterschiede zurückzuführen.
- Befunde von Brouwer [24] und Herrmann [81] legen eine Anhebung der Referenzbereiche von Folsäure und Vitamin B_{12} nahe.

Erythropoetin

Tabelle 55: Eigenschaften von Erythropoetin

Molekulare Eigenschaften	EPO ist ein saures Glycoprotein. • Das nicht prozessierte Protein besteht aus 193 Aminosäuren. Zur Bildung des „reifen" EPO Polypeptids wird vom N-Terminus ein 27-Aminosäuren-Bruchstück abgespalten und vom C-Terminus ein einzelner Arginin-Rest. • Das prozessierte Protein besteht aus 165 Aminosäuren.
Molekulargewicht	Abhängig von Kohlenhydratseitenketten kann das Molekulargewicht zwischen 30 und 34 kDa schwanken.
Proteinstruktur	• EPO enthält zwei Disulfidbrücken, von denen mindestens eine wichtig für die biologische Aktivität des Moleküls ist. • Die einzelne Polypeptidkette ist für die Stimulation der Zielzellen verantwortlich. • Die vier Kohlenhydratseitenketten bestimmen die Stabilität und die pharmakokinetischen Eigenschaften des Moleküls (insbesondere die Geschwindigkeit der Eliminierung von EPO aus dem Blutstrom).

EPO ist ein Glykoprotein, das einen Regelkreis steuert, mit der Aufgabe, die Erythrozytenmasse des Körpers konstant zu halten. Die Erhöhung der Ausschüttung von EPO führt zur Erythrozytose, die Reduzierung zur Erythrozytopenie.

Beim Erwachsenen wird 80 – 90 % des EPO in der Niere gebildet. Extrarenale Bildungsstätten sind beim Erwachsenen neben der Leber noch die Makrophagen. EPO wird entsprechend dem Bedarf hauptsächlich in der Niere gebildet.

In der klinischen Diagnostik liegt zur Zeit der Schwerpunkt der Bestimmung an Erythropoetin in der Differentialdiagnose von Erythrozytosen. Die Bedeutung in der Differentialdiagnose der Anämien ist zunehmend. Weitere Indikationen sind Verdacht auf renale Anämie und Bestimmung des Ausgangswertes vor einer Anämiebehandlung mit rHu-EPO.

Für die Bestimmung von Erythropoetin gibt es (noch) keine Referenzmethode. Wegen der extrem niedrigen Konzentration von EPO im Serum eignen sich zur Bestimmung nur genügend empfindliche Messmethoden. In der Routine am häufigsten verwendet werden neben Radioimmunoassays kommerziell erhältliche Enzymimmunoassays.

Sandwich Immunassay:

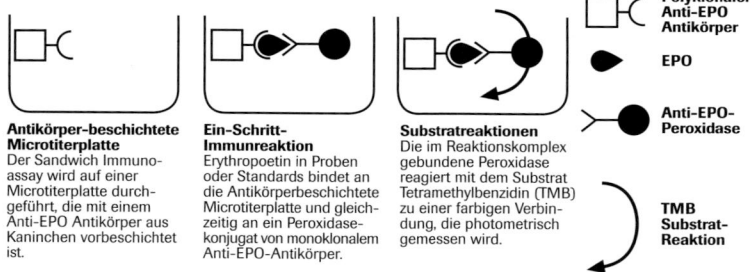

Abb. 61: Reaktionsschema eines Enzymimmunoassays zur Bestimmung von Erythropoetin

Die Analytische Sensitivität liegt für den Enzymunimmunoassay bei etwa 1 IU/L.

Eine Bewertung der gemessenen Erythropoetinkonzentration im Bezug zu einem Referenzintervall ist klinisch wenig aussagekräftig, es muss der Bezug zum Hämoglobinwert bzw. zum Hämatokrit vorgenommen werden.

Die verminderte als auch die vermehrte Bildung von EPO ist von diagnostischer Bedeutung. Beide Zustände können anhand der Serumkonzentration erkannt werden.

Mangel an EPO führt zur normozytären, normochromen Anämie. Eine häufige Ursache ist die chronische Niereninsuffizienz, denn beim Erwachsenen wird EPO nahezu ausschließlich in der Niere gebildet.

Bei Gewebshypoxie kann die Konzentration an EPO auf ein Vielfaches des Normalwertes erhöht sein. Bei nicht renalen Anämien steigt die Konzentration an EPO mit abfallender Hämoglobinkonzentration oft exponentiell an (Abb. 62).

Referenzintervalle:
Konzentrationen von EPO im Serum bei gesunden Personen; wesentliche Alters- bzw. Geschlechtsabhängigkeiten werden nicht gefunden [75].

Erwachsene	5 – 25 IU/L

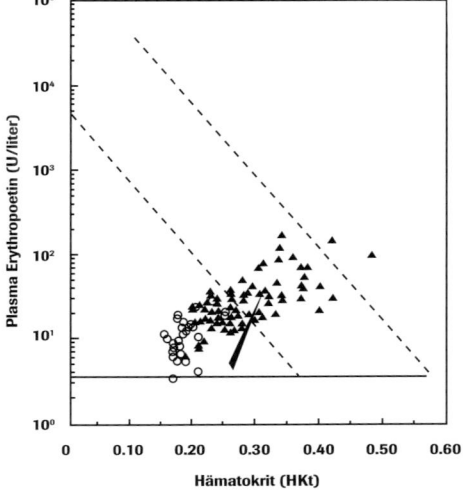

Abb. 62: Werte von Erythropoetin im Plasma bei 120 Patienten unter Dialyse im Vergleich zum Hematokrit. ▲ Patienten ohne Niere; ○ Patienten mit Niere; --- 95 % Konfidenzgrenze für 175 normale Blutspender und Patienten mit Anämie; – Nachweisgrenze des Assays [Ersley AJ (1991) Erythropoietin. N Engl J Med 324: 1339-1344]

Blutbild

Die komplette Blutzellzählung des sogenannten kleinen (roten) bzw. des großen (roten und weißen) Blutbildes wird heute von modernen vollautomatisch arbeitenden Hämatologieanalyzern durchgeführt. Die Zellzählung erfolgt aus EDTA Venenblut. Folgende Messgrößen werden bestimmt bzw. aus anderen Messgrößen berechnet:

- Hämoglobin (Hb)
- Hämatokrit (Hkt)
- Erythrozytenzahl (red blood cell count; RBC)
- Erythrozytenindizes
  - Mittleres Zellvolumen der Erythrozyten (Mean Cell Volume; MCV)
  - Mittlerer zellulärer Hämoglobingehalt der Erythrozyten (Mean Cell Hemoglobin; MCH)
  - Mittlere zelluläre Hämoglobinkonzentration der Erythrozyten (Mean Cell Hemoglobin Concentration; MCHC)
  - Erythrozytenverteilungsbreite (Red Cell Distribution Width; RDW)
- Retikulozytenzahl
- Retikulozytenindizes
  - Mittleres Zellvolumen der Retikulozyten (Mean Cell Volume Reticulocytes, MCVr)
  - Mittlere zelluläre Hämoglobinkonzentration der Retikulozyten (Mean Cell Hemoglobin Concentration Reticulocytes, CHCMr)
  - Hämoglobingehalt eines Retikulozyten (Hemoglobin content Reticulocyte, CHr). CHr ist das Produkt aus MCVr x CHCMr = CHr.
- Leukozytenzahl (White Blood Cell Count; WBC)
- Differenzierte Leukozytenzählung (DCL) (Zahl der Lymphozyten, Monozyten, Neutrophilen, Basophilen und Eosinophilen)
- Thrombozytenzahl (Platelet Count; PLT)
- Mittleres Plättchenvolumen (Mean Platelet Volume; MPV)

Retikulozyten, Retikulozytenzahl, Retikulozytenreifungsindices, Retikulozytenproduktionsindex (RPI) sind neue Parameter auf Hämatologieautomaten.

Im folgenden werden die Messgrößen des kleinen (roten) Blutbildes beschrieben:

Bestimmungsmethoden im Serum/Plasma/Blut 173

Tabelle 56: Häufige Hämatologiebestimmungen

	Blutbild	Differential-Blutbild
Information über Zahl und Typ der Blutzellen	Leukozytenzahl (WBC)	3-Gruppen Differentialblutbild Lymphozyten Monozyten Granulozyten
	Erythrozytenzahl (RBC) Thrombozytenzahl (PLT)	5-Gruppen Differentialblutbild Lymphozyten Monozyten
		Neutrophile Basophile Eosinophile
Hämoglobinkonzentration als diagnostischer Parameter	Hämoglobin (Hb)	
Verhältnis des Volumens der roten Blutzellen zum Volumen des Gesamtblutes	Hämatokrit (Hkt) (oder packed cell volume, PVC)	
Erythrozytenindizes zur Bestimmung der Größe und des Hämoglobingehalts der Erythrozyten unter Verwendung von Hb, RBC und Hkt.	Mittleres Zellvolumen der Erythrozyten (MCV) Mittleres Zelluläres Hämoglobin (MCH) Mittlere Zelluläre Hämoglobinkonzentration (MCHC)	

CBC: Complete Blood Count; WBC: White Blood Cell Count; PLZ: Platelet Count; RBC: Red Blood Cell Count; MCV: Mean Cell Volume; MCH: Mean Cell Hb; MCHC: Mean Cell Hb-Concentration; PVC: Packed Cell Volume

Kleines Blutbild

Die Anforderung der Analytik der 8 Parameter des kleinen Blutbildes (RBC, Hb, Hkt, MCV, MCH, MCHC, WBC, PLT) stellt die messtechnische Grundlage für die gebräuchlichen Hämatologiesysteme dar. Die Vielzahl der heute angebotenen Hämatologiesysteme unterscheiden sich:

- Automatisierungsgrad. Es werden teilmechanisierte Geräte, Automaten und Vollautomaten angeboten mit unterschiedlicher Probenvorbereitung bzw. Probenzuführung
- Standardisierung und Qualitätssicherung
- Anzahl der Analyseparameter.

Automatisierte Zellzählung

Die automatisierte Zellzählung mit einem nach dem optischen- oder nach dem Widerstandsmessprinzip arbeitenden Hämatologiesystem ist heute in vielen hämatologischen Laboratorien Routine geworden. Das Widerstandsmessprinzip ist die Basis der meisten heute eingesetzten Hämatologiesysteme. Für die Bestimmung des Differentialblutbildes ist ein Trend in Richtung optisches Messprinzip (Fluorescence Flow Cytometry) in den letzten Jahren zu beobachten. Dieses Prinzip wird in Zukunft dominieren.

Durchflusszytometrie (Flowzytometrie)

Die Flowzytometrie misst Partikel in wässriger Suspension, vorwiegend Einzelzellen aus Blut und anderen Körperflüssigkeiten und Zellkerne [171].

Die Zellen werden in einem Flüssigkeitsstrom durch eine spezielle Anordnung (hydrodynamische Fokussierung) wie in einer Perlenkette aufgereiht und zu einem Kreuzungspunkt mit einem Lichtstrahl transportiert.

Das entstehende Streulicht wird bei verschiedenen Raumwinkeln gemessen um unterschiedliche Eigenschaften der Zellen bzw. Partikel wiedergeben zu können. Die Streulichteigenschaften sind stark abhängig von der Wellenlänge des Lichtes und der Partikelgröße. So kann z. B. im Engwinkel zum Laserstrahl (forward scatter) die Zellgröße und im rechten Winkel (orthogonal oder side scatter) die Zellgranularität bestimmt werden.

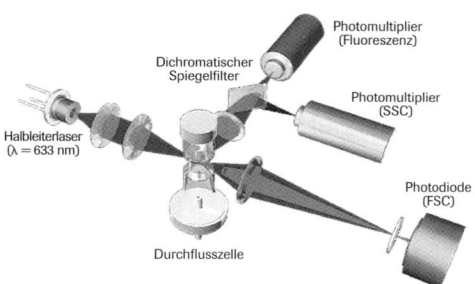

Abb. 63: Durchflusszytometer, schematische Darstellung. Neue Geräte verfügen über eine 3-fache Kombination von Photomultipliern für Seitwärtsstreulicht (SSC zur Messung der inneren Zellbestandteile), Vorwärtsstreulicht (FSC zur Messung der Zellgröße) und Fluoreszenzintensität der kernhaltigen Zellen.

Bestimmungsmethoden im Serum/Plasma/Blut

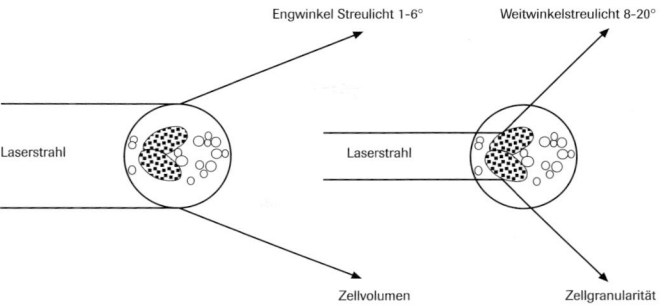

Abb. 64: Messung des Streulichts im Engwinkel und Weitwinkel

Die Fluoreszenz von Zellen oder Partikeln kann ebenfalls gemessen werden. Dazu werden die markierten Antikörpern zuvor entweder direkt mit Fluorochromen angefärbt oder mit Fluoreszenz beladen. Die Messung wird zumeist mit einem blaugrün leuchtenden Argonlaser (488 nm) und/oder einem rot strahlenden Helium-Neon-Laser (633 nm) angeregt. Die verwendeten Fluorochrome besitzen hier ihr Absorptionsmaximum. Entsprechend den Anwendungen bzw. der Färbetechnik handelt es sich um Konjugate von Proteinfluorochromen wie z. B. fluoreszenzmarkierte Antiköper oder affinitätsgebundene Farbstoffe wie z. B. Thiazolorange für die RNA-Färbung der Retikulozyten.

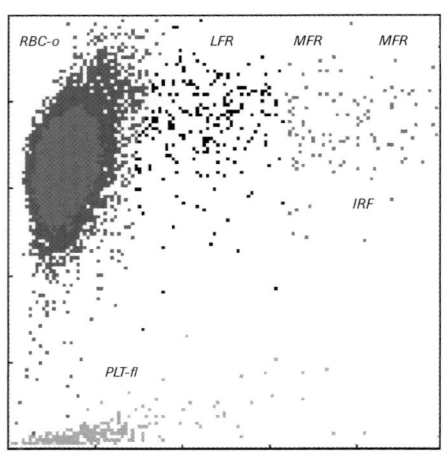

Abb. 65: Retikulozytenanalytik

Für die Retikulozytenanalyse wird ein Fluoreszenzfarbstoff verwendet, der die RNS und DNS retikulierter Zellen spezifisch anfärbt. Mehr als 30 000 Zellen pro Probe werden durchflusszytometrisch erfasst. Retikulozyten, Erythrozyten und Thrombozyten werden auch in niedrigsten Konzentrationsbereichen erfasst.

Neben der Retikulozytenzählung wird eine zusätzliche Retikulozytendifferenzierung zur genaueren Beurteilung der Knochenmarkativität durchgeführt. Mit der Reifung des Retikulozyten zum Erythrozyten nimmt der DNS-Gehalt der Zelle ab, bis sie nahezu keine Nukleinsäurereste mehr enthält. Dieser biologische Reifungsprozess wird für die Differenzierung genutzt.

Während der Zellzählung in der Durchflusszelle werden sowohl die Fluoreszenzintensität als auch die Intensität des Vorwärtsstreulichtes jeder einzelnen, angefärbten Zelle gemessen. Dabei werden Informationen über Nukleinsäuregehalt und Grösse jeder Zelle gewonnen. Die unterschiedlichen Reifestufen der Retikulozyten entsprechen deren Fluoreszenzintensitäten. Die Fraktionen HFR (Hohe Fluoreszenzintensität der Retikulozyten), MFR (Mittlere Fluoreszenzintensität der Retikulozyten) und LFR (Niedrige Fluoreszenzintensität der Retikulozyten) werden ermittelt. Darüber hinaus wird die Population der sehr frühen Retikulozyten, die Immature Reticulocyte Fraction (IRF), analysiert.

Der IRF-Wert sowie die Reifestufen sind bewährte Parameter für die Beurteilung der hämatopoetischen Aktivität des Knochenmarks. Diese Informationen können für die Diagnostik und Therapie der Anämien sowie zur Beurteilung des Status der roten Zelllinie verwendet werden.

Zumeist werden 5 – 6 Parameter gleichzeitig gemessen, z. B. Zellgrösse, -granularität und verschiedenfarbige Fluoreszenzen.

Das Widerstandsmessprinzip

EDTA Blut wird definiert mit einer Elektrolytlösung verdünnt und in eine Messwandlerkammer gebracht, die über eine Kapillare mit einer weiteren Elektrolytlösung in Verbindung steht. Durch diese Kapillare (50 – 100 µm) fliesst ein Gleichstrom konstanter Stärke. Die Zellsuspension wird mit Hilfe eines Vakuums durch die Messöffnung gesaugt. Tritt eine Zelle durch die Kapillare, so wirkt sie als Isolator und der Widerstand erhöht sich. Mit Hilfe des Ohm'schen Gesetzes kann ein volumenproportionaler Impuls abgeleitet werden (Abb. 66). Das Zählvolumen wird bei dem Absolutmessprinzip (Zellzahl/Volumen) mit Hilfe von Manometern festgelegt. Eine weitere Methode ist die Relativmessung, hier wird die Zellzahl pro Zeiteinheit bestimmt. Danach ist es notwendig mit Hilfe einer Kalibrierlösung die Zählrate in Zellzahl/Volumen umzuwandeln (Abb. 67).

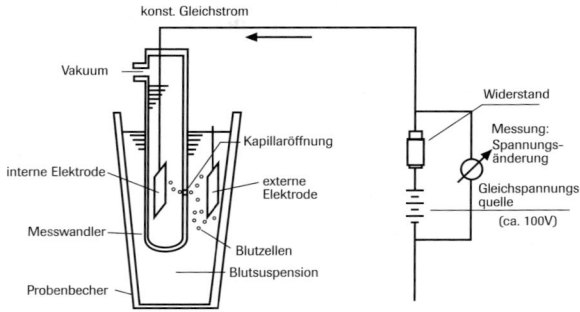

Abb. 66: Widerstandsmessprinzip zur Partikelzählung, Apparative Anordnung

Das in Abb. 66 dargestellte Messprinzip zur Partikelzählung mittels eines absolut messenden Systems, ermöglicht die Zählung der Erythrozyten, Leukozyten und Thrombozyten. Hierbei ist zu beachten, dass diese drei Parameter aufgrund der Konzentrationsunterschiede aus zwei unterschiedlichen Verdünnungen gezählt werden müssen (Abb. 67).

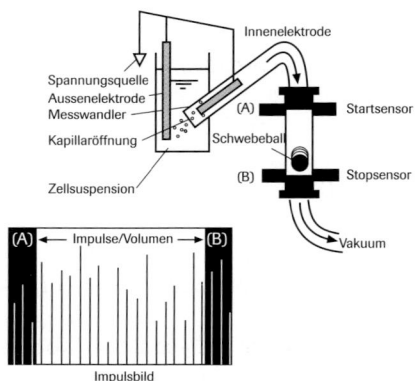

Abb. 67: Widerstandsmessprinzip (Absolutzählung) mit Impulsbild, Impulszählung pro Volumeneinheit

In einer ersten Verdünnung werden die Leukozyten analysiert, nachdem die Erythrozyten durch ein Lysemittel zerstört wurden. In einer zweiten, höheren Verdünnung werden die Erythrozyten und Thrombozyten gezählt. Erythrozyten und Thrombozyten können aufgrund ihrer Zellgröße mit einer Impulsschwelle voneinander getrennt werden. Viele Systeme arbeiten mit variablen Schwellen, d. h. für jede gemessene Blutprobe wird die ideale Diskriminatorposition bestimmt. Damit wird vermieden, dass Teile einer Zellpopulation abgeschnitten werden und somit nicht in das Zählergebnis eingehen.

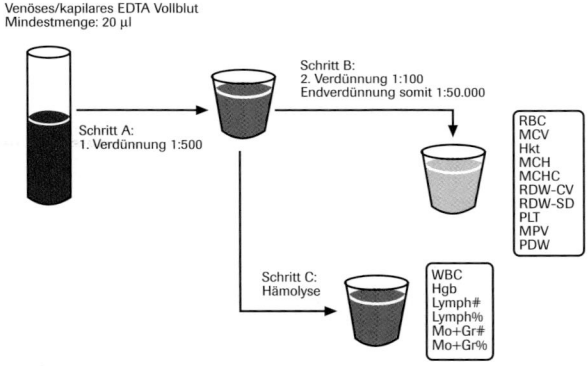

Abb. 68: Probenvorbereitung für einen Halbautomaten

Hämoglobin (Hb)

Die Hämoglobine im Blut umfassen eine Gruppe von Hämoglobinderivaten, und zwar:
• Desoxyhämoglobin (HHb),
• Oxyhämoglobin (O2Hb),
• Carboxyhämoglobin (COHb),
• Hämiglobin (Hi), auch als Methämoglobin (met Hb) bezeichnet.

Diese Hämoglobinderivate, die zellgebunden vorliegen, werden als Summe Hämoglobin (Hb) im Vollblut bestimmt. Die Bestimmung von aus den Erythrozyten freigesetztem Hämoglobin, dem freien Hb, erfolgt dagegen im Plasma.

Hämoglobin-Messung

Integraler Bestandteil der heutigen Hämatologiesysteme ist die photometrische Hämoglobinmessung. Hierzu wird entweder ein Teil der Leukozytenverdünnung genutzt, wobei das durch die Lyse der Erythrozyten freigesetzte Hämoglobin zu Zyanmethämoglobin umgesetzt und photometrisch nachgewiesen wird oder eine separate Verdünnung wird mit einem speziellen Hämolysemittel zur Hämoglobinanalytik verwendet. Diese Hämoglobinverdünnung hat den Vorteil, dass das Lysemittel für diesen Arbeitsschritt optimiert ist. Es muss also keine Rücksicht auf die Empfindlichkeit der Leukozyten genommen werden und das Verdünnungsverhältnis kann der Hämoglobinbestimmung angepasst werden. Ein solcher separater Hämoglobinkanal mit separatem Hämoglobinlysemittel unterliegt weniger Störeinflüssen durch hohe Leukozytenkonzentrationen als die Hämoglobinphotometrie, die sich aus der WBC-Zählung ableitet.

Bisher wurde in vielen Hämatologiesystemen zur Hämoglobinbestimmung eine modifizierte Methode zur Bestimmung von Zyanmethämoglobin eingesetzt. Diese hat den Nachteil, dass giftiges Zyanid in den Lösungen enthalten und bei der Abfallentsorgung als Problemstoff zu handhaben ist. Mit der Markteinführung eines zyanidfreien Hämoglobinreagenz ist es gelungen, diese Problematik weitgehend zu entschärfen. Als aktiver Bestandteil wird in diesem Reagenz Natrium-Lauryl-Sulfat verwendet.

Prinzip der Hämiglobincyanid Bestimmungsmethode

In Lösung werden Fe^{2+} des Hämoglobins zu Fe^{3+} oxidiert durch Kaliumferricyanid $[K_3Fe(CN)_6]$. Es bildet sich Hemiglobin (Hi), das mit Cyanidionen (CN^-), die von Kaliumcyanid in der Lösung bereitgestellt werden, sich zu HiCN generiert. Die Absorption von HiCN wird bei 540 nm gemessen. Die Hämiglobincyanid Bestimmungsmethode ist Referenzmethode [126].

$$Hb(Fe^{2+}) \xrightarrow{K_3Fe(CN)_6} Methämoglobulin\ (Fe^{3+}) \xrightarrow{KCN} Cyanmethämoglobin\ (HiCN)$$

Referenzintervalle:
Hämoglobinkonzentrationen bei gesunden Erwachsenen [75]

weiblich:	12,3 – 15,3 g/dL	7,6 – 9,5 mmol/l
männlich:	14,0 – 17,5 g/dL	8,7 – 10,9 mmol/l

Hämatokrit (Hct)

Der Hämatokrit (Hct) bzw. das Zellpackungsvolumen (packed cell volume; PCV) ist das Maß des Verhältnisses des Volumens der roten Blutzellen zum Volumen des Gesamtblutes in einer Probe venösen oder kapillaren Blutes. Das Verhältnis wird nach entsprechender Zentrifugation gemessen. Die gängige Laborpraxis ist die Angabe in Prozent.

$$\text{Hkt (\%)} = \frac{\text{Volumen}_{\text{Erythrozyten}}}{\text{Volumen}_{\text{Gesamtblut}}} \times 100$$

Der Hämatokrit (Hct) ist ein weiterer wichtiger Parameter in der hämatologischen Analytik. Dieser Wert kann heute von vielen Hämatologiesystemen automatisch bestimmt werden. In Abb. 69 ist die kumulative Impulshöhenaddition, die in vielen Hämatologiesystemen Anwendung findet, im Vergleich zum Zentrifugalhämatokrit graphisch dargestellt. Die Zellen, die durch die Messkapillare hindurchtreten, erzeugen Impulse, die ihrem Volumen proportional sind. Der Hkt-Wert errechnet sich aus allen Einzelimpulsen, die zwischen oberem und unterem Diskriminator liegen. Das Ergebnis wird mit einem konstanten Faktor multipliziert, mit dem das Verdünnungsverhältnis berücksichtigt wird. Der Hämatokrit stellt den Volumenanteil der Erythrozyten am Gesamtvolumen der Blutprobe dar. Die Ergebnisse der Hämatologieanalyzer sind auf die Mikrohämatokritmethode abgestimmt.

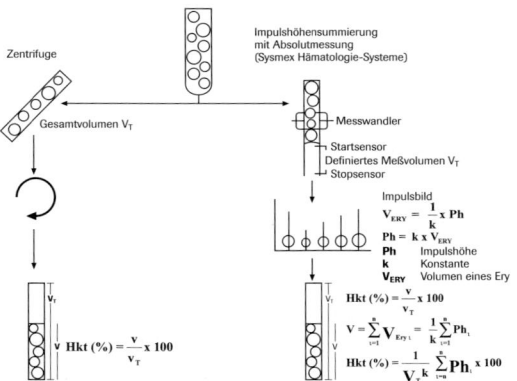

Abb. 69: Hct-Bestimmung mittels kumulativer Impulshöhenaddition im Vergleich zur Zentrifugation.

Mikrohämatokrit-Methode:
Empfohlen werden Borsilikatglaskapillaren oder Natronkalkkapillaren von 75 mm Länge und einem Innendurchmesser von 1,15 mm. Die Wanddicke soll 0,2 mm betragen. Folgende Anforderungen sind an die Zentrifugation gestellt:
- Mikrohämatokritzentrifuge mit einem Rotorradius > 8 cm,
- maximale Geschwindigkeit soll innerhalb 30 sec erreicht werden,
- relative Zentrifugalkraft 10.000 – 15.000 x g an der Peripherie für 5 min, ohne dass die Temperatur von 45°C überschritten wird.

Der Hämatokrit wird folgendermaßen berechnet:

$$Hct = \frac{\text{Länge der roten Blutzellsäule (mm)}}{\text{Länge der roten Blutzellsäule plus Plasmasäule (mm)}}$$

Die Mikrohämatokritmethode ist Referenzmethode [181].

Referenzintervalle:
Hämatokrit (Hct) von gesunden Erwachsenen [75]

weiblich:	35 – 47 %	0,35 – 0,47
männlich:	40 – 52 %	0,40 – 0,52

Erythrozyten

Die Differenzierung der Erythropoese beginnt auf der Ebene der hämatopoetischen Stammzelle (CFU-GEMM). Alle Nachfolgezellen der Erythropoese haben ab diesem Stadium die Fähigkeit verloren, die Erythropoese zu erneuern.

Von der hämatopoetischen Stammzelle (CFU-GEMM) erfolgt die Differenzierung in die burst forming unit erythroid (BFU-E). Diesem Stadium folgt die colony forming unit erythroid (CFU-E). Nach verschiedenen Teilungen, die in vivo mehrere Tage dauern, durchlaufen die Zellen eine typische morphologische und funktionelle Differenzierung. Dabei verlieren sie stufenweise ihre proliferative Kapazität (Abb. 70).

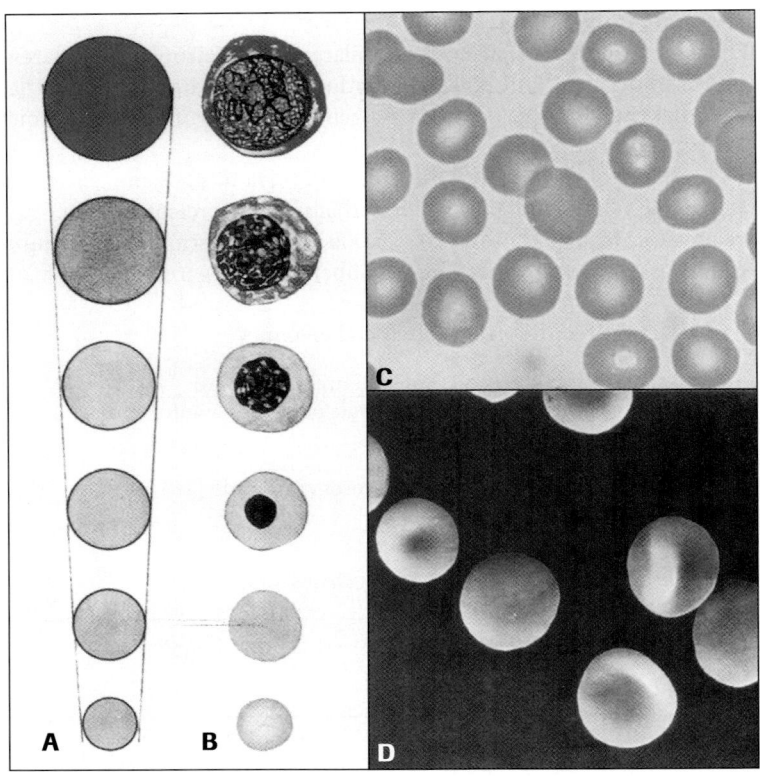

Abb. 70: A: Zellwachstum der Erythrozyten, abhängig vom Reifegrad verändern sich Zellgröße und Farbe [28]
B: Rote Blutzellen verlieren mit zunehmender Reife Nukleinsäuren. Erythrozyt hat fast keine Nukleinsäuren mehr.
C: Erythrozyten im Mikroskop
D: Erythrozyten im Elektronenmikroskop

Der alternde Erythrozyt verliert an Volumen und Deformabilität und seine Dichte nimmt zu. Zellmembranveränderungen führen zu einem Verlust von Kohlenhydraten auf der Zelloberfläche. Der normale Erythrozyt wird nach 100–120 Tagen vom retikuloendothelialen System durch Phagozytose aus der Blutbahn genommen.

Erythrozytenzahl (RBC, Red Blood Count)
Die Bestimmung der Erythrozytenzahl ist eine Basisuntersuchung zur Erfassung von Störungen der Erythropoese.

Referenzintervall:
Erythrozyten von gesunden Erwachsenen [75]

weiblich:	4,1 – 5,1 Mio/µL
männlich	4,5 – 5,9 Mio/µL

Angaben in $10^6/\mu L$ oder $10^{12}/L$

Die Erythrozytenzahl ist als Einzelparameter diagnostisch wenig aussagekräftig. Erst in Kombination mit Hämoglobin bzw. Hämatokrit kann mit Berücksichtigung der Erythrozytenmasse des Körpers eine Unterscheidung in Erythrozytopenie, Erythrozytose oder normale Erythrozytenzahl erfolgen.

Erythrozytenindices: MCV, MCH, MCHC
Aus der Messung von Erythrozytenzahl und Hämoglobinkonzentration werden durch Hämatologieanalyzer rechnerisch folgende Parameter bestimmt:

- mittleres Zellvolumen (MCV)
- mittleres zelluläres Hämoglobin (MCH)
- mittlere zelluläre Hämoglobinkonzentration (MCHC).

MCV, MCH und MCHC werden als Erythrozytenindizes bezeichnet und dienen der Beschreibung einer Erythrozytenveränderung und der Differenzierung von Störungen der Erythropoese.

- <u>Mittleres Zellvolumen (MCV = Mean Cell Volume)</u>
  MCV = mittleres Zellvolumen. MCV wird in Femtoliter (fL $\triangleq$ 10^{-15} L) ausgedrückt und entweder von den Hämatologieanalyzern direkt gemessen oder nach folgender Gleichung berechnet:

$$MCV = \frac{\text{Volumenanteil der Erythrozyten in 1µL Blut}}{\text{Erythrozytenzahl in 1 µL Blut}}$$

Das durchschnittliche Volumen eines einzelnen Erythrozyten wird aus der Erythrozytenzahl/µl Blut und dem Hämatokrit berechnet:

$$MCV = \frac{\text{Hämatokrit (Hct in \%)} \times 10^{-2}}{\text{Erythrozytenzahl} \times 10^6} [\mu L] = \frac{\text{Hct in \%} \times 10^{-2} \times 10^9}{\text{Erythrozytenzahl} \times 10^6} [\mu L]$$

$(1 \,\mu L = 10^9 \text{ fL},$
$(1 \text{ L} = 10^{15} \text{ fL})$

z. B.:
Erythrozytenzahl = $5 \times 10^6/\mu L$
Hämatokrit = 45 %

$$MCV = \frac{45 \times 10^{-2} \,(\times 10^9)}{5 \times 10^6} = \frac{45 \times 10}{5} = 90 \text{ fL}$$

<u>Referenzintervall:</u>
MCV-Werte bei gesunden Erwachsenen [75]

Erwachsene	80 – 96 µm³	80 – 96 fl

<u>Anmerkung:</u>
MCV ist vermindert bei Eisenmangel, es ist erhöht bei makrozytären Anämien, bei Retikulozytose und aplastischen Anämien

- <u>Mittleres zelluläres Hämoglobin (MCH = Mean Cell Hemoglobin)</u>
MCH = mittlerer zellulärer Hämoglobingehalt des Erythrozyten.
Der MCH wird ausgedrückt in pg/Erythrozyt und errechnet sich aus der Hb-Konzentration/µl Blut und der Erythrozytenzahl/µl Blut.
Von den Hämatologieanalyzern wird er nach folgender Gleichung berechnet:

$$MCH = \frac{\mu g \text{ Hb in 1 } \mu l \text{ Blut}}{\text{Erythrozytenzahl in 1 } \mu L \text{ Blut}} [pg]$$

$$= \frac{\text{Hb (in g/dL)} \times 10}{\text{Erythrozytenzahl} \times 10^6/\mu L} [pg]$$

$(1 \text{ pg} = 10^{-6} \,\mu g = 10^{-12} \text{ g})$

z. B.: Erythrozyten = 5 x 10^6/µL Blut
Hämoglobin = 16 g/dL Blut = 160 g/L = 160 µg/µL

$$MCH = \frac{160 \text{ µg/µl}}{5 \times 10^6/\text{µL}} = 32 \times 10^{-6} \text{ µg} = 32 \text{ pg}$$

Referenzintervall:
MCH-Werte bei gesunden Erwachsenen [75]

Erwachsene	28 – 33 pg/Zelle	1,7 – 2,0 fmol/Zelle

Anmerkung:
Hypochrome Erythrozyten liegen vor, wenn MCH unter 28 pg/Zelle, der Hb stärker vermindert ist als die Erythrozytenzahl, bei Eisenmangel oder bei Thalassaemie.

Hyperchrome Erythrozyten werden beobachtet bei MCH über 33 pg, und wenn die Erythrozytenzahl stärker vermindert ist als der Hb oder bei hyperchromer Makrozytose (z. B. Perniziöser Anämie).

- Mittlere zelluläre Hämoglobinkonzentration (MCHC = Mean Cell Hemoglobin Concentration)
  MCHC = mittlere zelluläre Hämoglobinkonzentration. Die MCHC wird in g/dL roter Blutzellen ausgedrückt und wie folgt berechnet:

$$MCHC = \frac{\text{Hämoglobinkonzentration (g/dl)}}{\text{Hämatokrit (\%)}}$$

z. B.: Hämoglobin = 15,0 g/dL Blut = 150 g/L Blut
Hämatokrit = 45 % = 0,45 L Erythrozyten/L Blut

$$MCHC = \frac{15 \times 100}{45} = 33 \text{ g Hb/dL Erythrozyten}$$

Referenzintervall:
MCHC-Werte bei gesunden Erwachsenen [75]

Erwachsene	33 – 36 g/dL	20 – 22 mmol/L

Anmerkung:

MCHC ist vermindert bei schwerem Eisenmangel und Formanomalien (z. B. Thalassämie), MCHC ist erhöht bei Kugelzellenanämie und Exsikkose und bei makro- und mikrozytären Anämien

MCV, MCH, MCHC sind bedeutsam für die Klassifizierung von Anämien und die frühe Erkennung von Prozessen, die eine Anämie verursachen können.

Die Bestimmung des MCV dient der diagnostischen Einteilung in normo-, mikro- und makrozytäre Anämien. MCV ist abhängig von der Hydration des Erythrozyten und von der Größenverteilung der Erythrozyten im Plasma. MCH korreliert in der Mehrzahl der Anämien mit dem MCV. Mikrozytäre Anämien entsprechen hypochromen, normozytäre, normochromen Anämien und makrozytäre, hyperchrome Anämien.

Tabelle 57: Klassifizierung der Anämien aufgrund von MCV, MCH und MCHC

Erythrozyten-Indizes	Beurteilung
MCV erniedrigt MCH erniedrigt MCHC normal, erniedrigt	Häufigste Anämieform: Mikrozytäre, hypochrome Anämie Eisenmangel; ACD; Eisenverteilungsstörung (Tumoranämien); Mangel an Kupfer oder Vitamin B6; Thalassämie
MCV normal MCH normal MCHC normal	Normozytäre, normochrome Anämie: nicht regenerative Anämien, z. B. chronische Erkrankungen der Nieren, endokrine Störungen, Maldigestion, Malabsorption, maligne Tumoren.
MCV normal MCH erhöht, normal MCHC erhöht, normal	Normozytäre, hyperchrome Anämie: Hämolyse; Sphärozytose (MCHC erhöht)
MCV erhöht MCH normal, erhöht MCHC normal, erniedrigt	Makrozytäre, hyperchrome Anämie: Folat- oder Vitamin B12-Mangelanämie; Leberzirrhose; Alkoholismus, MDS (Myelodisplastisches Syndrom)

Retikulozyten

Retikulozyten sind eine Übergangsstufe von kernhaltigen Erythroblasten zum kernlosen, reifen Erythrozyten. Der Retikulozyt ist ein sehr junger Erythrozyt, der nach Anfärbung mit Supravitalfarbstoffen präzipitierte Nukleinsäuren enthält. Um als Retikulozyt identifiziert zu werden, muss die Zelle zwei oder mehr Klumpen oder blaugefärbte Granula enthalten, die mikroskopisch ohne Feinfokussierung der Zelle sichtbar sein müssen.

Retikulozyten werden aus dem Knochenmark ca. 18 – 36 Stunden vor ihrer endgültigen Ausreifung ins periphere Blut gespült. Sie stellen somit ein System zur Erfassung der real-time des jeweiligen Status der Erythropoese dar. Veränderungen der Retikulozyten-Konzentration im Blut korreliert mit der Freisetzung unreifer Vorstufen, nicht jedoch mit der eigentlichen Blutzellbildung im Knochenmark [25].

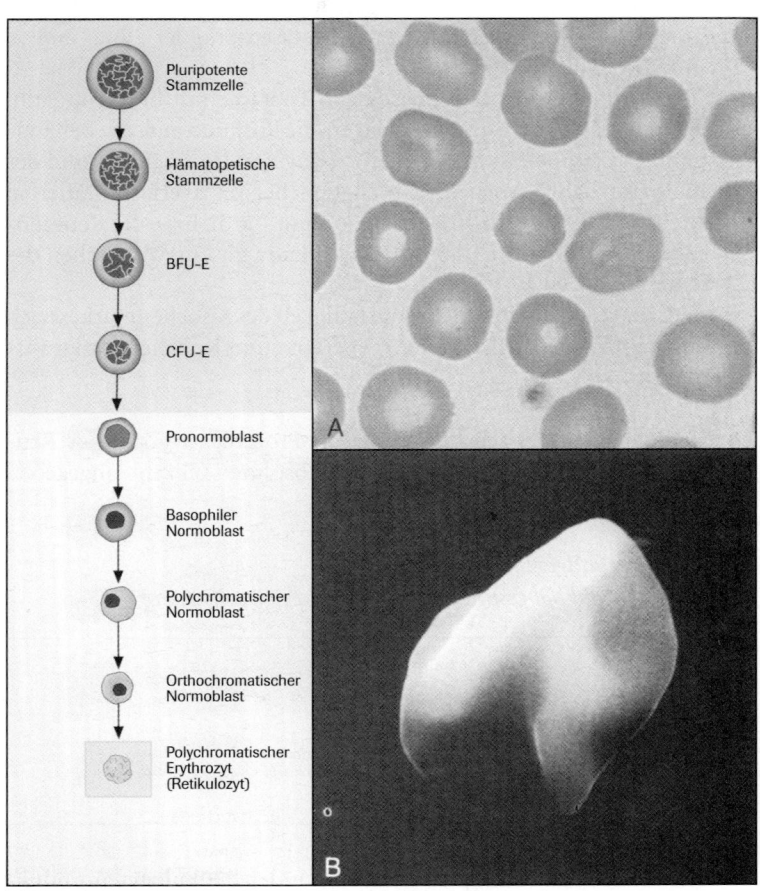

Abb. 71: Reifungsstufen von Retikulozyten
  A: **Polychromatische Erythrozyten (Retikulozyten),**
  B: **Elektronenmikroskopische Aufnahme eines Retikulozyten nach [28]**

Retikulozytenzahl

Die Bestimmung der Retikulozytenzahl dient
- zur Ermittlung der Knochenmarkaktivität, die zur Regeneration der Erythrozyten, die peripher verbraucht werden, benötigt wird (z. B. Verdacht auf intravasale Hämolyse, Blutverluste).
- zum Nachweis von Störungen der Erythrozytenbildung infolge Mangels an bestimmten Substanzen und zur Kontrolle des Therapieansprechens bei Mangelanämien, z. B. bei Eisen-, Kupfer-, Vitamin B_6-, Vitamin B_{12}-, Folatmangel.
- zur Beurteilung der Erythropoese nach Therapie mit Erythropoetin. In neueren Arbeiten wird vorgeschlagen, die Reaktion auf eine Behandlung mit Erythropoetin durch die Messung von Hämoglobin und der Retikulozytenzahl 4 Wochen nach Therapiebeginn zu erfassen. Hierbei sollte ein Anstieg der Hb-Konzentration um 1 g/dL bzw. der Retikulozytenkonzentration um $> 40 \times 10^9$/L indikativ für ein Ansprechen des Patienten sein [30].
- zur Einschätzung der Regenerationsfähigkeit des Knochenmarkes nach zytotoxischer oder myeloablativer Therapie und Knochenmarktransplantation.

Die Retikulozytenzahl wird entweder als Prozentsatz (Zahl der Retikulozyten/100 Erythrozyten) oder als absolute Zellzahl angegeben (Retikulozyten/µl).

Referenzintervalle:
Retikulozytenzahl bei gesunden Kindern und Erwachsenen [75]

Kinder (> 4 Monate):	2 – 28 ‰
	$2 – 28 \times 10^3$/µL
	$2 – 28 \times 10^9$/L
Erwachsene	5 – 15 ‰
	$5 – 15 \times 10^3$/µL
	$5 – 15 \times 10^9$/L

Für die klinisch Bewertung sollte zusätzlich der Retikulozytenproduktionsindex (RPI) bestimmt werden.

Die Angabe der Retikulozyten in Prozent oder Promille ist bezogen auf reife Erythrozyten. Der Anteil kann fälschlicherweise erhöht sein, wenn die Zahl reifer Erythrozyten abfällt, z. B. bei Patienten mit Anämie. Um die klinische Interpretation der Retikulozytenzahlen eindeutiger zu gestalten, sind eine Reihe von Korrekturformeln empfohlen worden [25]:

- *Absolute Retikulozytenzahl im Blut:* Retikulozytenzahl (pro µL oder pro L) = % Retikulozyten x Erythrozytenzahl (pro µL oder pro L).
  Normalwert der Absoluten Retikulozytenzahl: 50 000 – 100 000/µL
  Die prozentuale Retikulozytenzahl kann erhöht sein entweder durch eine echte Vermehrung der Retikulozyten im zirkulierenden Blut oder durch einen geringeren Anteil reifer Erythrozyten. Im Falle einer Anämie bedarf die Retikulozytenzahl einer Hämatokritabhängigen Korrektur, ausgedrückt im Retikulozytenindex.

- *Retikulozytenindex:* Der %-Anteil an Retikulozyten kann ansteigen aufgrund höherer Retikulozyten- oder fallender Erythrozytenzahlen. Die Korrektur kann über den Hämatokrit (Hct) des Patienten unter Bezug auf einen idealen Hct von 0,45 erfolgen:

  Retikulozytenindex (RI): $RI = \text{Retikulozyten (\%)} \times \dfrac{\text{HK (Patient)}}{0,45}$

  Eine solche Korrektur wird bei Anämien empfohlen.

- *Retikulozytenproduktionsindex (RPI):* Unter normalen Bedingungen reifen Retikulozyten im Knochenmark 3,5 Tage und während der Zirkulation im Blut 1 Tag aus.

In Zuständen intensiven erythropoetischen Stresses, z. B. bei einem Abfall des Hämatokrits (Hct), kann die Reifungszeit dieser „Stress"-Retikulozyten im Knochenmark bis auf 1,5 Tage reduziert sein und dafür im Blut ansteigen. Da Retikulozyten hierbei in unreifen Stadien ausgeschüttet werden, kann die Zahl der zirkulierenden Retikulozyten dadurch stark ansteigen, ohne dass die erythropoetische Aktivität entsprechend erhöht ist.

Die Reifungszeit der Retikulozyten im Knochenmark verhält sich proportional zum Hct, d. h., sie fällt mit dem Hct ab und entsprechend steigt die Reifungszeit im Blut an (Abb. 72). Die auf jeweilige Reifungszeit und normalen HK von 0,45 korrigierte Retikulozytenzahl wird *Retikulozytenproduktionsindex (RPI)* genannt.

Bestimmungsmethoden im Serum/Plasma/Blut

$$\text{RPI} = \frac{\text{Retikulozytenzahl in \% gezählt}}{\text{Reifungszeit im Blut in Tagen}} \times \frac{\text{Hct (Patient)}}{0{,}45 \text{ (idealer Hct)}}$$

Retikulozytenproduktionsindex (RPI)

Hämatokrit	Verweildauer der Retikulozyten im Blut (Shift)
45 %	1 Tag
35 %	1,5 Tage
25 %	2 Tage
15 %	2,5 Tage

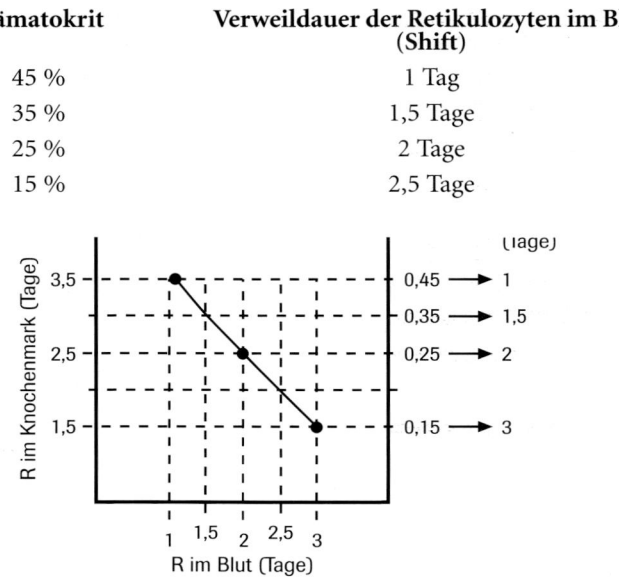

Abb. 72: Verhältnis von Hämatokrit, Reifungszeit der Retikulozyten im Knochenmark und im peripheren Blut (nach Hillmann). Hct: Hämatokrit

Beispiel: Hct = 25 %, R = 20 %
Reifungszeit im Blut: 2 Tage

$$\text{RPI} = \frac{20 \times 0{,}25}{2 \times 0{,}45}$$

In diesem Fall ist die Erythrozytenproduktion um das 5,5-fache gesteigert.
Der Retikulozytenproduktionsindex beträgt im Normalfall 1, wenn die Erythrozytenbildung und –abbau ausgeglichen sind. Bei einer Anämie spricht ein **Indexwert > 2** für eine adäquate Regeneration. In Abhängigkeit vom Schweregrad der Anämie bedeutet ein RPI-Wert < 2

eine Hypoplasie oder eine ineffektive Erythropoese. Zur klinischen Bewertung des RPI muss ein Knochenmark-Ausstrich (Ka) zur quantitativen und qualitativen Beurteilung der Erythopoese ergänzend herangezogen werden.

Bei einer normalen, d. h. effektiven Erythropoese korreliert die Zahl der Retikulozyten direkt mit der Regeneration der roten Blutbildung. Unter einer verstärkten Einwirkung von Erythropoetin kommt es zu einem Shift der Retikulozytenreifung. Physiologisch ist eine Reifungszeit der Retikulozyten von vier Tagen, davon drei Tage im Knochenmark (KM) und ein Tag im peripheren Blut. Auf diesem Verhalten beruht die Bewertung der Retikulozytenzahlen in der klinischen Praxis. Im Falle einer Anämie kommt es in Abhängigkeit vom Hämatokrit zu einer örtlichen Verlagerung der Ausreifung der Retikulozyten in das periphere Blut mit einer entsprechend längeren zeitlichen Präsenz im zirkulierenden Blut. Die veränderte Verweildauer der Retikulozyten im peripheren Blut wird Shift gnannt. Um diesen Faktor muss die im Blut bestimmte Zahl der Retikulozyten reduziert werden, um eine Aussage über die tatsächliche Regenerationskraft der Erythropoese treffen zu können. Ohne diese Shiftkorrektur werden sonst zu hohe Retikulozytenwerte ermittelt. Die Berechnung der realen Zahlen geschieht hämatokritabhängig mit Hilfe des Retikulozytenproduktionsindex.

Die für den jeweils bestimmten Hct zu verwendende Reifungszeit geht aus der Abb. 72 hervor.

Der RPI kann bei Abklärung von Anämieursachen hilfreich sein. Ein RPI > 2,0 ist assoziiert mit chronischer Hämolyse, Blutungen oder einer effektiven Therapie von einer bestehenden Anämie. Indizes < 2,0 sind assoziiert mit Markinsuffizienz oder ineffektiver Erythropoese wie z. B. bei Vitamin B_{12}- oder Folsäuremangelanämien.

Durch die automatisierte Retikulozytenzählung ist eine hohe Zählpräzision gewährleistet. Zusätzlich werden der Reifeindex (RNS-Gehalt) und die Zellindizes (Volumen, Hb-Gehalt) der Retikulozyten bestimmt. Dadurch erlangt ihre Zählung und Analytik bei verschiedenen diagnostischen Fragestellungen zunehmendes klinisches Interesse und Akzeptanz, insbesondere was die Zählergebnisse in niedrigen Bereichen betrifft.

Hämoglobin (Hb)-Gehalt von Retikulozyten (CHr)
Mit modernen Hämatologiesystemen kann das mittlere Zellvolumen (MCVr) der Retikulozyten, die Hämoglobinkonzentration (CHCMr)

und das mathematische Produkt dieser beiden Größen für jede gemessene Zelle (MCVr-n x CHCMr-n) welches dem Hämoglobingehalt (CHr) der Retikulozyten entspricht, zur Verfügung gestellt werden. Insbesondere CHr hat in vielen Studien seine Brauchbarkeit zur Anämiedifferenzierung und zum Therapiemonitoring von Erythropoetin unter Beweis stellen können [25].

Bei Dialysepatienten, die während einer Therapie mit EPO gleichzeitig Eisen i.v. erhalten, steigt der CHr deutlich an. Dies macht einen solchen Parameter zu einem frühen Indikator für eine Eisendefiziente Erythropoese, selbst wenn Serumferritin oder Transferrinsättigung noch normale Werte aufweisen [25]. Auch im pädiatrischen Bereich erweist sich CHr als sehr guter Indikator für einen Eisenmangel bei Kindern.

Erythrozytenferritin

In einigen Arbeiten wird Erythrozytenferritin anstatt Serumferritin als Kenngröße für Anämiepatienten mit chronischen Erkrankungen vorgeschlagen. Die Bestimmung ist nicht so einfach durchzuführen wie Serumferritin, zudem spricht Erythrozytenferritin sehr spät auf dynamische Veränderungen an. Wenn bei auftretendem Eisenmangel nahezu die gesamte Population der roten Blutzellen durch Erythrozyten mit niedrigem Hb-Gehalt ersetzt worden ist, fällt Erythrozytenferritin erst auf pathologisch niedrige Werte. In der täglichen Routine hat sich die Bestimmung des Erythrozytenferritins bisher nicht durchgesetzt.

Zink-Protoporphyrin

Die Messung von Zink-Protoporphyrin (ZPP) ist eine schnelle Methode, hat jedoch den Nachteil, dass eine spezielles Hämatofluorimeter benötigt wird. In unbehandeltem Blut ist eine ZPP-Erhöhung sehr unspezifisch.

Falsch positive Werte (pathologisch erhöhtes ZPP) werden vor allem bei Patienten mit Lebererkrankungen, mit Infektionserkrankungen und mit Malignomen beobachtet. Hastka fand stark erhöhte ZPP-Werte durch Interferenz verschiedener Medikamente [71], ebenfalls stören erhöhte Werte von Bilirubin im Blut bei Cholestase, Hepatitis oder hämolytischen Anämien. Auch bei Patienten mit chronischer Nierenerkrankung wurden scheinbar erhöhte ZPP-Gehalte im Blut gefunden.

Ursache für diese scheinbar erhöhten ZPP-Gehalte im Blut ist eine Fluoreszenzinterferenz von Medikamenten, Bilirubin oder – wie bei Nierenerkrankungen – nicht dialysierbaren hochmolekularen Plasmakomponenten. Als besonders störend werden gelbe, rote oder braune Eigenfarben beschrieben [71]. Andererseits werden zu niedrige ZPP-Werte bei Lagerung des Blutes ermittelt, was auf einen spektralen shift des desoxigenierten Hämoglobins zurückzuführen ist.

Daher wird vor der ZPP-Messung in Hämatofluorimetern die Waschung der Erythrozyten empfohlen. Die ZPP-Normalwerte werden dadurch von 50 auf 32 µmol/mol Häm reduziert. Die ZPP-Bestimmung gewinnt hierdurch zwar an Spezifität jedoch ist die Waschprozedur nur manuell durchführbar, zeitaufwendig sowie arbeitsintensiv, so dass der Vorteil der schnellen automatisierten ZPP-Bestimmung verloren geht.

Laborparameter zum Nachweis von chronischen Entzündungen

Eine zunehmend wichtige Aufgabe des Labors ist die Differenzierung zwischen entzündlichen und nicht entzündlichen Erkrankungen.

Die Erkennung einer Enzündung kann durch folgende Untersuchungen erfolgen:

• Blutkörperchensenkungs-Reaktion (BSR),

• quantitative Bestimmung von CRP und/oder Serumamyloid A-Protein (SAA)

• IL-6, IL-1, TNF-α-Bestimmung

• Differentialblutbild und Leukozytenzahl.

Blutkörperchensenkungs-Reaktion (BSR) / -Geschwindigkeit (BSG)

Bestimmungsmethode:
Eine mit Citrat versetzte Blutprobe wird in einem mit einer Millimetergraduierung versehenen Glas- oder Kunststoffröhrchen bis zur Höhe 200 mm aufgezogen. In senkrechter Position des Röhrchens wird die Sedimentation der Erythrozyten in mm nach einer Stunde abgelesen. Die Methode ist genormt.

Referenzintervalle:
Blutkörperchensenkungs-Reaktion (BSG/BSR) [75]

	Unter 50 Jahre		Über 50 Jahre
weiblich	< 25 mm/1h	weiblich	< 30 mm/1h
männlich	< 15 mm/1h	männlich	< 20 mm/1h

Angaben in mm für die erste Stunde

Die BSG/BSR wird im Vergleich zur quantitativen Bestimmung eines Akute-Phase-Proteins, z. B. von CRP, auch erhöht durch den Anstieg der Immunglobuline, von Immunkomplexen und anderen Proteinen. Sie erfasst deshalb ein breiteres Spektrum von Erkrankungen als CRP. Für chronisch entzündliche Erkrankungen, z. B. bei SLE (Systematischer Lupus Erythematodes), Polymyalgia rheumatica, bei denen das CRP oft normal oder nur leicht erhöht ist, ist die BSG/BSR für die Verlaufsbeurteilung ein unspezifischer, aber ein besserer Indikator.

C-reaktives Protein (CRP)

C-reaktives Protein ist das klassische Akut-Phase-Protein auf eine entzündliche Reaktion. Es wird in der Leber synthetisiert.

CRP besteht aus fünf identischen, nicht glykosylierten Untereinheiten mit jeweils einer Polypeptidkette aus 206 Aminosäuren und hat ein Molekulargewicht von 23 kDa. Aufgrund seiner charakteristischen Struktur zählt CRP zur Familie der Pentraxine. Es handelt sich um Calciumbindende Proteine der Immunabwehr.

CRP wird schnell in der Leber nach Stimulation durch IL-6 synthetisiert. Im Maximum der Akute-Phase-Antwort wird nahezu 20 % der Proteinsynthesekapazität der Leber für CRP aufgewendet. Ein Anstieg von CRP im Plasma erfolgt aufgrund der Freisetzung inflammatorischer Zytokine wie z. B. Interleukin-6. Die Erhöhung der CRP-Konzentration im Serum ist immer der Indikator einer Entzündung, aber maligne Tumore wie z. B. der Morbus Hodgkin oder das Nierenzellkarzinom können ebenfalls diese Zytokine bilden und eine Acute-Phase-Antwort auslösen, die Fieber und eine erhöhte Konzentration von CRP im Plasma induzieren.

Die CRP-Bestimmung dient der Erkennung eines entzündlichen Prozesses [141],
- Bestätigung einer akuten organischen Erkrankung wie Herzinfarkt, tiefe Venenthrombose und Infektion; chronische Erkrankungen wie maligne Tumoren, rheumatische Erkrankungen und entzündliche Baucherkrankungen. Zur Diagnose und Verlaufsbeurteilung von Infektionen, wenn mikrobiologische Untersuchungen zu langsam oder nicht möglich sind.
- Therapiekontrolle rheumatischer Erkrankungen.
- Optimierung von antiinflammatorischen Therapien und zur Festlegung minimaler Dosierungen.

Bestimmungsmethoden:
Zur CRP-Bestimmung stehen verschiedene Methoden wie die Nephelometrie und die Turbidimetrie zu Verfügung.

CRP-Antikörper reagieren mit dem Antigen aus der Probe unter Bildung eines Antigen-Antikörper-Komplexes, der nach Agglutination turbidimetrisch gemessen wird. Der Zusatz von Polyethylenglykol (PEG) ermöglicht einen schnellen Endpunkt, erhöht die Empfindlichkeit und vermindert das Risiko, bei Proben mit Antigenüberschuss falsch negative Werte zu messen.

Die Nachweisempfindlichkeit sollte mindestens 5 mg/L betragen und niedriger sein in der Neugeborenendiagnostik.

Referenzintervall:
CRP-Werte von Erwachsenen (die Werte sind Consensus Values) [75]

< 0,5 mg/dL	< 5 mg/L

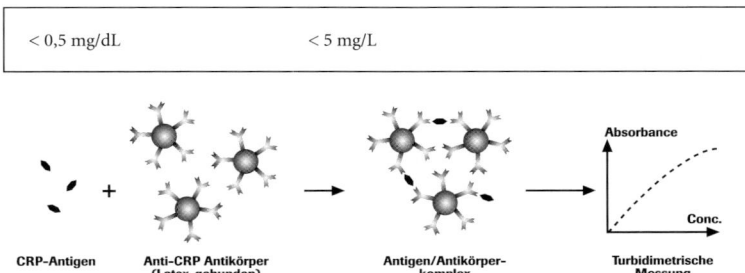

Abb. 73: Testprinzip der Latex verstärkten turbidimetrischen Bestimmung von CRP (C-reaktives Protein)

Von den Akut-Phase-Proteinen, die leicht im Labor gemessen werden können, ist CRP am sensitivsten. Zur Zeit gibt es noch keine klare Indikation zur Bestimmung anderer Akut-Phase-Proteine.

Obwohl ca. 30 Akut-Phase-Proteine beschrieben sind, eignen sich nur das CRP und das Serum-Amyloid A-Protein (SAA) als Marker der Akut-Phase-Antwort. Beide zeigen kurze Zeit nach einem entzündlichen Reiz einen starken Anstieg und nach Fortfall des Stimulus, durch ihre kurze Halbwertszeit, einen raschen Abfall [141].

Diagnostische Bedeutung von Zytokinbestimmungen

Aus der Vielzahl der bekannten Zytokine hat sich bisher nur die Bestimmung einiger weniger für die Routinediagnostik etabliert, vor allem IL-6, IL-1, TNF-α. Sie erfassen das Ausmaß unerwünschter oder überschießender Entzündungsreaktionen. Zytokine sind keine krankheitsspezifischen Marker.

Zytokine regulieren die Aktivierung der unspezifischen und spezifischen Immunantwort

Sobald das unspezifische Immunsystem aktiviert wird, übernehmen die Zytokine, TNF-α, IL-1 und IL-6 eine zentrale Rolle bei der Einleitung und Regulation der unspezifischen Immunantwort. Sie sind auch ein Schlüssel zur spezifischen Immunantwort. TNF-α, IL-6 und IL-1 regen die Produktion mehrerer zusätzlicher Wachstumsfaktoren für die Lymphozyten an. IL-1 ist ein Komitogen für T-Lymphozyten, TNF-α unterstützt die T-Helferzelle Typ 1 (TH1)-T-Zellen-Antwort, und IL-6 ist ein Wachstumsfaktor für B-Lymphozyten. Diese Überlappung der Funktionen von TNF-α, IL-1 und IL-6 zeigt die enge Verbindung der unspezifischen und spezifischen Immunantworten (Abb. 74). Dies ist besonders wichtig für die Einleitung von unspezifischen Immunantworten auf mikrobiologische Angriffe und auch gegen Krankheiten mit einer autoimmunen Komponente wie z. B. der Rheumatoiden Arthritis.

Zytokine sind bei der Beurteilung einer Erkrankung wichtig, weil eine Verschiebung im Zytokingleichgewicht mit dem Ausmaß der krankheitsspezifischen Schädigung in den meisten Fällen korreliert.

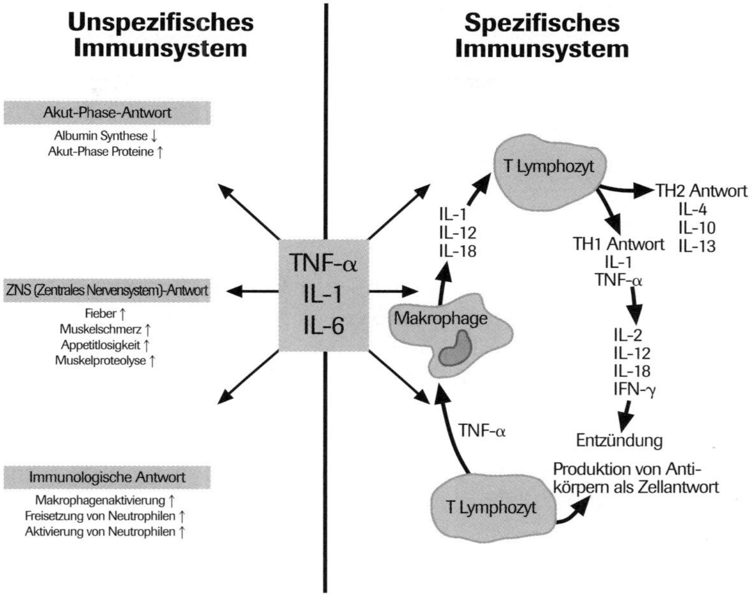

Laborparameter

Unspezifisches Immunsystem

Akut-Phase-Antwort
Albumin Synthese ↓
Akut-Phase Proteine ↑

ZNS (Zentrales Nervensystem)-Antwort
Fieber ↑
Muskelschmerz ↑
Appetitlosigkeit ↑
Muskelproteolyse ↑

Immunologische Antwort
Makrophagenaktivierung ↑
Freisetzung von Neutrophilen ↑
Aktivierung von Neutrophilen ↑

TNF-α
IL-1
IL-6

Spezifisches Immunsystem

T Lymphozyt

IL-1
IL-12
IL-18

Makrophage

TNF-α

T Lymphozyt

TH2 Antwort
IL-4
IL-10
IL-13

TH1 Antwort
IL-1
TNF-α

IL-2
IL-12
IL-18
IFN-γ

Entzündung
Produktion von Antikörpern als Zellantwort

Abb. 74: TNF-α, IL-1 und IL-6 spielen eine zentrale Rolle in der Induktion von unspezifischen und spezifischen Immunantworten und sind für die Differenzierung von T-Lymphozyten in TH1 und TH2 Zellen entscheidende Mediatoren.

Tumor Nekrose Faktoren (TNF)

Tumor Nekrose Faktoren (TNF) sind Zytokine, die einen weiten Bereich entzündlicher und immunologischer Antworten von Zellen auf Streß, Infektion oder Verletzung vermitteln. Es sind zwei Formen von homologen Peptidfaktoren bekannt, die beide um die gleichen Rezeptoren konkurrieren: TNF-α, das von aktivierten Monozyten und Makrophagen sowie von aktivierten T-Lymphozyten produziert wird und TNF-β, welches von einer Subpopulation von aktivierten T-Zellen synthetisiert wird. Die biologischen Wirkungen der TNF werden durch die Bindung an spezifische Rezeptoren auf den Zelloberflächen vermittelt, die mit den löslichen TNF-Rezeptoren (sTNFR) im Gleichgewicht stehen.

Pathomechanismen:
Eine aus dem Gleichgewicht geratene Syntheserate von sTNFR wird mit hohen sTNFR-Spiegeln bei allen Infektionskrankheiten, bei akuten und chronischen Entzündungskrankheiten, bei Brandverletzungen, Sepsis und auch bei Autoimmunkrankheiten gefunden. Erhöhte Konzentrationen sind auch in Plasmen von Tumorpatienten und HIV-Infizierten nachzuweisen.

Der Tumor-Nekrose Faktor α (TNF-α) nimmt eine dominierende Rolle in der Pathogenese zahlreicher infektiöser und entzündlicher Erkrankungen ein. TNF wurde nach seiner Fähigkeit benannt, bei Versuchstieren in transplantierten Tumoren eine hämorrhagische Nekrose zu verursachen. 1985 wurde TNF-α aufgereinigt, sequenziert und das Gen kloniert. Die Hauptquellen für TNF sind Monozyten und Makrophagen. Humanes TNF hat ein Molekulargewicht von 26 kDa. Das Pro-Protein wird durch eine spezifische Metalloproteinase (die auch als „TNF-α converting enzyme", TACE, bezeichnet wird) in die monomere Form gespalten. Die extrazellulären Anteile beider TNF-Rezeptoren liegen auch als lösliche Form im Serum vor, können weiterhin TNF binden und damit die akuten Wirkungen des TNF abschwächen.

Die empfindlichste Methode, um zierkulierendes TNF nachzuweisen, basiert auf der extrem hohen Bindungsaffinität und -spezifität des p55-TNF-Rezeptors. Bei gesunden Probanden konnte mit dieser Methode kein TNF im Plasma nachgewiesen werden. Die Nachweisgrenze dieses Assays ist 200 attomolar (10^{-18} mol/L), das entspricht 120 000 TNF-Trimeren oder 10 Femtogramm in 1 ml Plasma. Im Gegensatz dazu werden bei akuten Erkrankungen wie dem septischen Schock TNF-Konzentrationen im nanomolaren Bereich (10^{-9} mol/L) nachgewiesen.

Interleukin-1 (IL-1)

Interleukin-1 (IL-1) werden vielfache metabolische, endokrine, immunologische und hämatologische Aktivitäten zugeschrieben. Es sind zwei strukturell verwandte humane IL-1-Moleküle bekannt. IL-1 wird zwar von vielen verschiedenen Zelltypen produziert, doch ist im Verlauf einer Antigenstimulation der Makrophage die haupt-sächlich produzierende Zelle. Andere IL-1 produzierende Zellen sind u. a. Zellen des Immunsystems, Zellen des zentralen Nevensystems, endotheliale Gefäßzellen und glatte Muskelzellen. IL-1 ist mit die Hauptursache für viele systemische Akut-Phase-Reaktionen bei Verletzungen und Antigen verursachte Immunreaktionen.

Eine wichtige Rolle kommt IL-1 in der Aktivierung der Zellen des Immunsystems zu. Es wirkt auf Makrophagen und Monocyten durch die Induktion der zytotoxischen und Tumor vernichtenden Aktivität dieser Zellen. Es aktiviert B-Zellen zum Wachstum, Differenzierung und Immunglobulinproduktion. IL-1 ist beteiligt in der Regulation der Hämatopoese, sowohl durch seine direkte Wirkung auf Stammzellen als auch durch seine Fähigkeit andere Zellen zur Produktion hämatopoetischer Faktoren zu stimulieren.

Pathomechanismus:
Eine aus dem Gleichgewicht geratene Syntheserate von IL-1 wurde in zahlreichen Krankheiten nachgewiesen. Erhöhte IL-1-Serumspiegel werden bei Verletzungen, Sepsis und allen Zuständen einer Infektion gemessen. IL-1 ist beteiligt bei akuten und chronischen Entzündungskrankheiten wie z. B. der rheumatoiden Arthritis, bei der entzündlichen Darmerkrankung, bei Alzheimer sowie anderen neurologischen Störungen. IL-1 wirkt in der Symptomatik bei verschiedenen hämatologischen und nicht hämatologischen malignen Erkrankungen wie z. B. bei multiplen Myelomen oder akuter myeloischer Leukämie.

Interleukin-6 (IL-6)

Interleukin-6 wird von vielen verschiedenen Zelltypen synthetisiert. Die Hauptproduzenten sind stimulierte Monozyten, Fibroblasten und Endothelzellen. Es ist ein Zytokin, das Zellwachstum auslösen und inhibieren, sowie die Zelldifferenzierung auslösen kann. IL-6 ist ein maßgeblicher Akut-Phase-Mediator, wirkt auf Leberzellen als Hepatozyten stimulierender Faktor und als Gewebshormon, das die Sekretion von verschiedenen Akut-Phase-Proteinen wie z. B. C-reaktives Protein oder Haptoglobulin induziert.

Pathomechanismus:
Eine aus dem Gleichgewicht geratene Syntheserate von IL-6 ist bei zahlreichen Krankheiten nachgewiesen worden. Erhöhte IL-6-Spiegel werden bei Brandverletzungen, Sepsis und Infektionen beobachtet. IL-6 ist bei Reaktionen chronischer Entzündungskrankheiten wie z. B. der rheumatoiden Arthritis, der multiplen Sklerose, der Paget's Knochenkrankheit und bei AIDS beteiligt.

Literatur

1. Aisen P (1998) Transferrin, the transferrin receptor, and the uptake of iron by cells. In: Siegel S, Siegel H. (eds). Metal ions in biological systems; Vol 35. Marcel Dekker Inc, New York: 585-631.
2. Albertini A, Arosio P, Chiancone E, Drysdale J (eds) (1984) Ferritins and isoferritins as biochemical markers. Elsevier, Amsterdam New York Oxford
3. Alford CE, King TTE, Campell PA (1991) Role of transferrin, transferrin receptors and iron in macrophage listericidal activity. J Med 174; 45: 9-466
4. Andrews NC. (1999) Disorders of iron metabolism. N Engl J Med 341: 1986-1995.
5. Arnett FC, Edworthy SM, Bloch DA et al. (1988) The American Rheumatism Association 1987 revised criteria for the classification of rheumatoid arthritis. Arthritis Rheum, 31: 315-324
6. Arosio P, Levi S, Gabri E et al (1984) Heterogeneity of ferritin II: immunological aspects. In: Albertini A, Arosio P, Chiancone E, Drysdale J (eds) Ferritins and isoferritins as biochemical markers. Elsevier, Amsterdam New York Oxford, 33-47
7. Ascherio A, Rimm EB, Giovanucci E, Willet WC, Stampfer MJ (2001) Blood donatious and risk of coronary heart disease. CIRCULATION: 103: 52-57
8. Ascherio A, Willett WC, Rimm EB, Giovanucci E, Stampfer MJ (1994) Diatory iron intake and risk of coronary disease among men. CIRCULATION: 89: 969-974
9. Baker EN, Lindley PF (1992) New perspectives on the structure and function of transferrin. J Inorg Biochem 47: 147-160
10. Baynes RD (1994) Iron Deficiency in Iron Metabolism in Health and Disease (eds. Brock JH, Halliday JW, Pippard MJ, Powell LW) W.B. Saunders Co., 189-198
11. Baynes RD, Skikne BS, Cook JD. (1994) Circulating transferrin receptors and assessment of iron status. J Nutr Biochem 5: 322-330.
12. Baynes RD. (1996) Assessment of iron status. Clin Biochem 29: 209–215
13. Begemann H, Rastetter J. (1993) Klinische Hämatologie, 4. Aufl. Thieme, Stuttgart New York
14. Beguin Y. (1998) Prediction of response to treatment with recombinant human erythropoietin in anemia associated with cancer. Med Oncol 15 (Suppl. 1): 38-46.

15. Beguin Y (1992) The soluble transferrin receptor: biological aspects and clinical usefulness as quantitative measure of erythropoiesis. Haematologica 77: 1-10
16. Beguin Y et al (1993) Quantitative asessment of erythropoiesis and functional classification of anemia based on measurement of serum transferrin receptor and Erythropoetin. Blood 81: 1067
17. Beguin Y. (1992) The soluble transferrin receptor: biological aspects and clinical usefulness as quantitative measure of erythropoiesis. Hematologica 77: 1-10
18. Besarab A, et al. (1998) The effect of normal as compared with low hematocrit values in patients with cardiac disease who are receiving hemodialysis and Erythropoietin. N Engl J Med 339: 584 - 590
19. Beutler E (1997) Genetic irony beyond haemochromatosis: clinical effects of HLA-H mutations. Lancet 349: 296-297
20. Bobbio-Pallavicini F, et al (1989) Body iron status in critically ill patients: significance of serum ferritin. Int Care Med 15: 171-178
21. Boelaert JR, Weinberg GA, Weinberg ED (1996) Altered iron metabolism in HIV infection: Mechanismss, possible consequences and proposals for management. Inf Dis Agents 5: 36-46
22. Bothwell TH, et al. (1989) Nutritional iron requirements and food iron absorption. J Intern Med 226: 357-365
23. Brock JH (1994) Iron in infection, immunity, inflamation and neoplasia in Iron Metabolism in Health and Disease; ed Brock JH, Halliday JW, Pippard MJ, Powell LW London, W.B. Saunders, pp 353 -389
24. Brouwer DAJ, Welten HTME et al (1998) Plasma folic acid cutoff value, derived from its relationship with homocyst(e)ine. Clin Chem 44/7: 1545-1550
25. Brugnara C (2000) Reticulocyte Cellular Indices: A New Approach in the Diagnosis of Anemias and Monitoring of Erythropoietic Function. Critical Reviews in Clin Lab Sciences; 37 (2): 93-130
26. Bunn HF (1991) Anemia associated with chronic disorders. In: Harrison's principles of internal medicine, 12th ed., McGraw-Hill, New York, 1529-1531
27. Burns DL, Pomposelli JJ (1999) Toxicity of parenteral iron dextran therapy. Kid Int 55 (SuppI 69): ll9-124
28. Carr H, Rodak BF (1999) Clinical hematology atlas. W. B. Saunders, Philadelphia

29. Carmel R (1997) Cobalamin, the stomach and aging. Am J Clin Nutr 66: 750-9
30. Cazzola M, Mercuriali F, Brugnara C et al. (1997) Use of recombinant human Erythropoetin outside the setting of uraemia. Blood. 89: 4248-4267
31. Cazzola M, et al. (1996) Defective iron supply for erythropoesis and adequate endogenous Erythropoetin production in anemia associated with systemic onset invenile chronic arthritis. Blood 87: 4824 – 4830
32. Cazzola M, Ponchio L, Pedrotti C, et al. (1996) Prediction to response of recombinant human Erythropoetin (rh-EPO) in anaemia of malignancy. Haematologica. 81: 434-441
33. Cheung W, Minton N, Gunawardena K, et al. (2000) The pharmacokinetics and pharmadynamics of Epoetin Alfa once weekly versus Epoetin Alfa 3 times weekly. Am Soc Haematol; posterpresentation Dec. 4th.
34. Chiancone E, Stefanini F (1984) Heterogeneity of ferritin I structural and functional aspects. In: Albertini A, Arosio P, Chiancone E, Drysdale J (eds) Ferritins and isoferritins as biochemical markers. Elsevier, Amsterdam New York Oxford, pp 23-31
35. Cook JD et al (1993) Serum transferrin receptor. Ann Rev Med 44: 63
36. Cook JD, Skikne BS, Baynes RD (1986) Serum transferrin receptor. Blood 687: 726-731
37. Cook JD, Skikne BS. (1989) Iron deficiency: Definition and diagnosis. J Intern Med 226: 349-355.
38. Cook JD. (1982) Clinical evaluation of iron deficiency. Semin Hematol 19: 6-18.
39. Corti MC, Gaziano M, Hennekeus CH (1997) Iron status and risk of cardiovascular disease. Ann Epidemiol 7: 62-68
40. Covell AM, Worwood M (1984) Isoferritins in plasma. In: Albertini A, Arosio P, Chiancone E, Drysdale J (eds) Ferritins and isoferritins as biochemical markers. Elsevier, Amsterdam New York Oxford, pp 49-65
41. Danielson BG, Salmonson T, Derendorf H, Geisser P (1996) Pharmacokinetics of iron(III)-hydroxide sucrose complex after a single intravenous dose in healthy volunteers. Arzneimittelforschung/Drug Res 46 (I) 6
42. De Jong G, von Dijk IP, van Eijk HG (1990) The biology of transferrin. Clin Chim Acta 190: 1-46

43. De Sousa M, Reimao R, Porto G, et al. (1992) Iron and Lymphocytes: Reciprocal regulatory interactions Curr Stud Hematol Blood Transf 58: 171-177
44. Deinhard AS, List A, Lindgren B, Hunt JV, Chang PN (1986) Cognitive deficits in iron-deficient and iron-deficient anaemic children. J Paediatr 108: 681-689
45. Deutsch E, Geyer G, Wenger R (1992) Folsäure-Resorptionstest. In: Laboratoriumsdiagnostik. Wissenschaftliche Buchreihe, Schering, 91-93
46. Dietzfelbinger H (1993) Korpuskuläre hämolytische Anämien. In: Begemann H, Rastetter J (Hrsg) Klinische Hämatologie, 4. Aufl. Thieme, Stuttgart New York, 248-252
47. Dinant JC, de Kock CA, van Wersch JWJ. (1995) Diagnostic value of C-reactive protein measurement does not justify replacement of the erythrocyte sedimentation rate in daily general practice. Eur J Clin Invest 25; 353-9
48. Doss M (1998) Porphyrie. In: Thomas L (Hrsg) Labor und Diagnose. TH-Books, Frankfurt/Main 458-470
49. Drysdale JW (1977) Ferritin phenotypes: structure and metabolism. In: Jacobs A (ed) Iron metabolism. Ciba Foundation Symposium 51 (excerpta medica). Elsevier, Amsterdam, pp 41-57
50. Elliot MJ, Maini RN (1994) Repeated therapy with monoclonal antibody to tumor necrosis factor alpha (cA2) in patients with rheumatoid arthritis. Lancet 344: 1125-1127
51. Egrie JC, Dwyer E, Lykos M, et al. (1997) Novel erythropoesis stimulting protein (NESP) has a longer serum half-life and greater in viro biological activity compared to recombinant human erythropoietin (rHU EPO). Blood 90: 56 A (abstr.)
52. Egrie JC, Grant JR, Gillias DK, Aoki KH, et al. (1993) The Role of Carbohydrate on the Biological Activity of Erythropoietin. Glycoconjugate Journal; 10: S 7.7 (abstr.)
53. Eschbach JW, Haley NR, Adamson JW (1990) The anemia of chronic renal failure: pathophysiology and effects of recombinant Erythropoetin. Contrib Nephrol 78: 24-37
54. Feelders RA, Kuiper-Kramer EPA, van Eijk HG. (1999) Structure, function and clinical significance of transferrin receptors. Clin Chem Lab Med 37: 1-10.
55. Ferguson BJ, Skikne BS, Simpson KM, Baynes RD, Cook JD (1992)

Serum transferrin receptor distinguishes the anemia of chronic disease from iron deficiency anemia. J Lab Clin Med 19: 385-390
56. Finlayson NDC (1990) Hereditary (primary) hemochromatosis. BMJ 301: 350-351
57. Flowers CH, Skikne BS, Covell AM, Cook JD (1989) The clinical measurement of serum transferrin receptor. J Lab Clin Med 114: 368-377.
58. Folkman J (1997) Addressing tumor blood vessels. Nat Biotechnol; 15: 110-115.
59. Franco RS (1987) Ferritin. In: Pesce AJ, Kaplan LA (eds) Methods in clinical chemistry. CV Mosby Company, St. Louis Washington Toronto, pp 1240-1242
60. Frishman WH (1998) Biologic Markers as Predictors of Cardiovascular Disease. Am J Med; 104: 18s-27s
61. Gabrilove JL, et al. (1999) Once weekly dosing of Epoetin Alfa is similar to three times weekly dosing in increasing Hemoglobin and quality of life. Proc ASCO; Vol. 18: 2216 (abstr)
62. Gargano G, Polignano G, De Lena M, et al. (1999) The utility of a growth factor: rHU-EPO as a treatment for pre-operative autologous blood donation in gynaecological tumor surgery. Int J Oncol; Vol. 4 (1): 157-160.
63. Garry PJ (1984) Ferritin. In: Hicks JM, Parker KM (eds) Selected analytes in clinical chemistry. American Association for Clincal Chemistry Press, Washington, pp 149-153
64. Goldberg MA, Dunning SP, Bunn HF (1988) Regulation of the Erythropoetin gene: evidence, that the oxygen sensor is a hemo protein. Science 24w: 1412-1415
65. Graf H, Lacombe JL, Braun J, et al. (2000) Novel Erythropoiesis stimulating Protein (NESP) for maintains Hemoglobin (Hgb) at a reduced dose frequency compared to recombinant human erythropoietin (EPO) in ESRD patients. Abstr. EDTA 2000
66. Graf H, Lacombe JL, Braun J, Gomes da Costa AA and the European/Australian NESP 980140/194 Study Group (2000) Am Soc Nephr; 33rd Annual Meeting, Toronto (abstr.).
67. Graziadei I, Gaggl S, Kaserbacher R, Braunsteiner H, Vogl W (1994) The acute phase protein alpha-1 antitrypsin inhibits growth and proliferation on human early erythroid progenitor cells and of human erythroleucemic cells by interfering with transferrin iron uptake. Blood 83: 260-268

68. Greendyke RM, Sharma K, Gifford FR (1994) Serum levels of erythropoietin and selected cytokines in patients with anemia of chronic disease. Am Clin Path 101: 338-341
69. Grützmacher P, Ehmer B, Messinger D, et al. (1991) Therapy with recombinant human Erythropoetin (rEPO) in hemodialysis patients with transfusion dependent anemia. Report of a European multicenter trial. Nephrologia 11: 58-65
70. Gunshin H, Mackenzie B, Berger UV, et al. (1997) Cloning and characterization of a mammalian proton-coupled metal-ion transporter. Nature 388: 482 488
71. Hastka J, Lasserre JJ, et al. (1992) Washing erythrocyte to remove interferents in measurements of zinc protoporphyrin by front-face hematofluorometry. Clin Chem 11: 2184-2189
72. Haupt H, Baudner S (1990) Chemie und klinische Bedeutung der Human Plasma Proteine. Behring Institut Mitteilungen 86: 1-66
73. Haverkate F, Thompson SG, et al. (1997) Production of C-reactive protein and risk of coronary events in stable and unstable angina. Lancet 349: 462-466
74. Heidelberger M, Kendall FE (1935) The precipitin reaction between type III pneumococcus polysaccharide and homologous antibody III. A quantitative study and theory of the reaction mechanism. J Exp Med 61: 563-591
75. Heil W, Koberstein R, Zawta B. (2000) Referenzbereiche für Kinder und Erwachsene, Präanalytik. Roche Diagnostics GmbH, Mannheim
76. Heinrich HC (1986) Bioverfügbarkeit und therapeutische Wirksamkeit oraler Eisen (^{2})- und (^{3}) Präparate. Schweiz. Apotheker-Zeitung 22: 1231-1256
77. Heinrich HC (1980) Diagnostischer Wert des Serumferritins für die Beurteilung der Gesamtkörper-Eisenreserven. In: Kaltwasser JP, Werner E (Hrsg) Serumferritin. Springer, Berlin Heidelberg New York, S 58-95
78. Henke M, Guttenberger R, Barke A, et al. (1999) Erythropoietin for patients undergoing radiotherapy: a pilot study. Radiother Oncol; Vol 50 (2): 185-190.
79. Henry DH, Abels RI (1994) Recombinant human Erythropoetin in the treatment of cancer and chemotherapy-induced anemia: results of double-blind and open label follow-up studies. Semin Oncol 21 [2 Suppl 3]: 21-28

80. Herrmann W, Schorr H, Purschwitz K, Rassoul F, Richter V. (2001) Total Homocysteine, Vitamin B12, and Total Antioxidant Status in Vegetarians. Clin Chem 47:6 1094-1101
81. Herrmann W, et al. (1997) The Importance of Hyperhomocysteinemia in High Age People. Clin Lab; 43: 1005-1009
82. Hershko CH, Konijin AM (1981) Serum ferritin in hematologic disorders. In: Albertini A, Arosio P, Chiancone E, Drysdale J (eds) Ferritins and isoferritins as biochemical markers. Elsevier, Amsterdam New York Oxford, pp 143-158
83. Hilman RS, Finch CA (1985) Red Cell Manual. 5th Ed., Davis, Philadelphia
84. Hörl WH, Cavill I, et al. (1995) How to get the best out of r-HuEPO? Nephrol Dial Transplant 10 (Suppl 2): 92-95
85. Hörl WH, Cavill I, Macdougall IC, Schaefer RM, Sunder-Plassmann G (1996) How to diagnose and correct iron deficiency during rhEPO therapy, a consensus report. Nephrol Dial Transplant 11: 246-250
86. Hörl WH (2001), Persönliche Mitteilung
87. Huebers HA, Beguin Y, Pootrakne P, Einspahr D, Finch CA (1990) Intact transferrin receptors in human plasma and their relation to erythropoiesis. Blood 75: 102-107
88. International Committee for Standardisation in Haematology (1988) Recommendations for measurement of serum iron in blood. Int J Hematol 6: 107-111
89. Jacobs A, Hodgetts J, Hoy TG (1984) Functional aspects of isoferritins. In: Albertini A, Arosio P, Chiancone E, Drysdale J (eds) Ferritins and isoferritins as biochemical markers. Elsevier, Amsterdam New York Oxford, pp 113-127
90. Jacobs A, Worwood M (1975) Ferritin in serum. N Engl J Med 292: 951-956
91. Jazwinska EC et al (1996) Haemochromatosis and HLAH. Nature Genet 14: 249-251
92. Johannsen H, Gross AJ, Jelkmann W (1989) Erythropoetin production in malignancy. In: Jelkmann W, Gross AJ (eds) Erythropoetin. Springer, Berlin Heidelberg New York Tokyo, pp 80-91
93. Johnson AM (1996) Ceruloplasmin. In: Ritchie RF, Navolotskaia O, eds. Serum proteins in clinical medicine. Scarborough: Foundation for Blood Research, 13.01-1-8

94. Jouanolle AM et al (1996) Haemochromatosis and HLA-H. Nature Genet 14: 251-252
95. Kaltwasser IP, Werner E (Hrsg) (1980) Serumferritin: Methodische und klinische Aspekte. Springer, Berlin Heidelberg New York
96. Kaltwasser JP, Hörl WH, Cavill J, Thomas L (1999) Anaemia, novel concepts in renal and rheumatoid disease, IFCC-Worldlab-Abstracts, Florence
97. Kaltwasser JP, Werner E (1980) Serumferritin als Kontrollparameter bei der Therapie des Eisenmangels. In: Kaltwasser JP, Werner E (Hrsg) Serumferritin: Methodische und klinische Aspekte. Springer, Berlin Heidelberg New York, S 137-151
98. Kaltwasser JP, Kessler U, Gottschalk R, Stucki G, Möller B. (2001) Effect of rHU-Erythropoietin and i.v.Iron on Anaemia and Disease Activity in Rheumatoid Arthritis. J Rheumatol 28: 2430-2437
99. Kessler U, Gottschalk R, Stucki G, Kaltwasser JP (1998) Benefit in clinical outcome and disease activity of treatment of anaemia of chronic diseases in rheumatoid arthritis with recombinant human Erythropoetin. J Rheumatol 41: 210
100. Kiechl S, Willeit J, et al. (1997) Body iron stores and the risk of carotid atherosclerosis: Prospective results from the Bruneck Study. Circulation 96: 3300-3307
101. Knekt P, Revanen A, et al. (1994) Body iron stores and the risk of cancer. Int J Cancer 56: 379-382
102. Köhler G, Milstein C (1975) Continuous cultures of fused cells secreting antibody of predefined specificity. Nature 256: 495
103. Kolbe-Busch S, Lotz J, Hafner G, Blanckaert J, Claeys G, Togni G, Carlsen J, Röddiger R, Thomas L (2002) Multicenter Evaluation of a Fully Mechanized Soluble Transferrin Receptor Assay on the Hitachi and COBAS INTEGRA Analyzers and Determination of Reference Ranges. Clin. Chem. Lab. Med. (acceptet 2002)
104. Krainer M, Fritz E, Kotzmann H et al (1990) Erythropoetin modulates lipid metabolism. Blut 61: Abstr No 81
105. Kubota K, Tamura J, et al. (1993) Evaluation of increased serum ferritin levels in patients with hyperthyroidism. Clin.Invest 72 : 26-29
106. Leedma PJ, Stein AR, et al. (1996) Thyroid hormone modulates the interaction between iron regulatory proteins and the ferritin mRNA iron responsive element. J Biol. Chem. 271: 12017-12023

107. Lejeune FJ, Ruegg C, Lienard D (1998) Clinical applications on TNF-alpha in cancer. Curr Opin Immunol 10: 573-580.
108. Leon P, Jimence M, Barona P, Sierrasesumaga L (1998) Recombinant human erythropoietin for the treatment of anemia in children with solid malignant tumors. Med Pediatr Oncol; Vol. 30 (2): 110-116.
109. Liebelt EI (1998) in Clinical Management of Poisoning and Drug Overdose. WB Saunders 757-766
110. Lindenbaum J (1988) Neuropsychiatric disorders caused by cobalamin deficiency in the absence of anemia or macrocytosis. N Engl J Med 318: 1720-1728
111. Linke R, Küppers R (1989) Nicht-isotopische Immunoassays - Ein Uberblick. In: Borsdorf R, Fresenius W, Günzler H et al (Hrsg) Analytiker-Taschenbuch, Bd 8. Springer, Berlin Heidelberg New York Tokyo, S 127-177
112. Linkesch W (1986) Ferritin bei malignen Erkrankungen. Springer, Wien New York
113. Linker CH (2000) Blood in Current Diagnosis and Treatment. 39th Ed.: 505-507
114. Lipschitz DA, Cook JD, Finch CA (1974) A clinical evaluation of serum ferritin as an index of iron stores. N Engl J Med 290: 1213-1218
115. Littlewood TJ, Bajetta E, Nortier JW, Vercammen E, Rapoport B (2001) Epoetin Alfa Study Group: Effects of epoetin alfa on hematologic parameters and quality of life in cancer patients receiving nonplatinum chemotherapy: results of a randomized, double-blind, placebo-controlled trial. J Clin Oncol; 19 (11): 2865-2874
116. Liuzzo G, Biasucci LM, Gallimore JR et al. (1994) The prognostic value of C-reactive protein and serum amyloid A protein in severe unstable angina. N Engl J Med, 331: 417-424
117. Ludwig H, Chott A, Fritz E (1995) Increase of bone-marrow cellurarity during Erythropoetin treatment in myeloma. Stem Cells (Dayton) 13: [Suppl 2] 77-87
118. Ludwig H, Fritz E, Leitgeb C, Pecherstorfer M, et al. (1994) Prediction of response to Erythropoetin treatment in chronic anemia of cancer. Blood 84: 1056-1063
119. Ludwig H, Leitgeb C, Pecherstorfer M, et al. (1994) Recombinant human Erythropoetin for the correction of anemia in various cancers. Br J Haematol 87 [Suppl 1]: 158 Abstr No 615

120. MacDougall IC, Gray SJ, Elston O, et al. (1999) Pharmacokinetics of novel erythropoiesis stimulating protein compared with erythropoietin alfa in dialysis patients. I Am Soc Nephrol 10: 2392-2395.
121. Mac Dougall IC, Roberts DE, Neubert P, et al. (1989) Pharmacokinetics of intravenous, intraperitoneal and subcutanous recombinant erythropoietin in patients on CAPD-A rationale for treatment. Contrib Nephrol 76: 112-121
122. Maini RN, Breedveld FC, Kalden JR et al. (1998) Therapeutic efficacy of multiple intravenous infusions of anti-tumor necrosis factor monoclonal antibody combined with low-dose weekly methotrexate in rheumatoid arthritis. Arthritis Rheum 41: 1552-1563.
123. Mangold C (1998) The causes and prognostic significance of low hemoglobin levels in tumor patients. Strahlenther Onkol; Vol 174 (Suppl. 4): 17-19.
124. Mantovani G, Ghiani M, Curreli L, et al. (1999) Assessment of the efficacy of two dosages and schedules of human recombinant erythropoietin in prevention and correction of cis-platin induced anemia in cancer patients. Oncol Rep Vol. 6 (2): 421-426.
125. Massey AC. Microcytic anemia (1992) Differential diagnosis and management of iron deficient anemia. Med Clin North Am 76: 549–566.
126. Mast AE, Blinder MA, et al. (1998) Clinical utility of the soluble transferrin receptor and comparison with serum ferritin in several populations. Clin Chem 44: 45-51.
127. Means Jr RT, Krantz SB. (1992) Progress in understanding the pathogenesis of anemia of chronic disease. Blood 80: 1639-1647.
128. Means RT (1995) Pathogenesis of the anemia of chronic disease: A cytokine mediated anemia. Stem. cells (Dayt) 13: 32-37
129. Means RT, Krantz SB (1992) Progression in understanding the pathogenesis of the anemia of chronic disease. Blood 7: 1639-1647
130. Menacci A, Cenci E, et al. (1997) Iron overload alters T helper cell responses to Candida albicans in mice. J Infect Dis 175: 1467-1476
131. Mercuriali F, Gualtieri G, et al. (1994) Use of recombinant human Erythropoetin to assist autologous blood donation by anemic rheumatiod arthritis patients undergoing major orthopedic surgery. Transfusion 34: 501-506
132. Moldawer LL, Copeland EM. (1997) Proinflammatory cytokines, nutritional support, and the cachexia syndrome: interactions and therapeutic options. Cancer 79: 1828-1839

133. Mutane J, Piug-Parellada P, Mitjavila MT. (1995) Iron metabolism and oxidative stress during acute and chronic phases of experimental inflammation. Effect of iron dextran and desferoxamine. J Lab Clin Med 126: 435-443
134. Nowrousian MR, et al. (1996) Pathophysiology of cancer-related anemia; in Smyth JF, Boogaerts MA, Ehmer BRM (eds): rhErythropoietin in Cancer Supportive Treatment. New York, Dekker, 1996, pp 13-34
135. Nyman M (1959) Serum haptoglobin methodological and clinical studies. Scand J Clin Lab Invest 11 [Suppl 39]
136. O'Neil-Cutting MA, Crosby WH (1986) The effect of antacids on the absorption of simultaneously ingested iron. JAMA 255: 1468-1470
137. Park JE, Lentner MC, Zimmermann RN, et al. (1999) Fibroblast activation protein, a dual specificity serine protease expressed in reactive human tumor stromal fibroblasts. J Biol Chem 274: 36505-36512.
138. Paruta S, Hörl WH (1999) Iron and infection. Kidney International 55 (69), 125-130
139. Peeters HRM et al (1996) Effect of recombinant human Erythropoetin on anaemia and disease activity in patients with rheumatoid arthritis and anaemia of chronic disease: a randomised placebo controlled double blind 52 weeks' clinical trial. Am Rheum Dis 55: 739-744
140. Peeters HRM, Jongen-Lavrencic M, Bakker CH (1999) Recombinant human Erythropoetin improves health-related quality of life in patients with rheumatoid arthritis and anaemia of chronic disease; utility measures correlate strongly with disease activity measures. Rheumatol Int 18: 201-206
141. Pepys MB (1996) The acute phase response and C-reactive protein. In: Weatherall DJ, Kuller LH, Tracy RP, Shaten J, Meilahn EN. Relation of C-reactive protein and coronary heart disease in the MRFIT nested case control study. Am J Epidemiol, 144: 537-547
142. Pincus T et al (1990) Multicenter study of recombinant human Erythropoetin in correction of anemia in rheumatoid arthritis. Am J Med 89: 161-168
143. Pinggera W (1999) Persönliche Mitteilung
144. Ponka P (1997) Tissue-specific regulation of iron metabolism and

heme synthesis: Distinct control mechanisms in erythroid cells. Blood 89: 1-25
145. Ponka P (1999) Cellular iron metabolism. Kidney International, Vol. 55, Suppl. 69, S2-S11
146. Ponka P, Beaumont C, Richardson R. (1998) Function and regulation of transferrin and ferritin. Semin Hematol 35: 35-54.
147. Punnonen K et al (1997) Serum transferrin receptor and its ratio to serum ferritin in the diagnosis of iron deficiency. Blood 89/3: 1052-1057
148. Punnonen K, Irjala K, Rajamäki A (1994) Iron deficiency anemia is associated with high concentrations of transferrin receptor in serum. Clin Chem 40: 774-776
149. Qvist N, Boesby S, Wolff B, Hansen CP (1999) Recombinant human erythropoietin and hemoglobin concentrations at operation and during the postoperative period. World J Surg; Vol. 23 (1): 30-35.
150. Rauramaa R, Vaisanen S, Mercuri M, et al. (1994) Association of risk factors and body iron status to carotid atherosclerosis in middle aged eastern Finnish men. Eur Heart J 15: 1020-1027
151. Refsum AB, Schreiner BBI (1984) Regulation of iron balance by absorption and excretion. Scand J Gastroenterol 19: 867-874
152. Richardson DR, Ponka P (1997) The molecular mechanisms of the metabolism and transport of iron in normal and neoplastic cells. Biochem Biophys Acta 1331: 1-40
153. Rippmann J, Pfizenmaier K, Mattes R, et al. (2000) Fusion of the tissue factor extracellular domain to a tumour stroma specific single-chain fragment variable antibody results in an antigen-specific coagulation-promoting molecule. Biochem J 349: 1-8.
154. Ritchey AK (1987) Iron deficiency in children. Update of an old problem. Postgrad Med 82: 59-63
155. Roberts AG et al (1997) Increased frequency of the haemochromatosis Cys 282 Tyr mutation in sporadic prophyria cutanea tarda. Lancet 349: 321-323
156. Robinson SH (1990) Degradation of hemoglobin. In: Williams WJ, Beutler W, Erslev AJ, Lichtman MA (eds) Hematology, 4th edn, McGraw-Hill, New York
157. Rosenberg IH, Alpers DH (1983) Nutrional deficiencies in gastrointestinal disease. In: Sleisenger MH, Fordtran JS (eds) Gastrointestinal disease, 3rd edn, Saunders, New York, pp 1810-1819

158. Roth D, Smith RD, Schulman G et al (1994) Effects of recombinant human Erythropoetin on renal function in chronic renal failure predialysis patients. Am J Kidney Dis 24: 777-784
159. Rowland TW, Kelleher JF (1989) Iron deficiency in athletes. Insights from high school swimmers. Am J Dis Child 143: 197-200
160. Ruggeri G, Jacobello C, Albertini A et al (1984) Studies of human isoferritins in tissues and body fluids. In: Albertini A, Arosio P, Chiancone E, Drysdale J (eds) Ferritins and isoferritins as biochemical markers. Elsevier, Amsterdam New York Oxford, pp 67-78
161. Sandborn WJ, Hanauer SB (1999) Antitumor necrosis factor therapy for inflammatory bowel disease: a review of agents, pharmacology, clinical results and safety. Inflammatory Bowel Diseases 5 (2), 119-133.
162. Sassa S (1990) Synthesis of heme. In: Williams WJ, Beutler E, Erslev AJ, Lichtman MA (eds) Hematology, 4th edn, McGraw-Hill, New York, 332-335
163. Schilling RE, Williams WJ (1995) Vitamin B_{12}-Deficiency: underdiagnosed, overtreated? Hosp Pract 30: 47
164. Schultz BM, Freedman ML (1987) Iron deficiency in the elderly. Baillieres Clin Haematol 1: 291-313
165. Schulze-Osthoff K, Ferrari D, Los M, Wesselborg S, Peter ME (1998) Apoptosis signaling by death receptors. Eur J Biochem 254: 439-459.
166. Schurek HJ (1992) Oxygen shunt diffusion in renal cortex and its physiological link to Erythropoetin production. In: Pagel H, Weiss C, Jelkmann W (eds) Pathophysiology and pharmacology of Erythropoetin. Springer, Berlin Heidelberg New York Tokyo, pp 53-55
167. Scigalla P, Ehmer B, Woll EM et al (1990) Zur individuellen Ansprechbarkeit terminal niereninsuffizienter Patienten auf die Rh-EPO-Therapie. Nieren-Hochdruckerkrankungen 19: 178-183
168. Scott JM, Weir DG (1980) Drug induced megaloblastic change. Clin Haematol 9: 587-606
169. Sears D. (1992) Anemia of chronic disease. Med Clin north Am 76: 567 – 579
170. Sempos CT, Looker AC, Gillum RF, McGee DL, Vuong CV, Johnson CL (2000) Serum ferritin and death from all causes and cardiovascular disease: The NHANES II mortality study. AEP 10: 441-448
171. Shapiro HM (1995) Practical flow cytometry 3rd ed. New York: Wiley-Liss

172. Shinozuka N, Koyama J, Anzai H, et al. (2000) Autalogous blood transfusion in patients with hepatocellular carcinoma undergoing hepatectomy. Am J Surg; Vol. 179 (1): 42-45.
173. Steinberg D, Parthasarathy S, Carew TE, et al. (1989) Beyond cholesterol: modifications of low-density lipoprotein that increase ist atherogenicity. N Engl J Med. 320: 915-924
174. Sullivan JL (1996). Perspectives on the iron and heart disease debate. J Clin Epidermial 49: 1345-1352
175. Sunder-Plassmann G, Hörl WH (1996) Eisen und Erythropoetin. Clin Lab 42: 269-277
176. Sunder-Plassmann G, Hörl WH eds. (l999) Erythropoetin and iron. Clin. Nephrol 47: 141-157
177. Suominen P et al (1997) Evaluation of new immunoenzymometric assay for measuring soluble transferrin receptor to detect iron deficiency in anaemic patients. Clin Chem 43/9: 1641-1646
178. Suominen P, Punnonen K, Rajamäki A, Irjala K (1998) Serum transferrin receptor and transferrin receptor-ferritin index identity healthy subjects with subclinical iron deficits. Blood 92: 2934-2939
179. Sweeney PJ, Nicolae D, Ignacio L, et al. (1988) Effect of subcutaneous recombinant human Erythropoietin in cancer patients receiving radiotherapy: final report of randomized open labeled, phase II trial. Brit J Cancer; Vol. 77 (11): 1996-2002.
180. Thomas AJ, Bunker VW, et al. (1989) Iron status of hospitalized and housebound elderly people. Q J Med 70: 175-184
181. Thomas L (Hrsg.) (1998) Labor und Diagnose, 5. Auflage, TH Books Verlagsgesellschaft, Frankfurt
182. Thomas L, Nowrousian MR, Hörl WH, Möller B, Wick M, et al. (2000) Expert Meeting: Clinical assessment of soluble Transferrin Receptor. Frankfurt
183. Thomas L, Heimpel H, Hörl WH, Kirschbaum A, Maier RF, Pinggera W, Schäfer RM, Weisbach V, Weiss G, Wick M, et al. (2001) Expert Meeting: Stufendiagnostik bei Eisenstoffwechselstörungen. Frankfurt
184. Thomas L, Kaltwasser JP, Kuse R, Pinggera W, Scheuermann EH, Wick M (1997) Konsensus Konferenz: Eisensubstitution bei Dialysepatienten unter Erythropoetintherapie. Frankfurt (unveröffentlichte Mitteilung)
185. Thorpe SJ, Walker D, Arosio P, Heath A, Cook JD, Worwood M (1997) International collaborative study to evaluate a recombinant

ferritin preparation as an International Standard. Clin Chem 43: 1582-7
186. Thorstensen K, Romslo I (1993) The transferrin receptor: its diagnostic value and its potential as therapeutic target. Scand J Clin Lab Invest 53 [Suppl 215]: 113-120
187. van Leeuwen MA, van Rijswijk MH, Sluiter WJ et al. (1997) Individual relationship between progression of radiological damage and the acute phase response in early rheumatoid arthritis. Towards development of a decision support system. J Rheumatol, 24: 20-27
188. Vawenterghem P, Barany P, Mann J, European/Australian NESP 970290 Study Group. Novel Erythropoiesis stimulating Protein (NESP) (1999) Maintains Hemoglobin (Hgb) in ESRD patients when administered once weekly or once every other week. Amer Soc Nephr; 32nd Ann. Meeting A1365.
189. Waheed A, Parkkila S, Saarnio J Fleening RE et al. (1999) Association of HFE protein with transferrin receptor in crypt enterocytes of human duodenum. Proc. Nat. Acad. Sci. USA 96: 1579-1584
190. Wajant H, Pfizenmaier K. (2001) Vom Tumornekrosefaktor zum TRAIL-AMAIZe: Antitumoral wirksame Zytokine der zweiten Generation. Onkologie 2001; 24 (suppl. 1): 6-10.
191. Walczak H, Miller RE, Ariail K, et al. (1999) Tumoricidal activity of tumor necrosis factor-related apoptosis-indusing ligand in vivo. Nat Med 5: 157-163.
192. Ware CF, Santee S, Glass E. (1998) Tumor necrosis factor-related ligands and receptors. In: Thomson AW (ed): Cytokine Handbook. San Diego, Academic Press 549-593.
193. Weiss G (1999) Iron and anemia of chronic disease. Kidney international 55 (69), 12-17
194. Weiss G, Fuchs D, Hausen A, Reibnegger G, Werner ER, Werner-Felmayer G, Wachter H (1992) Iron modulates interferon gamma effects in the human myelomonocytic cell line THP-1 Exp Hematol 20: 605-610
195. Weiss G, Houston T, Kastner S, Johrer K, Grunewald K, Brock JH (1997) Regulation of cellular iron metabolism by Erythropoetin: Activation of iron-regulatory protein and upregulation of transferrin receptor expression in erythroid cells. Blood 89: 680
196. Weiss G, Wachter H, Fuchs D (1995) Linkage of cell-mediated immunity to iron metabolism. Immunol Today 16: 495-500

197. Weiss G, Werner-Felmayer G, Werner ER, Grunewald K, Wachter H, Hentze MW (1994) Iron regulates nitric oxide synthase activity by controlling nuclear transcription. J Exp Med 180: 969
198. Weiss TL, Kavinsky CJ, Goldwasser E (1982) Characterization of a monoclonal antibody to human Erythropoetin. Proc Natl Acad Sci USA 79: 5465-5469
199. Wick M, Pinggera W (1994) (persönliche Mitteilung)
200. Williams WJ, Beutler E, Ersler AJ, Lichtman MA (eds) (1990) Hematology, 4th edn McGraw-Hill, New York
201. Worwood M (1980) Serum ferritin. In: Cook JD (ed) Methods in hematology. Churchill Livingstone, New York, pp 55-89
202. Yanagawa S, Hirade K, Ohnota H (1984) Isolation of human Erythropoetin with monoclonal antibodies. J Biol Chem 259: 2707-2710
203. Yap GS, Stevenson MM (1994) Inhibition of in vitro erythropoiesis by soluble mediators of Plasmodium chalandi AS malaria: lack of a major role of interleukin l, TNF alpha and gamma-Interferon. Infect Immun 62: 357-362

Weiterführende Literatur

- Andrews NC (1999) Disorders of iron metabolism. N Engl J Med 341: 1986-1995.
- Begemann H, Rastetter J (1993) Klinische Hämatologie, 4. Aufl. Thieme, Stuttgart New York
- Beutler E, Lichtman MA, Coller BS, Kipps TH (1995) William's Hematology. 5th ed. McGraw-Hill, New York
- Brostoff J (1997) Taschenatlas der Immunologie: Grundlagen Labor, Klinik, Thieme, Stuttgart, New York
- Burmester G (1998) Taschenatlas der Immunologie: Grundlagen Labor, Klinik, Thieme, Stuttgart, New York
- Greiling H, Gressner AM (eds) (1995) Lehrbuch der klinischen Chemie und Pathobiochemie, 3. Aufl. Schattauer, Stuttgart New York
- Heil W, Koberstein R, Zawta B (2002) Referenzbereiche für Kinder und Erwachsene, Pre-Analytical Considerations, Roche Diagnostics GmbH, Mannheim
- Kaltwasser IP, Werner E (Hrsg) (1980) Serumferritin: Methodische und klinische Aspekte. Springer, Berlin Heidelberg New York
- Klein J, Horejsi N (1999) Immunology, 2nd edn. Blackwell Science, Oxford Malden Carlton
- Porstmann B (1993) Retikulozyten – Reifung, Analytik, Klinische Bedeutung. Wachholz, Nürnberg
- Sunder-Plassmann G, Hoerl WH, Guest Editors (1999) Kidney International, Vol 55, Suppl 69
- Themel H, Schick HD (1998) Praktische Differentialdiagnostik in Hämatologie und Onkologie. G. Thieme Verlag, Stuttgart-New York
- Thomas L (Hrsg) (1998) Labor und Diagnose, 5. Aufl. TH Books Verlagsgesellschaft, Frankfurt

Sachverzeichnis

Abbau überalterter Erythrozyten 21
ACD (Anaemia of chronic diseases) 27, 85, 96, 107
Acoeruloplasminämie 40
Aderlass 125
Agglutination 149
Akut-Phase-Protein 55, 152
Akut-Phase-Reaktion 193
Alkoholismus 40, 128, 131
Aluminiumablagerungen 115
Anämien 71, 85, 96, 107
 aplastische 123
 chronische (ACD) 27, 85, 96, 107
 hämolytische 36, 124
 hypochrome 85
 Infektanämie 96
 korpuskuläre 140
 mikrozytäre 71, 74
 makrozytäre, hypochrome 128
 bei Niereninsuffizienz 114
 normozytäre, normochrome 137
 perniciöse 133
 sideroachrestische 45
 sideroplastische 46, 123
 urämische 114
 Therapie 85, 96, 107, 114, 125
 Tumoranämie 28, 96
Anämien chronischer Erkrankungen (ACD) 27, 85, 96, 107
Anti-Akute-Phase-Protein 4, 59, 156
Antigen-Antikörper-Reaktion 151
 Antigenexzess 151
Antikörper 150
 monoklonal 150
 polyklonal 150
Antikörperexzess 151
Antioxidativer Effekt 37
Anulozyten 25, 74
Aplastische Anämie 34
Apoferritin 7, 152
Ascorbinsäure (Vitamin C) 2, 77
Atherogenese 37
Ausschleusung von Eisenionen 3, 50
Autoantikörper gegen Intrinsic-Factor 133
Autoimmunerkrankungen 107
Automatisierte Zellzählung 174
Eisenstoffwechsel 2
Bantu-Siderose 126
Basische Isoferritine 8
 Basische L-Untereinheiten 8
Saure Isoferritine 8
 Saure H-Untereinheiten 8
Behandlung der ACD 85, 98, 107
Beta-1-Mobilität 9
Beta-2- bzw. t-Transferrin 6
Bindegewebserkrankungen 90
Blutbild 172
 kleines (rotes) 173
 großes (rotes und weißes) 172
Blutkörperchensenkungsreaktion (BSR) 193
Blutspenden 74
Borsilikatglaskapillaren 180
C1-Einheiten 43
Carboxyhämoglobin (COHb) 178
CFU-GEMM (hämatopoetische Stammzelle) 91
chronische Entzündungen (ACD) 27, 85, 96, 107
 Tumoranämie 96, 98

Chronische Niereninsuffizienz 114
Circadianer Rhythmus Eisen 148
Cobalamin (Vitamin B_{12}) 40, 133
Coeruloplasmin 2, 7, 163
Cofaktoren der Erythropoese 17, 50
Cook'sche Formel 122
Coombs-Test 48, 138
C-reaktives Protein CRP 66, 67, 194
Cyanidionen (CN) 178
5-Desoxyadenosylcobalamin 43
Depoteisen 52, 144
Defekte von
Erythrozytenenzymen 138
Desoxyhämoglobin 178
DCT 1 (Divalent Cation
Transporter 1) ≙ DMT 1 2, 7
Diabetes mellitus
Dialyse 116, 117
  Dialysepatienten 117
Eisenmangel 25, 71
  makrozytäre Anämien 128
  normozytäre Anämien 137
Dissoziation des Vitamin B_{12}-
Intrinsic factor Komplexes 41, 133
Dreiwertiges Eisen im Ferritin 8, 152
Dreiwertiges Eisen im
Transferrin 4, 156
Duodenum 3, 50
EDTA Blut 176
Eisen 2, 145
  Eisenaufnahme 2, 77, 80
  Eisenbalance 71
  Eisenbedarf 12
  Eisenmangel 71
  Funktionseisen 52
  Gesamtbestand 52
  Gesamtdosis 77, 80
  Speichereisen 52, 57, 58

  Störung, Eisenbalance 52, 146
  Tagesschwankungen 148
  total, Gesamt-
  Transporteisen 4, 156
  Jugendliche, Eisenbedarf 75, 77
  menstruierende Frauen 75, 77
  Schwangeren, Eisenbedarf 75, 77
  Blutspendern, Eisenbedarf 75, 77
Eisenbestimmung 145
  mit bzw. ohne Enteiweißung 145
  Referenzintervall 147
Eisenbilanz 52
Eisenbindungskapazität 5, 149
  latente (LEBK) 149
  totale (TEBK) 149
Eisenbindungsproteine 4, 149, 152
Eiseneinbau 5, 13
Eisenfraktionen im Serum 52
Eisenfumarat 77
Eisengabe 77
  intravenös 80
  oral 77
Eisenglukonat 81
Eisen durch Kontamination 145
Eisen/Kupferrelation 163
Eisenmangel 25, 71
  Blutspenden 75
  Dauersportarten 75
  Diät 75
  funktionell 25
  iatrogener 75
  latent 26, 74
  makrozytäre Anämien 128
  manifest 74
  Menstruation 75
  normozytäre Anämien 137
  prälatent 74
  Schwangerschaft 75, 76

Sachverzeichnis

Stillperiode 75, 76
  Ursachen 26, 75
  Wachstum 75
Eisenresorption 2
Eisenresorptionstest 58
Eisenlactat 79
Eisensaccharat 81
Eisenmangelanämie 25, 71, 73
Eisenoxydation 2, 7, 145, 147
Eisenresorption 2, 6, 7, 123
  gesteigerte 2, 123
  Störungen 2, 51
Eisenresorptionstest 51
Eisensättigung 51
Eisenspeicher 7, 8
Eisenspeichergewebe 10, 152
  Knochenmark 10, 152
  Leber 10, 152
  Milz 10, 152
  Plazenta 10, 152
  Herz 10, 152
Eisenstoffwechsel 2
Eisenbedarf 12
Eisentransport 4, 156
Eisenverteilung 10
Eisenverteilungsstörungen 27, 85
Eisenverluste 16
  Autoregulation 16
Eisenstoffwechselstörung 23
Eisenüberladung 36
Eisentherapie 74, 77
Eisensubstitution 77
  Eisensubstitution bei
  Dialysepatienten 116, 117
Eisensulfat 78
Eisenüberladung 36, 123
  Ursachen 36
Eisenumsatz 72, 77

Eisenverlust 16, 51
  Darm 16
  Urin 51
  Schweiß 52
Eisenverwertungsstörungen 32
Endoxidase I (= Coeruloplasmin)
2, 7, 163
Erythropoetin (EPO) Bildung
19, 90, 94, 169
  vermindert 98, 109, 117
  vermehrt 19, 90
Erythroblasten 17
Erythropoese 17, 36, 40, 68
  Differenzierung 17, 26
  ineffektive 25, 68
  Kofaktoren 127, 141
  Mängel 46, 68
  Störungen 40, 68
Erythropoeseaktivität 13, 27, 62, 159
Erythropoetin (EPO) 19, 93
  Dosis 98, 109, 117
  Mangel 20, 93
  Produktion 19
  Therapie 93, 95
  Tumormarker 141, 169
  Erythropoetinbestimmung 169
Erythrozyten 17
  Abbau 21, 22
  Morphologie 17, 43
  Reifung 17
  Zahl (RBC) 183
Erythrozytenindizes 183
Erythrozytose 169
Erythrozytopenie 169
Erythrozyten-Überlebenszeit, 21
  verkürzte 21, 169
  hypochrome Entzündung 27,
90, 96, 107

Entzündungsanämien 28, 94
Downregulierung der
 Entzündung 94
 chronische Entzündung,
 Nachweis 193
Etanercept (TNF receptor fusion
 protein) 107, 110
Extrinisic factor 165
Ferritin 8
 Apoferritin 8, 152
 Indikaterfunktion 9, 55, 58
 Isoferritin (sauer, basisch) 9
 nicht repräsentative 59
 Erhöhung 58
 Organspezifität 9, 153
 Synthese 9, 152
 Untereinheiten, H, L 9, 152
 Ferritinbestimmung, klinische Wertigkeit 55, 56
 Ferritinbestimmungsmethoden 153
 Automatisierbarkeit 154
 Referenzintervalle 155
Ferritinkonzentrationen 155
 erhöht, nicht repräsentativ 58, 123
 erhöht, repräsentativ 57, 123
 erniedrigt 155
 klinische Interpretation 56
 Alters- und Geschlechtsabhängigkeit 155
 Ferritin-Fe^{3+} 2, 7, 152
 Ferritinfreisetzung 7
Ferrochelatase 2, 7
Ferro Zine Methode 146
Fluoreszenzimmunoassay 151
Folsäure 130, 167
 Bedarf 130, 167
 Bestimmung 167

Defizit 131
Folsäuremangel, Ursachen 131, 132
 Neurologische Symptome 131
 Therapie 132
 Resorptionstest 132
Folsäureantagonisten 129
Folsäuresynthese durch
 Darmbakterien 168
 Referenzintervalle 169
Freies Hb im Plasma 47
Funktioneller Eisenmangel 25, 74
Funktionseisen 25, 74, 145
Gesamteisenbestand 52, 145
Gewebshypoxie 19
Globinanteil von Hämoglobin 18
Glukuronsäure 22
Glukose-6-Phosphat-Dehydrogenase 139
 Mangel 139
 Defekt 139
Gravidität 74
Häm 18
Hämatokrit (Hkt) 180
Hämatologieanalyzer 174
Hämatologische Diagnostik 173
Hämatologische
 Systemerkrankungen 85, 173
Hämiglobin 178
Hämochromatose
 primäre 36, 124
 sekundäre 36, 134
 erworbene 134
Hämoglobin (Hb) 18
 Abbau 22
 freies 18
 Hb A,AHbBARTS 18
 HbF,HbH,HbS Synthese 18
Hämoglobincyanid-Methode 179

Hämoglobinderivate 178
Hämoglobinelektrophorese 178
Hämoglobinmessung, photometrisch 179
Hämoglobinopathien 43
Hämoglobinurie 46
Hämoglobinwerte 179
Hämolyse 46
  autoimmunologisch 48
  extrakorpuskulär 48
  korpuskulär 47, 48
Hämolysemittel 179
Hämopexin 48
Hämosiderin 8, 52
Hämosiderose 43
  sekundäre 44
  2α- und 2β-Ketten (HbA0) 44
  2α- und 2δ-Ketten (HbA2) 44
  2α- und 2γ-Polypeptidketten (HbF) 44
  α-Ketten-Thalassämie 43
  α-Ketten 43
  β-Ketten 44
  β-Thalassämie 43
  γ-Ketten 44
Haptoglobin, Phänotypen 162
Haptoglobin-Hämoglobin-Komplex 161
Heidelberger-Kendall-Kurve 151
HFE-Gen 39, 124
HFE-Protein 39, 124
High Dose Hook Effekt 151
HLA 38
Hodgkin, Morbus 103
Homocystein 41, 130
  Hyperhomocysteinanämie 41
Hypermenorrhoe 74
Hypoferraemie 74

IFN-γ, Interferon-γ 90, 97
Immunabwehr 85, 97
  zelluläre
Immunoassays 149
  Enzymimmunoassays 151
  Fluoreszenzimmunoassays 151
  Lateximmunagglutinations-Assays 152
  Lumineszenzassays 151
  nephelometrische Immunoassays 152
  radiale Immundiffusion 152
  Radio-Immunoassays 151
  turbidimetrische Immunoassays 152
Immunologisch-analytische 150
Meßverfahren
- direkt messende 152
- indirekt messende 151
Immunologischer Agglutinationstest 152
Infektionen 96
Infektanämien 96
Infliximab (Anti-TNF monoclonal antibody) 107, 110
Interferon-γ (INF-γ) 98, 109
Interleukin-1 98, 198
Interleukin-6 98, 199
Intrazelluläre Abtötung 87
Intrinsic Faktor 40, 164
i.v. Eisenpräparate 80
  Eisensacharat 77, 80
  Eisenglukonat 77, 80
Kardiovaskuläre Erkrankungen 37
Klassifikationskriterien für die Rheumatoide Arthritis 107
Klassifizierung der Anämien 27, 53
Knochen 109

Knochenmark 19, 20, 42
  Knochenmarksinfiltration 20
  Knochenmarkstammzellen 42
Knorpel 108
Kombinierte EPO/Eisentherapie 94, 102, 111, 117
Koronare Herzerkrankung 37, 68
Kugelzellanämie 48
Lactoferrin 130, 165
LDH, Isoenzyme 1 + 2 48, 49
Leber 137, 140
  Lebererkrankungen 140
Lesch-Nyhan-Syndrom 141
Leukozytenverdünnung 178
Liquor 6
Löslicher Serum-Transferrinrezeptor (sTfR) 15, 62, 159
LDL 37, 68
LDL, ox. 37, 68
LPS, Lipopolysaccharid 29, 11, 92
Lymphomgenese 107, 110
Lysemittel 178
Magnesiumhydroxidcarbonat 179
Malariaplasmodien 48
Malignome 100
Makrophagen 11, 29, 92
Makrozytäre Anämien 128
  medikamentös induzierte Makrozyten 128
Maligne Neoplasien 28, 193
Megaloplastische Anämien 128
Methylmalonsäure 41, 167
N-5-Methyltetrahydrofolsäure (MTHFA) 41
Met-Hämoglobin (met Hb) 178
Mikrohämatokritmethode 180
MCH = Mittlerer zellulärer Hämoglobingehalt der Erythrozyten 183
MCV = Mittleres Zellvolumen der Erythrozyten 183
MCHC = Mittlere zelluläre Hämoglobinkonzentration der Erythrozyten 184
Monozyten 11, 29, 92
Mukosazelle 11
Myelodysplastische Syndrome 32, 33
Myoglobin 51, 52
Nebenwirkungen Eisentherapie 82
Neoplasien, maligne 96
Nieren, Syntheseorgan von EPO 19, 94
Nierenkarzinom 96
NO (Stickoxyd) 11, 29, 92
Normoblasten 19, 20
  basophile 19, 20
  oxyphile 19, 20
Normozytäre Anämien 137
Orale Eisenpräparate 77
  Eisensulfat 77
  Eisenfumarat 77
  Eisengluconat 77
Organschädigung bei Eisenüberladung 82
Orotsäurestoffwechsel 18
Oxydation von Fe^{2+} zu Fe^{3+} 2, 7, 163
Oxyhämoglobin (O_2Hb) 178
Parenterale Eisengabe 80
  Kalkulation der Dosis 81
Pannus 107
Pentraxine 194
Phänotypen, Haptoglobin 161
  Hp 1-1 162
  Hp 2-1 162
  Hp 2-2 162

Phagozytose 21
  überalterte Erythrozyten 21
Phorphyrinring des Häms 18, 22
Plazenta
Polyglobulien sekundäre 43, 68
Polyzythämia vera 43, 68
Porphyrinsynthesestörungen 45
Proerythroblasten 17
Pteridinderivat 18
Reduktion von Fe^{3+}-Ionen zu
Fe^{2+}-Ionen 2, 7, 145
Referenzintervalle 145
  Coeruloplasmin 163
  Eisen 145
  Erythropoetin (EPO) 169
  Ferritin 152
  Folsäure 167
  Haptoglobin 161
  Serum/Plasmaeisen 145
  Transferrin 156
  Transferrinrezeptor 159
  Transferrinsättigung 158
  Vitamin B_{12} 164
Renale Anämie 114
Resorption 2
Resorptionsstörungen 41
  Vitamin B_{12} 135
  Folat 132
  Eisen 145
Resorptionstests B_{12} 135
  Folat 132
  Eisen 145
Retikuloendotheliales System (RES) 11
Retikulozyten 186
Retikulozyten, hypochrom 191
Retikulozytenzahl 188
Retikulozytenproduktionsindex (RPI) 192
Rheumatische Erkrankungen 107
Rheumatoide Arthritis (RA) 107
Rheumatologische Diagnostik 193
Sandwich-Enzymun-Immunassay 149
Sauerstoffradikale 29, 11, 92
Sauerstoffsättigung des Hämoglobins 18, 19
Sauerstofftransport 18
Saure Isoferritine 8, 152
  Saure H-Untereinheiten 8, 152
  Basische Untereinheiten 8, 152
Serumamyloid A-Protein (SAA) 193
Serumferritinkonzentration
Serum/Plasma-Eisen 153
Serumtransferrinrezeptor, zirkulierender 13, 159
Sichelzellen 43, 45
  Sichelzellanämie 43
Sideroachrestische Anämien 46
Speichereisen 7, 152
Stammzellenproliferation 17, 35
Target-Zellen 43
Tetrahydrofolsäure (THFA) 41, 130
Thalassämie 36, 38, 123
  minor 36, 38
  major 38
Therapien 71, 85, 96, 109, 117, 127
  ACD (Anemia of Chronic Disease) 98, 109, 117
  Eisenmangel
    - orale Gabe von Eisen 71, 77
    - parenterale Gabe von Eisen 80
  Erythropoetin-Mangel 117
    - Niereninsuffizienz 117

- tumorbedingt 98, 130
RA (Rheumatoide Arthritis) 109
Vitamin B_{12}-Mangel 133
Folsäure-Mangel 130
Thrombozytenzahl 172
TNF-α (Tumor Nekrose Faktor α) 197
Transcobalamin 164
Transferrin 4, 59, 156
   Apotransferrin 4, 59
   Transferrin und TEBK 149
   Transferrin 4, 156
   Bestimmungsmethoden 156
   Referenzintervalle 157
   Transferrin-Fe^{3+}-Komplex 4
   Transferrinkonzentration 156
   Transferrinsättigung 6, 158
   Transferrinrezeptor 13, 159
   Transferrinsynthese, verminderte 156
   Transportkapazität, Eisen 6, 156
   Transferrinrezeptor-Bestimmung 159
Tumoranämien 96
Tumorgewebe 97
Tumor-Nekrose-Faktor α (TNF-α) 96, 197
Umverteilung des Körpereisens 27, 85
Uroporphyrie 48
Venenthrombose 37
Vitamin B_{12} 41, 128, 133
   Bedarf 133
   Bestimmung 164
   Mangel 133
   Resorption 133, 164
   Therapie 133
Wärme-Antikörper 139
WHO-Kriterien 53
Widerstandsmeßprinzip 176

Zerebralsklerose 36
Zinkprotoporphyrin 192
Zusammenhang: TEBK = LEBK + Plasma-Eisen 149
Zyanmethämoglobin 178
Zytokine 196
   Interleukin-1 (IL-1) 198
   Interleukin-6 (IL-6) 199
   Tumor Nekrose Faktoren (TNF) 197
Zytotoxische Effekte 107